主审简介

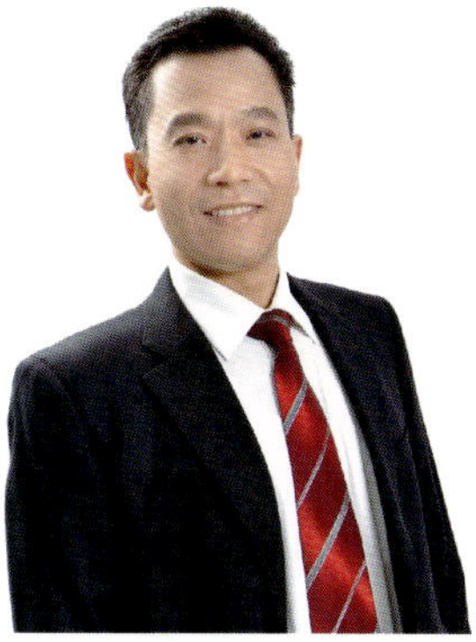

范冠杰，男，1964年出生，临床医学博士、博士后，二级教授，主任医师，博士生导师，博士后合作教授。2002年入选广西“十百千人才工程”人才，先后获广西名中医、羊城好医生、广东好医生等称号。现为广州中医药大学中医内分泌学学术带头人，国家中医药管理局重点专科（中医糖尿病）带头人，第七批全国老中医药专家学术经验继承工作指导老师、全国优秀中医临床人才指导老师，首批广东省名中医师承项目指导老师，广东省中医院大内分泌科主任，广东省中医院最后一任大内科主任。兼任世界中医药学会联合会糖尿病分会副会长，中华中医药学会糖尿病分会前任副主任委员，广东省中医药学会内分泌专业委员会首任主任委员，广东省医学会糖尿病学分会副主任委员，广东省医师协会内分泌科医师分会前任副主任委员，广东省健康管理学会代谢与内分泌专业委员会前任副主任委员，*Diabetes Care*（中文版）、《广州中医药大学学报》、《新中医》等杂志编委，《哲学中医——“动-定序贯范式八法”与中医临床思维》著作的主编。

先后主持国家科技支撑计划、国家中医药行业专项等科研项目26项，发表论文近300篇，出版专著14部，获得国家食品和药品监督管理局临床批件2项，获中华中医药学会科学技术奖2项。

先后师承“国医大师”吕仁和教授、王永炎院士、伤寒大家熊曼琪教授，学术思想相承于施今墨、秦伯未、祝谌予等中医大家。从医四十余载，以中医药治疗内分泌与代谢性疾病为目标对象，坚持从临床实际出发，开始尝试从单方治疗疾病的研究模式，提升为如何将辨证论治的模式，凝练为指导临床实践活动理论体系的探索，提出了“动-定序贯范氏八法”哲学中医临床思维体系，并以此为基础，成立了广州中医药大学哲学中医研究中心，在全国各地建立近10家名医工作室。在第六届医学家峰会上被授予“2020年度推动行业前行的力量十大医学促进专家”荣誉称号。主编著作《哲学中医——“动-定序贯范氏八法”与中医临床思维》于2024年获得广东省人民政府公布第十届广东省哲学社会科学优秀成果奖。

主编简介

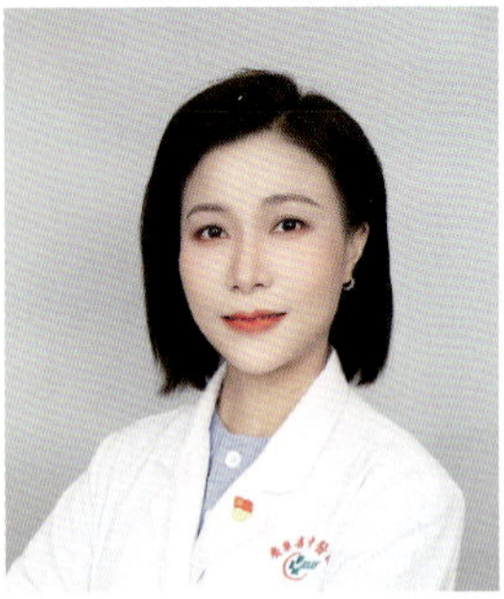

曾慧妍，女，医学博士，主任医师，哈佛医学院博士后及PPCR课程优秀毕业生，博士生导师，博士后合作教授，第七批全国老中医药专家学术经验继承人，广东省杰出青年医学人才。先后师从“中国内分泌代谢科医师奖”获得者薛耀明教授、广东省中医院大内分泌科主任、省级名中医范冠杰教授，哈佛大学终身教授/美国科学家总统奖获得者Felipe Fregni教授。现为广州中医药大学中医内分泌学学科带头人，中医证候全国重点实验室固定成员，中医湿证国家重点实验室合作研究成员，哈佛医学院Kevin Pacheco-Barrios教授团队合作研究者。兼任世界中医药联合会糖尿病分会常务理事，中华志愿者协会中西医结合专家工作委员会常务委员，广东省中医药研究促进会经方与代谢病专委会常务委员，国家自然科学基金函审专家，广东省自然科学基金、广东省科技计划项目及广东省中医药管理局项目评审专家，广东省“百县千镇万村高质量发展工程”省级专家。先后主持国家自然科学基金项目及省部级科研项目9项，参与美国国立卫生研究院项目、科技部“中医药现代化”重点专项、国家重点研发计划、国家中医药管理局项目等国家级重大项目20余项；发表SCI及中文核心论文60余篇，主编、副主编、参编著作多部。

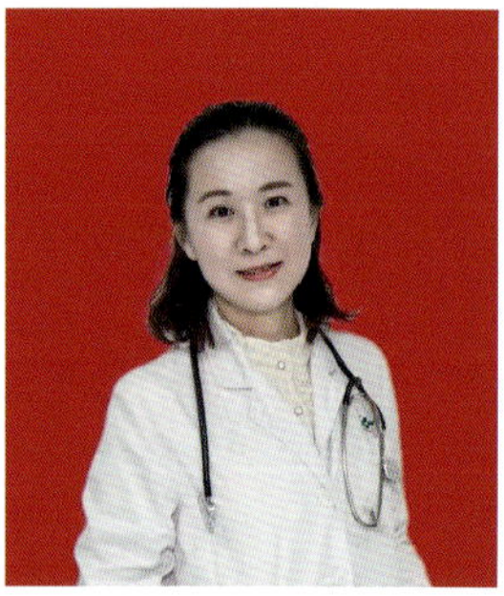

宋薇，女，医学博士，主任医师，硕士生导师，第七批全国老中医药专家学术经验继承人，广东省首批名中医师承项目中医学术继承人。先后师从广东省中医院大内分泌科主任、省级名中医范冠杰教授，全国优秀中医临床人才赵玲教授。兼任世界中医药联合会糖尿病分会常务理事，中国中医药研究促进会内分泌分会及糖尿病分会委员常委，中华志愿者协会中西医结合专家工作委员会常务委员，广东省基层医药学会中西医结合糖尿病学分会副主任委员兼秘书长，广东省社区卫生学会慢病防控与管理专业委员会常务委员，广东省基层医药学会中西医结合老年病学分会常务委员；广东省科技计划项目及广东省中医药管理局项目评审专家等。主持省部级课题6项；参与国家自然科学基金2项，科技部“中医药现代化”重点专项、国家重点研发计划、国家中医药管理局项目等各级项目10余项。发表SCI及中文核心论文30余篇；主编、副主编、参编著作多部。

“动-定序贯范氏八法”临床精粹

主　审　范冠杰
主　编　曾慧妍　宋　薇

科 学 出 版 社
北　京

内 容 简 介

“动-定序贯范氏八法”是范冠杰教授提出的创新中医临床理论，该理论融合中医学的动态观与象思维，借鉴了“十四纲辨证”与“药对”，提出了“药串”，形成了“脉证-象思维-证素-核心病机-治法-药串一体化”辨证模式，临床疗效显著。其内涵主要包括以“核心病机”为靶点，以“证素”为辨证的基础和规范，以“药串”动态组合为组方思路，针对动态变化的证（核心病机）进行有序连贯的治疗。编者师从范冠杰教授，总结跟随老师临床经验，编著本书。本书上篇主要介绍“动-定序贯范氏八法”的理论基础及辨证用药特点，中篇通过知识图谱的形式梳理了“动-定序贯范氏八法”的学术渊源及学术思想嬗变脉络，下篇汇编了范师及其众弟子在内分泌代谢病及内科疑难杂病临床诊治中运用“动-定序贯范氏八法”医案及心得。“动-定序贯范氏八法”理论既是对中医学的恒动观和整体观的创新继承，又是对中医学辨证论治内在规律更深层次地精准诠释，丰富了近现代中医思维的哲学认知内涵，是把哲学理论具体可视化地运用于临床实践，不仅可运用于内分泌代谢性疾病的中医临床，更对一些内科杂病的诊治有明显的疗效。

本书适用于中医临床、科研读者。

图书在版编目（CIP）数据

“动-定序贯范氏八法”临床精粹 / 曾慧妍，宋薇主编. -- 北京：科学出版社，2025. 4. -- ISBN 978-7-03-081133-2

Ⅰ. R259.871

中国国家版本馆 CIP 数据核字第 2025SZ3792 号

责任编辑：郭海燕　王立红 / 责任校对：刘　芳
责任印制：徐晓晨 / 封面设计：陈　敬

科学出版社 出版
北京东黄城根北街 16 号
邮政编码：100717
http://www.sciencep.com
北京中石油彩色印刷有限责任公司印刷
科学出版社发行　各地新华书店经销
*
2025 年 4 月第　一　版　开本：787×1092　1/16
2025 年 4 月第一次印刷　印张：13　插页：1
字数：333 000
定价：98.00 元
（如有印装质量问题，我社负责调换）

本书编委会

主　审　范冠杰

主　编　曾慧妍　宋　薇

副主编　谢雯雯　何嘉莉　谭国良　夏亚情

林玉平　孙　璐

编　委（按姓氏拼音排序）

陈　宪　丁　宁　董雁文　何　柳

黄锦珠　梁庆顺　蓝晓梅　卢绮韵

谭淇文　杨彩凤　余　丹　王李子牛

王献哲　王洋洋　温建炫　韦舒颖

张锦明　朱胜伶

目　　录

上篇　"动-定序贯范氏八法"内涵详解

第一章　范冠杰教授介绍……2
第二章　"动-定序贯范氏八法"中医辨治思维概论……5
　第一节　"动-定序贯范氏八法"旨要……5
　第二节　"动-定序贯范氏八法"临证整体观……6
　第三节　"动-定序贯范氏八法"临证中的"动"与"定"……12
　第四节　"动-定序贯范氏八法"临证中的"序贯"疗法……15
　第五节　"动-定序贯范氏八法"之"八法"……19
第三章　"动-定序贯范氏八法"辨证特色……26
　第一节　辨病、辨证、辨症三位一体……26
　第二节　标本、先后、缓急剥茧抽丝……30
　第三节　疾病阶段性、转折点的把握……35
第四章　"动-定序贯范氏八法"用药特色……42
　第一节　现有中药配伍形式及其局限……42
　第二节　"动-定序贯范氏八法"用药思想……43
　第三节　"动-定序贯范氏八法"对中药药性再认识……45
　第四节　"动-定序贯范氏八法"常用药串解析……46

中篇　"动-定序贯范氏八法"学术思想嬗变脉络

第五章　知识图谱理论概述……58
　第一节　知识图谱的概念及应用领域……58

第二节 知识图谱的方法及常用工具……62
第六章 基于可视化分析的“动-定序贯范氏八法”研究进展……65
第一节 数据来源及处理……65
第二节 数据分析结果……66

下篇 “动-定序贯范氏八法”辨治内科诸症治验

第七章 “动-定序贯范氏八法”辨治内分泌及代谢性疾病治验……80
第一节 脾瘅……80
第二节 消渴……82
第三节 消渴筋痹……86
第四节 消渴肾病……90
第五节 消渴胃痞……93
第六节 消渴癃闭……94
第七节 消渴脱疽……95
第八节 消渴中风……98
第九节 消渴胸痹……99
第十节 消渴不寐……101
第十一节 消渴丹毒……102
第十二节 痛风……104
第十三节 肥胖……107
第十四节 肝癖……110
第十五节 脂浊……111
第十六节 瘿瘤……113
第十七节 瘿痛……114
第十八节 瘿病：鹘眼凝睛……115
第十九节 瘿病：虚劳……118
第二十节 瘿病：肝郁证……119
第二十一节 脏躁……121
第八章 “动-定序贯范氏八法”辨治内科疑难杂症治验……123
第一节 鼻渊……123
第二节 不寐……125
第三节 黧黑斑……129

第四节　郁证……130
第五节　粉刺……132
第六节　湿温病……134
第七节　哮病……135
第八节　咳嗽……137
第九节　蛇串疮……138
第十节　关格……139
第十一节　丹毒……141
第十二节　月经不调……143
第十三节　纳呆……148
第十四节　不孕症……149
第十五节　风瘙痒……150
第十六节　便秘……153
第十七节　虚劳……154
第十八节　湿疮……156
第十九节　腰痛……158
第二十节　胃痞……159
第二十一节　泄泻……161
第二十二节　眩晕……162
第二十三节　发热……164
第二十四节　痫病……166
第二十五节　血风疮……168
第二十六节　无汗症……169
第二十七节　心悸……170
第二十八节　多汗症……172
第二十九节　牛皮癣……174
第九章　“动-定序贯范氏八法”指导中医养生……176
第一节　中医养生理念……176
第二节　“动-定序贯范氏八法”中医养生模式……179
第十章　从“动-定序贯范氏八法”到哲学中医……193

参考文献……196

上篇

“动-定序贯范氏八法”内涵详解

第一章　范冠杰教授介绍

范冠杰教授，医学博士，博士后，博士生导师，广西名中医，广东省中医院大内分泌科主任，学术带头人，全国优秀中医临床人才指导老师，第七批全国老中医药专家学术经验继承工作指导老师，首批广东省名中医师承项目指导老师；兼任世界中医药学会联合会糖尿病分会副会长，中华中医药学会糖尿病分会前任副主任委员，广东省中医药学会内分泌专业委员会首任主任委员，广东省医学会糖尿病学分会副主任委员。

所谓“不积跬步，无以至千里；不积小流，无以成江海”，与很多中医大家一样，范冠杰教授的学医成长之路也是一个逐步积累，兼容并蓄的过程。

一、名门后代，少年立志

“先天下之忧而忧，后天下之乐而乐”是《岳阳楼记》中广为流传的一句话，乃作者远大的政治抱负和伟大的胸襟胆魄的体现。而该文的作者是宋代大儒范仲淹。时光荏苒，岁月匆匆，作为范仲淹第二十九代传人的范冠杰，出生于 20 世纪 60 年代。他自幼聪慧敏思，学习成绩名列前茅，是家里的骄傲。

20 世纪 80 年代初，高考刚恢复不久，彼时的范冠杰还是莘莘学子中的一员。高考结束后，他与家人一起商议，决定填报志愿一事。家人们认真商讨，觉得家中尚无一人学医，建议他将高考志愿填报医学院校。最后，他成功被河南中医学院（现更名河南中医药大学）录取，从此与中医结下了不解之缘。

“夫风生于地，起于青萍之末。”正是家人的执着与认可，成就了范冠杰往后几十年的医学之路。

二、拜师名医，博采众长

从河南中医学院毕业后，范冠杰教授就一直在医院的内分泌科。当时国内经济尚在起步阶段，人民生活水平较低，糖尿病的发病率不高，内分泌科在全国都属于比较冷门的科室。但范冠杰教授对内分泌专业情有独钟。随着时间的推移，他发现中医治疗内分泌疾病的历史源远流长且疗效显著，喜爱之心更甚。

1993 年报考研究生时，他毫不犹豫地选择了中医内分泌方向，且如愿考上国医大师吕仁和教授的硕博连读研究生。跟随吕仁和教授学习期间，范冠杰教授刻苦用功，侍诊时抄写的处方足有满满几箱。吕仁和教授是施今墨、秦伯未、祝谌予三位近代名医的嫡传弟子，诸位前辈的理论精髓对范冠杰教授影响也颇深。

作为近代“北京四大名医”，施今墨先师将古方用到如诗如画的意境，视之初有方、后无方，最后据古方创新方，方中可以看到来源于古方，加减变化之医理。施今墨先师在治疗糖尿病时喜用降糖“对药”，如苍术配玄参，有助于恢复中焦脾胃升降；生地黄配天花粉，着眼于养肺胃肾之阴津，清三焦之燥热；葛根配丹参，补益气血，又兼活血化瘀；黄芪配葛根，益气升阳，舒缓筋肉拘挛。

秦伯未先师对《黄帝内经》研究深入，有“秦内经”的美誉，在内科杂症方面颇有建树。其重视中药、方剂的整理和研究，著作丰富。秦老在《增补谦斋医学讲稿》中强调辨证论治的重要性，提出了病因加病位及症状的处方思路，其思想对拟定临床治疗方案有较强的指导意义。

祝谌予先师最先提出将活血化瘀法贯穿于糖尿病治疗全程，开创了治疗糖尿病的新途径。他认为糖尿病血瘀证主要由气阴两虚所致，气虚则推动无力，血行不畅，缓慢涩滞而成瘀血，加之阴虚火旺则煎熬津液、津亏液少则血液黏稠亦可成瘀。瘀血形成后又可阻滞气机，津液失于敷布，加重糖尿病病情而出现多种并发症，如瘀阻于心脉可致胸痹心痛；瘀阻于脑络则成中风偏枯；瘀阻于肢体则麻木刺痛，甚至脱疽；瘀阻于目络可致视瞻昏渺；瘀阻于肾络则尿闭水肿。故祝老治疗糖尿病常以降糖对药方作为基本方，酌加活血化瘀药加减化裁。

吕仁和教授进一步发展了辨证与辨病相结合的思路，将消渴分为脾瘅期、消渴期、消瘅期三期，认为其可分别对应现代医学糖尿病前期、糖尿病期和糖尿病并发症期，治疗中标本兼顾，既采用益气、养阴、补肾、健脾等补虚扶正治法，也常结合清热、化痰、活血、理气等祛邪治法。

博士毕业后，范冠杰教授来到广州中医药大学博士后流动站工作，在熊曼琪教授的带领下，进一步对糖尿病病机进行深入研究。熊曼琪教授学识渊博，医理精湛，尤为推崇张仲景的《伤寒杂病论》。她认为用经方贵在辨证识病准确、活用，掌握动态辨证方法就能应临床无穷之变。她根据经方中的桃核承气汤，开创了“泻热逐瘀法”治疗糖尿病，在临床中取得良效。

在诸多中医大家的指导和熏陶下，范冠杰教授结合自身临证所得，边思考，边总结，边验证，逐步探索并形成了自己的学术理论体系。

三、取法自然，承故启新

传统文化是民族的、也是中医的命脉。古代先贤的动静观、道论、易学思想、兵家谋略等蕴含着珍贵的哲学智慧。

例如，黄帝思想是中华传统文化的源头，其经典代表作包括《黄帝四经》和《黄帝内经》，前者率先阐述了动静观和道论等哲学思想，如该书《经法·四度》云“顺者，动也”，言顺天道乃动的特征；在《十大经·姓争》则云“静作得时，天地与之”，认为动静合时，会得到天地佑助。动静在书中有多种含义，须随文释义，均有其哲学或人文社会管理层面的深刻含义。

老子提出“道”生万物的理论，《老子·一章》开篇提及“道，可道，非常道”，提出了“道”为创生天地万物之本原，“有”与“无”为“道”的两种状态。《老子·四十二章》言：“道生一，一生二，二生三，三生万物。”对世间万物发生的过程进行了分析和阐述，其中提及的“道”，指的是顺应宇宙万物的天然本性，指出各种事物的演变状态均遵循一定的规则。《道德经》指出“独立而不改，周行而不殆”，揭示了世界本源及其规律。老子认为万物是动的，但万物之动是暂时的，最终会归于虚静。

庄子在动静观上认为万物处于动态的变化之中，《庄子》云“物之生也，若骤若驰，无动而不变，无时而不移”，指出所有事物都是瞬息万变的。

老、庄之说相辅相成、内涵丰富。而《周易》的“三易”思想，包括简易、变易、不易，强调宇宙万物处在不断地生成变化中，呈现运动不息、变化不止的本质特征，并肯定运动变化规律的恒常不变性。

在临证中，范冠杰教授始终在思考一个问题：“同一个患者，同一种疾病，如果让不同的医生开方，会开出不同的方子，而且这些方子可能都有效。这是为什么呢？”再进一步思考：“每个中医都有自己熟悉和常用的药味，自己熟悉的药用的次数越多，体会越深，治病越得心应手。这又说明了什么问题呢？”

由于疾病过程复杂性及个体的特异性，牵涉机体的各个层面与系统，对病机诠释的层面和角度不同，有的从纲领的层面进行归纳分析（八纲辨证），有的从空间位置辨证（脏腑辨证、经络辨证），有的从时间上辨别疾病的阶段（六经辨证、卫气营血辨证）。因此，形成病机的多样化，其结果造成在临床辨证用药的过程中无法抓住主要矛盾，并且各种辨证方法各具特点，仅围绕某一类疾病或病证的发病规律归纳、分析、总结的思辨方法具有一定的局限性，而且它们之间存在交织重叠和相互矛盾的地方。随着疾病谱的演变和精准医疗理念的提出，对辨证论治的思维方法和精准性，也提出了新的要求。

中医原是中国古人对生命哲学研究、总结而产生的学科，经过千百年的发展，中医从理论到临床，处处渗透着哲学思想的精粹。通过在传统中华文化与中医哲学土壤中不断吸取营养，范冠杰教授对生命的生长化收藏过程有了更深刻的体悟。在多年的沉淀与积累中，他承故启新，逐步形成了“源于临床—用于临床—高于临床”中医顶层辨证思维指导临床实践的系统理论，开创性地提出了“动-定序贯范氏八法”中医原创理论。该理论以“核心病机”为靶点，以“证素”为辨证的基础和规范，以“药串”动态组合为组方思路，针对动态变化的“证”进行序贯治疗，形成了“证素-核心病机-药串一体化”的辨证模式。该理论是中医临床诊疗思维的理论创新，为临床认识疾病发生、发展、治疗决策等提供指引和思路，有效弥补了中医“辨证论治”的不足，解决了中医理论与临床实践脱节的关键问题，架构了中医理论与临床实践的桥梁。

范冠杰教授带领团队，历时 11 年，著成《哲学中医——“动-定序贯范氏八法”与中医临床思维》。哲学中医的提出，其核心思想旨在让中医重回哲学高度。为进一步探索哲学与中医、医学的关系，从哲学层面理解中医及医学，范冠杰教授推动成立了广州中医药大学哲学中医研究中心，继续进行哲学中医理论体系的构建与推广。

相信在参悟中医、运用中医的路上，范冠杰教授将守正创新，砥砺前行，更添风采。

（何嘉莉）

第二章 “动-定序贯范氏八法”中医辨治思维概论

第一节 “动-定序贯范氏八法”旨要

一、“动-定序贯范氏八法”中医辨治思维的形成基础

范冠杰教授先后师承国医大师吕仁和教授、王永炎院士、熊曼琪教授，学术渊源上与施今墨、秦伯未、祝谌予等前辈一脉相承。历经多年临床实践、研习经典及中医理论升华，范冠杰教授创立了一种中医临床思维方法的理论体系。该理论体系强调“动”与“定”的相互结合，动中有定，定中有动，并通八卦之变化无穷的易象思维，最终命名为“动-定序贯范氏八法”。

“动-定序贯范氏八法”理论的核心在于“恒动观”“动静互涵”“天人合一”。中医的动态思维即恒动观念，是指在观察、分析、研究机体生命活动规律和疾病时，运用运动的、变化的、发展的理念去接近、认识、把握、创造复杂的客观世界。恒动观念作为中医的原创思维方式，其产生和发展与当时的生产力水平、文化环境、地理因素、政治、宗教等密切相关，强调物质世界运动的方式是整体恒动的。而气是构成宇宙万物的本原。气具有无形、极其细微和运动不息等特性，通过升、降、聚、散等多种形式，实现形态、结构、信息、性能等形式转化。而气变化的内在动力是阴阳二气氤氲交感、相错相荡的结果，故天地交感，以生万物。气是天地万物的中介，维系它们之间的相互联系和感应，由于气的特性和变化形式，决定着我们认识物质世界的思维方式必定是整体恒动，“动-定序贯范氏八法”防治疾病动态思维根源于“气”的物质基础。动与静之间是互根互用、相互统一、相互转化的关系，运动是绝对的，静止是相对的。中医辨治关键在于证候的把握，证候是恒动的，反映疾病进程的不同阶段，但不同阶段的证候具有自身的特点，是相对固定的，而且不同的证候之间的演变也是有规律可循的，也就是疾病的发生发展是不断变化的，需要我们不断认识、总结疾病变化中的相对稳定性和规律性，所谓“以不变应万变”。古代中医很早就认识到，人是宇宙万物的一部分，由此决定着其与其他物质一样，必须遵循天地之道。人体的生命活动必然受到自然环境和社会环境的影响。《素问·宝命全形论》言：“人以天地之气生，四时之法成。”“动-定序贯范氏八法”在审视生命、健康和疾病时，是把人体放置于与自然、社会的立体思维中去考量问题，从整体联系和运动变化的角度来认识和把握生命全周期、健康全过程，并构建微观-宏观-宇宙三层次的天人合一的整体恒动观。

二、“动-定序贯范氏八法”中医辨治思维的基本内涵

“动-定序贯范氏八法”起源于对糖尿病治疗理论的思考与探索，根据糖尿病变化的规律，采用辨证结合辨病，结合“三因制宜”“动-定”变换治疗法则，不同阶段“序贯”治疗，突破既往“单证-单方”“单证-复方”的治疗模式。临证中证明这种对疾病的思辨模式不仅适用于糖尿病，对于其他内分泌疾病，如肥胖症、高脂血症、痛风、痤疮等，同样疗效显著。其理论体现的中医整体观念及恒动的辨证理念正是中医辨治疾病的生命力所在，不受地域、时间、个体的局限，在多种疾病中均可以应用。

“动-定序贯范氏八法”中医辨治思维以整体观念和辨证论治为主导思想，以动态把握核心病机的内部规律为思维方式，以相对固定而又动态变化的中药药串为施治特点，从实践中不断丰富中医对药物、病因病机、辨证规律及治法处方的认识。其中“动”意在改变、变化，是指无论是对中药药性的认识方面，还是对疾病病机的认识方面，都应打破固定思维，灵活动态地看待。“动”是疾病的不同阶段，病机变化不同，以及相同阶段因时、因地、因人不同，令病机特点产生变化，所以要动态观察疾病变化，采取不同的治疗方法，以达疾病的根本。“定”，安也，与动相对，意即固定、不变，即把握事物的规律性。具体是指研究疾病的病机特点、变化规律，根据疾病主要病机特点和变化规律，有规律地使用固定的处方。“序”，次第、秩序、规则之意；“贯”，指连续、贯通，体现了认识疾病和辨证论治的方法是一个连贯有序的过程，因此要根据疾病的变化规律采取有次序的、连贯性治疗。“八法”原意是指范冠杰教授在临证中针对消渴最常见的证候类型而制订的八种基本治法，后来经过理论的不断升华，“八法”有了更深层的内涵。“八法”一取八卦之变化无穷之意，可演变为千变万化的治法；二取八卦应脏腑的易象思维，体现治法与辨证之间的有机结合。

综上，“动-定序贯”即指在疾病的中医辨证治疗中，必须要坚持遵循疾病变化的自身规律，动态把握病机特点，采用科学的、可靠的、易于掌握的、与病机时时对应的治疗方法，有步骤、有计划地执行个性化的整体诊疗方案和长期的疾病管理措施。

“动-定序贯范氏八法”创造性地提出了中医临床辨治的新思路及指导理论，强调对疾病发生、发展、变化的规律及核心病机的动态把握，从实践中不断发掘、丰富中医病机、证候、药物的辨证规律。该理论体系是一个来源于实践，并在实践中不断完善和发展的螺旋式上升的理论体系，是对中医理论精华的继承和发扬，也是对传统中医临床思维模式的突破。

（曾慧妍）

第二节 “动-定序贯范氏八法”临证整体观

一、中医整体观的基本内涵

整体观念是中医学的基本特征之一，体现了中医学独特的世界观，阐明了人自身的整体

性，以及人与自然、人与社会的统一性。整体即是统一性和完整性。中医学非常重视人体本身的统一性、完整性及其与自然界的相互关系，认为人体是一个有机的整体，构成人体的各个组成部分之间在结构上不可分割，在功能上相互协调、互为补充，在病理上则相互影响；而且，人体与自然界也是密不可分的，自然界的变化随时影响着人体，人类在能动地适应自然和改造自然的过程中维持着正常的生命活动。这种机体自身整体性和内环境统一性的思想即是整体观念。整体观念是中国古代唯物论和辨证思想在中医学中的体现；它贯穿中医学的生理、病理、诊法、辨证和治疗等各个方面。其主要包括三个方面的内容：

一是人体本身是一个完整的有机整体。与西医不同，中医整体观更倾向于人，是自然宇宙分化产生的，是“道生一，一生二，二生三，三生万物”的结果，而不是像机器一样由零件（细胞）组装产生的整体，强调整体对部分的决定性作用。器官、经络、脏腑、系统等人体各组成部分，在结构上密切联系，功能上协调为用，具有“不可分割性”，是一个由相互依存、互相制约、紧密联系的各个部分组成的复杂的统一、平衡的有机整体。中医理论认为人体各部分均以某种方式互相联系，病理上也相互影响。

人体内部的五脏之间，存在着“相生”和“相克”的关系。如从五脏的资生来看，肾水之精以养肝木，肝木藏血以济心火，心火之热以温脾土，脾土化生水谷精微以充肺金，肺金清肃下降以助肾水。这说明了五脏之间的相生关系。从五脏之间的相互制约来看，肺气清肃下降，可以抑制肝阳上亢，即金克木；肝气条达，可以疏泄脾土的郁滞，即木克土；脾的运化，可以避免肾水的泛滥，即土克水；肾水的滋润，能够防止心火的亢烈，即水克火；而心火的阳热，可以制约肺金清肃的太过，即火克金。这种“相生”与“相克”之间的动态平衡，维持着人体生理功能的正常。

在五脏与六腑之间，存在着一种“表里”的联系：一定的脏与一定的腑相表里。例如，肺与大肠相表里、脾与胃相表里。互为表里的脏腑之间，通过经络相互联系，在生理上互相协调，在病理上互相影响。

在人体六腑之间，存在着一种“转化”关系。这种关系表现为六腑之间在饮食物的消化、吸收活动中，在功能上的密切联系和相互协调。人体脏腑与体表之间，下部与上部之间也是通过经络而广泛联系和紧密配合的。如《素问·五脏生成》说：“心之合脉也，其荣色也……肺之合皮也，其荣毛也……肝之合筋也，其荣爪也……脾之合肉也，其荣唇也……肾之合骨也，其荣发也。”论述了居于体内最深部的五脏，分别反映于体表或与其他较浅部位的脉、色，皮、毛，筋、爪，肉、唇，牙、骨、发有着密切的联系。

人体十二经络由手太阴肺经开始循行，与相表里的脏腑经脉交接，至足厥阴肝经结束，交接于手太阴肺经；并且，经络的循行通过经别、络脉形成巨大的，相互沟通的，循环无端、周而复始的人体经络循行网络，完成人体正常的生理功能；同时因其各经脉相互沟通、相接，在病理上又会相互影响。

二是人与自然环境的统一性，人与自然之间存在着同源、同构、同道的关系。人是自然界生物的重要组成部分，彼此同源、同构，均是自然进化的产物，自然界为他们提供了赖以生存的必要条件。《灵枢·岁露论》曰：“人与天地相参也，与日月相应也。”说明人与自然遵循着共同的阴阳消长、五行制化等规律。人的健康与自然环境息息相关。

人秉天地之气生，是天地阴阳二气和合的产物；从另外一方面来说，人能掌握自然阴阳变化的规律，与天地相参，对自然也存在一定的影响。人与自然的和谐，是中医健康观中的重要部分，集中体现在人不仅要顺应时间、地域的变化，还要遵守自然自和的规律，不人为破坏自然的生态系统。也只有这样，人才可能获得与自然的和谐，进而促进人体自身的健康。

人体的生理会随着自然界的变化及社会环境的不同而产生相应的变化。人体的脉象有春弦、夏洪、秋浮、冬沉的不同。在晨昏的变化过程中，人体阴阳变化与之相适应。人体早晨阳气初生，中午阳气隆盛，到了夜晚则阳气内敛，便于人体休息，恢复精力。人的脉搏、体温、激素的分泌等都具有昼夜节律变化。许多疾病的发病时间及引起死亡的时间也是有一定规律的，如张仲景提出伤寒“发于阳，七日愈，发于阴，六日愈”。地域的差异、人们的生活习惯和身体状况也有很大不同。如江南多湿热，人体腠理多疏松；北方多燥寒，人体腠理多致密，所以在南方，治疗外感病较少使用麻黄汤，因为容易出现汗出过多而伤阴情况。

三是人与社会环境的协调性。人与自然界其他生物的最大区别就是人具有社会属性，人生活在社会中，其社会角色、地位不同，社会生态变迁，与人体身心功能及易发疾病谱的构成有着密切关系。《素问·疏五过论》曰：“诊有三常，必问贵贱，封君败伤，及欲侯王。故贵脱势，虽不中邪，精神内伤，身必败亡。始富后贫，虽不伤邪，皮焦筋屈，痿躄为挛。”认识到社会因素对于人体健康有影响，如社会地位的变更、经济状况的差异等都可能导致疾病的发生。“尝贵后贱，虽不中邪，病从内生，名曰脱营。尝富后贫，名曰失精，五气留连，病有所并。”此即因社会地位的大变化，造成心理失去平衡稳定的状态。所有人与社会的不和，最终都会内化为个人情志的不和而发生负面作用。《灵枢·师传》言：“使百姓无病，上下和亲，德泽下流，子孙无忧。”也表明了《黄帝内经》作者对于人事和的重视。人是社会关系的产物，人事和的实质就是人与人、人与社会之间的和谐，这对于人体健康是至关重要的。

总之，中医学的整体观将“自然-人体-社会”看作一个宏观的统一整体系统，在宏观整体的调控下，人体、自然、社会又分别是相对独立的整体，各自依照自身的规律不断运动变化着；又通过气的升降出入、阴阳消长、五行制化等规律调节、控制着彼此的协调平衡。

二、恒动性是中医整体观的固有属性

中医学研究人的生理病理、疾病的诊治预防及人与自然、人与社会等的关系时，始终坚持运动、变化、发展的观念，恒动性是中医整体观的固有属性。

中医“气一元论”认为气是形成宇宙世界的本原，也是构成人体及维持人体生命活动的最基本物质。“气”永恒不断地进行着升降出入运动，演化出阴阳、五行等，进而万物化生。因此，由气所构成的整个自然界和人类生命也是在不停地运动、变化着的。

《素问·天元纪大论》中记载：“太虚寥廓，肇基化元，万物资始，五运终天，布气真灵，总统坤元，九星悬朗，七曜周旋……幽显既位，寒暑弛张，生生化化，品物咸章。”形象地描述了宇宙中时刻蕴含着生生不息的运动之机，是万物化生的根本，并以时空整体恒动观为指导，形成了五运六气理论。该理论以天干地支为推演符号，应用阴阳对立互根、消长转化、五行生克制化等规律研究自然气象与时空运转、物候变化、人类生命规律等的关系，将年、月、日、时与五运、六气、三阴三阳等相结合，人与自然、社会相结合，应用普遍联系的观点把各类时间、空间要素有机融合成一个恒动的整体。

中医始终以恒动、变化和发展来观察分析人的各项生命活动规律。例如，《素问·上古天真论》曰：“女子七岁，肾气盛，齿更发长……七七，任脉虚，太冲脉衰少……丈夫八岁，肾气实，发长齿更……八八，则齿发去。”说明人的脏腑功能和形体状况随着年龄的增长发生着规律性的变化，人的生、长、壮、老、已整个生命历程始终处于绝对运动和相对静止的过程中，脉象亦随四季更替而表现出周期性的变化。《素问·脉要精微论》描述为：“万物之外，六合之内，天地之变，阴阳之应，彼春之暖，为夏之暑，彼秋之忿，为冬之怒，四变之动，脉与之上下，以春应中规，夏应中矩，秋应中衡，冬应中权。”《灵枢·营卫生会》也详细描述了营卫之气随日月运转、昼夜变化、永不停息、周而复始地在人体内运行的过程：“营在脉中，卫在脉外，营周不休，五十度而复大会，阴阳相贯，如环无端，卫气行于阴二十五度，行于阳二十五度，分为昼夜，故气至阳而起，至阴而止……如是无已，与天地同纪。”

以上论述均说明人体以恒动性维持着各项生命功能活动。

三、整体观在疾病诊治中的应用

中医学的整体观将天、地、人视为一个统一的宏观整体系统，认识疾病，首先认为是人体本身阴阳二气失衡的结果，同时也关注人与自然、社会等外界环境的平衡失调。

诊断疾病时，不仅在《丹溪心法》“有诸内必形诸外”理论的指导下，考虑人体局部与整体的关系，也从多层次、多维度分析自然、社会对人体造成的影响。疾病发展也会出现《灵枢·顺气一日分为四时》所说的“旦慧昼安，夕加夜甚”的动态变化。

人体自身统一观是整体观的组成部分之一，它是中医认识人体生理现象的基本观点，也是解释人体病理变化的基本方法。中医学认为，疾病的发生是正气与邪气相争的结果，疾病发生发展与转归的整个过程是不断变化的，时刻体现着动态性，主要表现为“邪气入侵—正邪相争—正邪消长—正胜邪退或正虚邪恋”四个环节。中医临床常见的“同病异证”“异病同证”便是疾病动态变化的具体体现，其病因、病机、病位、病性在疾病过程不同时段的演变使得中医证候表现出动态时空性。

根据对患者形、神、气、色的诊察结果，确定疾病的寒热虚实，通过对患者舌质、舌苔的望诊所获，确定脏腑精气的存亡，判断疾病的预后和转归。例如，舌诊，以脏腑分属诊舌部位：心肺居上，故以舌尖主心肺；脾胃居中，故以舌中部主脾胃；肾位于下，故以舌根部主肾；肝胆居躯体之侧，故以舌边主肝胆，左边属肝，右边属胆。从舌苔可判断疾病预后，有根苔表示病邪虽盛，但胃气未衰；无根苔表示胃气已衰。

人体经络将五脏六腑、体表及上下部均联系起来，在许多疾病的诊断中，可以通过经络的走行部位，推出病变部位所在。如足阳明胃经走行入上齿，而手阳明大肠经则走行入下齿，所以牙痛在上则属胃经病变，牙痛在下则属大肠经病变。足阳明胃经行经“下至气街中合，以下髀关，抵伏兔，下入膝膑中”，所以腿痛在大腿则属阳明胃经病变。足太阳膀胱经行经“从腰中下挟脊，贯臀入腘中……以下贯踹内，出外踝之后”，所以腿痛在小腿，则属足太阳膀胱经病变。

许多疾病的发生、发展和变化也与季节变化密切相关，如春季常见温病，夏季多发中暑，秋季常见燥证，冬季多有伤寒。

正是由于人体本身的统一性及人与自然界之间存在着既对立又统一的关系，所以对待疾病因时、因地、因人制宜，就成为中医治疗学的重要原则。因此在对患者做出诊断和决定治疗方案时，必须注意分析和考虑外在环境与人体情况的有机联系，以及人体局部病变与全身情况的有机联系，这就是中医学的重要特点，即整体观念。

四、"动-定序贯范氏八法"理论体系中整体观念的体现

中医认为疾病的发病与体质、环境、饮食等多方面因素有关，如《素问·评热病论》中提出"邪之所凑，其气必虚"，所以在疾病诊治过程中要从整体出发，结合多因素考虑，调整机体脏腑功能，以恢复各脏腑、组织、器官在整体水平上的协调状态，而不单纯着眼于某一脏腑、某一局部的治疗。

"动-定序贯范氏八法"在其诊疗理论中，其"动"的理论就是中医整体观的很好诠释。"动-定序贯范氏八法"的"动"是指疾病的不同阶段，病机变化不同，以及相同阶段因时、因地、因人的不同，其病机特点会有所变化，所以要动态观察疾病变化，采取不同的治疗方法，以达祛病的根本。任何疾病都是处于不断变化发展的过程中的，而病机是疾病在其变化发展的不同阶段导致证候形成的主要机制。疾病本身有其固有的病机，疾病不同阶段的"证"也有其不同的病机。病机的变化不仅决定着疾病的发展趋势，而且决定着"证"的表现形式。

以消渴为例，在消渴的诊治过程中，"动-定序贯范氏八法"重视"三因制宜"，不同的消渴患者，因其体质、饮食习惯、生活环境、气候等不同因素的影响，其发病的病因病机有所不同，临床需要依据核心病机，制订不同的治疗方案。发病因素方面，消渴的发病病因也是比较复杂的，如张跃双认为老年消渴的发生与阴虚、气虚、阳虚密切相关，认为年迈体虚，五脏衰微，肾阴虚、气阴两虚、阴阳两虚是老年消渴的主要病机特点；赵进喜认为体质的形成实缘于人体内部生理功能的不平衡，提出"三阴三阳体质学说"，提倡辨体质与辨病辨证相结合之"三位一体"的糖尿病临床辨证模式。所以在消渴的诊治过程中要认真分析各种因素，从整体出发，综合考虑，再实施具体治疗方案。如大便秘结在消渴患者中较为常见，需要具体分析病因的同时结合患者的年龄、体质等因素。如老年患者或者体质羸弱之人，在选择通腑泄热之品时要选择作用比较和缓之种类，如增液承气汤或者麻子仁丸，且使用时间不宜过长，避免进一步损伤正气；而体质比较壮实者可以选择作用力度较猛的种类，如大承气汤。比如工作压力比较大，生活节奏比较紧张，很多患者长期处于紧张、焦虑状态，引起某些与胰岛素对抗的激素如肾上腺皮质激素、肾上腺素、去甲肾上腺素、胰高血糖素的分泌增加，导致血糖长期控制不理想，所以在这类患者的治疗中要适当给予疏肝理气药物，并配合心理疏导治疗，才能达到满意的治疗效果，尤其针对长期受不良情绪影响的患者，单纯药物治疗配合情志疏导，是取得良好疗效的有效方法。

"动-定序贯范氏八法"理论根据疾病不同阶段及患者体质、饮食、生活环境等的不同而具体辨证治疗，这是其整体观念的体现之一。

"动-定序贯范氏八法"理论整体观的体现之二在于序贯治疗。所谓序贯治疗，就是坚持遵循疾病变化的自身规律，动态把握病机特点，采用科学的、可靠的、易于掌握的、与病机

时时对应的治疗方法，有步骤、有计划地执行个性化的整体诊疗方案和长期的疾病管理措施。其治疗是一个整体，非疾病某一阶段或某一点的治疗。序贯治疗的关键在于把握核心病机，相同患者在不同疾病阶段，其主要矛盾——核心病机必然有所不同，不可执一方到底进行治疗，需要从整体观念出发，动态观察核心病机变化，随之调整治疗处方。

例如，范冠杰教授通过总结多年的临床经验认为，消渴常见肺胃燥热、湿热内蕴、血脉瘀阻、肝气郁滞、热郁血分、心神失养、肾虚、气阴两虚等证，临床表现为标实为主或本虚标实兼具，随着病程不同，临床证候亦不同，早期多以燥热、湿热、痰浊等标实表现为主，后期则多见虚损、血瘀之证。

正因为疾病的发展有一定的演变规律，决定其证候变化的内部病机必有一定的因果、承接、转化等关系可循，因此，“动-定序贯范氏八法”认为，在辨证过程中，还应注意病机前后变化的连贯有序性。例如，消渴早期以肝郁为核心病机者，随着疾病发展，逐渐可出现郁而化热，继而热入血分，热扰心神，乃至郁热伤阴，气机阻滞与血热煎熬，日久则血行迟涩，血脉瘀阻。由此可知，把握核心病机变化的规律特点，注意其前后变化的因果联系，连贯有序地进行辨证和防病治病，是中医辨证论治之实质的体现。

“动-定序贯范氏八法”理论不仅将整体观念贯穿于辨证治疗过程，还结合现代医学理论应用于疾病的管理。比如消渴的治疗除了辨证论治之外，患者的有效管理尤其重要。“动-定序贯范氏八法”强调在消渴的治疗中，需要药物、运动、饮食、情志调节紧密配合，缺一不可。

中医调治素来强调饮食及运动的重要性。《素问·上古天真论》云：“上古之人，其知道者……食饮有节……故能形与神俱，而尽终其天年。”饮食有节，重在一个“节”字，力戒过量的饮食。饮食控制是消渴治疗的重要环节，其包含饮食定时定量，不宜过饥过饱，不宜偏食。饮食过量使血糖升高，不利于血糖控制；饮食过少，易发生低血糖。饮食的定时定量是平稳控制血糖的重要因素之一。饮食结构应合理，粮食、肉类、蔬菜、果品等有主有从，应合理搭配。运动也是糖尿病治疗要素之一，运动不仅可以降低血糖，还可以增强胰岛素的敏感性。血糖影响因素较多，任一因素未能很好调整，都会影响治疗效果。所以依据中医养生理论，指导患者依天时调养及运动，与药物协同作用，整体调节，以恢复机体脏腑功能协调状态。

情志失调是消渴发病的重要病因之一，尤其是现代大城市中青年消渴患者，其生活压力、工作压力均较大，导致情志失调，可伤及五脏，五志过极便是火，火邪灼伤阴液，导致阴虚火旺，阴虚内热可致消渴。有些患者得了消渴后情绪焦虑，这对疾病的控制有不良影响。现代研究表明，长期焦虑、紧张情绪可影响体内胰岛素的作用，导致血糖升高，所以长期情绪焦虑、紧张的患者其血糖容易出现波动。另外，中医认为肝气郁滞，气机失于调达，气滞血瘀，可导致消渴并发症的发生。故保持精神乐观，情志畅达，对消渴的防治有积极作用。

其他疾病的治疗同样需要结合生活调养、情志疏导、药物治疗整体调节，才能达到满意疗效。

（曾慧妍　王李子牛）

第三节 “动-定序贯范氏八法”临证中的“动”与“定”

一、“动-定序贯范氏八法”临证诊断的变易思维

“动-定序贯范氏八法”中的“动”即动态思维、变易思维，动态思维是“动-定序贯范氏八法”的核心理念之一，注重运用多维度、多层面、立体的动态视角去观察、辨析、把握、干预复杂恒动的生命现象。

证候是中医在认识疾病阶段性本质及治疗过程中最为重要的作用性靶点。“动-定序贯范氏八法”临证诊断全程注重动态辨证，发展性地观察患者的“形”与“神”变易，全面、准确、客观辨别证候。例如，望诊时要注意人体脏腑虚实及气血盛衰都能通过面部色泽的变化体现出来。由于外界因素或者生活条件的不同发生相应变化的肤色的客色就是变易思维的体现，如春季面色稍青，夏季则略赤，长夏微黄，秋季则面色稍白，冬季或面色稍黑。《医宗金鉴·四诊心法要诀》也有这样的论述：“四时之色，随四时加临，推迁不常，故为客色也。”

舌诊中，舌质由淡白舌→淡红舌→红舌→绛舌→紫舌，舌苔由白苔→淡黄苔→深黄苔→焦黄苔→灰黑苔，提示体内热渐渐加深；舌质由淡白舌→淡紫舌→紫舌，提示体内寒渐渐加深。所以在诊疗过程中，我们要在变中知变，仔细观察与体会，才能避免误诊。

脉诊的过程也蕴含动态思维。《素问·脉要精微论》曰：“四变之动，脉与之上下。”故常人的脉在四季也有所变化，春脉弦、夏脉洪、秋脉浮、冬脉沉。而脉象的推理过程也蕴含变易思维，比如滑脉常见于痰湿、食积和实热等病症，还可能是青壮年的常脉，也有可能是孕妇的孕脉。由于这种脉象所主病症范围较广，因此不同人感知滑脉也有所变易。

在诊治过程中也需要充分结合变易思维，比如诊脉时，容易受到医生布指疏密、切脉轻重、呼吸节律等主观因素的影响，而望诊时，也会受制于光线明暗等客观因素，因此，具体还要因人、因时、因地制宜。《素问·移精变气论》曰：“变化相移，以观其妙，以知其要。”世间万物都包含着变易之理，就人体本身来说，生命过程就在不断变化。而就疾病的发生、发展、转归与预后而言，这也是一个不断变化的过程，病位、病性、病因、病机等也会随着内外环境的改变而发生相应的改变，所以这使得中医的证都呈现为“动态化”。

因此，“动-定序贯范氏八法”临证诊疗过程中，始终强调全面考虑引起表象的内因，司外揣内才能见微知著，以常衡变，这样才能不被暂时、局限的表象迷惑。运用“动-定序贯范氏八法”的“动”来认识和把握疾病的变化，既符合中医理论又能够充分深入发挥中医辨证论治的特色。

二、证候动态演变规律的复杂性

证候是中医遣方用药和科学研究的基础，是疾病过程中某一阶段病位、病性等本质的高度概括，并随着疾病时空的转化而发生动态变化。《伤寒论》第十六条曰：“观其脉证，知犯何逆，随证治之。”由此可见，证是辨证施治的基础。但中医辨证模式具有多样性（脏腑辨证、三焦辨证、卫气营血辨证、六经辨证等），因而阐述疾病（证）动态演变规律的角度也各异。如疾病在其发展变化过程中，其病位、病性，或邪正盛衰的状态由于外在干扰因素

（病邪轻重、季节、时间、地域、饮食等）不同和内在环境各异（体质、性别、年龄、心理状态、教育程度等）从而由一种证候转化为对立的另一种证候。由此可知：一是证候转化是指证候的本质与现象均已变换；二是证候转化，质变之前有一个量变的过程。具体体现在：由表入里，由里出表；寒证化热，热证转寒；实证转虚，因虚致实。

各种因素通过线性或非线性、直接或间接相互融合成网络结构的复杂系统，具有“内实外虚”“动态时空”“多维界面”等特征，其复杂性造成了证候在规范化、定量分析、生物学基础、演变规律等方面研究的困扰。虽然经过近几十年的努力，通过文献回顾分析、专家咨询、流行病学调查、临床验证等研究，同时利用系统生物学、网络药理学、代谢组学、网络拓扑结构、数据挖掘等技术和手段取得丰硕的成绩，但是始终没有突破证候内涵与外延科学的界定。基于此寻求规范、精准、有效的辨证模式是现阶段中医药亟须解决的问题，而“动-定序贯范氏八法”倡导的“核心病机-证素-药串一体化”的辨证模式契合了当前中医发展的内在需求，形成了以“证素”为辨证的基础和规范，以“证”为靶点，以“药串”动态组合为处方要点的模式，并已在糖尿病、痛风、痤疮等方面取得良好的临床疗效。

三、通过“动-定序贯”找寻中医临证定律

核心病机辨证模式是“动-定序贯”理论的核心内容之一。核心病机辨证主要包括证候、核心脉症、核心病机、药串四个方面的要素。证候由多组核心脉症组成。而核心脉症是核心病机（终末病机）作用在人体部位形成，可以是一个症状或体征，也可以是 2～3 个症状或体征的组合。核心脉症-核心病机的对应关系是本模式的关键。基于核心病机辨证的思路是从证候入手，分析其核心脉症（体征），得出核心病机，根据核心病机运用相应药串组成方剂，并进行加减治疗，即“证候-核心脉症-核心病机-药串”辨证模式（图 2-1）。

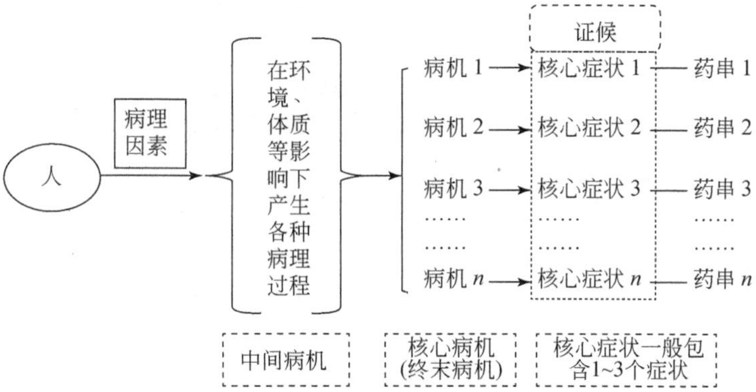

图 2-1 “动-定序贯”核心病机辨证模式

从上述“核心病机辨证模式”图可知，如果将疾病的发生发展当成一棵树，那么证候是树叶，核心病机则枝干。我们可以很容易通过树叶找到连接的树干，而疾病则确定了树的大体形态。在明确的病理因素下，疾病的诊断可明确其发展规律；证候的辨识则是对个体在不同时期、不同阶段特定症状及体征的概况。因此，辨证体系应以病证结合为基础，证候随着疾病而变动。而这种变动，就体现在核心病机与核心脉症里面。中间病机是造成疾病复杂多变的证候的主要因素，但是往往无法通过证候直接获得。而与证候直接相关的是疾病的终末

病机，这里称为核心病机。核心病机对应的症状则为核心脉症。在特定疾病里，核心病机及相对应的核心脉症也应具有一定的规律，而这种规律可结合临床经验及应用统计学或数据挖掘等手段进行分析总结。

例如，对于糖尿病，范冠杰教授根据临床经验总结及统计分析得出气阴两虚、血分热郁、肺胃燥热、湿热内蕴、肝气郁结、血脉瘀阻、肾气亏虚、心神失养 8 个核心病机及其所对应的核心脉症。在辨证时，确定糖尿病诊断后，只要根据总结的核心脉症及核心病机，从复杂的证候中分析核心脉症及核心病机，就能很好地把握疾病的辨证。

四、“动-定序贯”临证辨治目标——动态平衡

虽然万物永远都在变，但是变化中所遵循的规律本身是不变的。在中国古代哲学中，定律观的体现无处不在。被尊为儒家“五经”之首的《周易》，以“易”为名，郑玄《易赞》《易论》中解释说：“易名含义：易简，一也；变易，二也；不易，三也。”易简，说明变化规律的本质是简明的，并非复杂高深的；变易，体现宇宙万物的恒动性；不易，则揭示了所有的变化与运动中都包含着相对的静止与稳定的规律性。所以，《周易》讲述了万事万物变化之理，更重要的是明确“不易”这一哲学范畴。

《黄帝内经》中多次提到“常”，指自然界事物变化规律、人生理病理的规律及诊治的规则。如《素问·六节藏象论》曰“五气更立，各有所胜，盛虚之变，此其常也”，即为运气的变化规律。《素问·刺志论》曰“气实形实，气虚形虚，此其常也，反此者病”，为人体的常态规律。《灵枢·五阅五使》曰“五官者，五脏之阅也。黄帝曰：愿闻其所出，令可为常”，则指观察五官功能状态的法则。所以，一切事物的动态变化，是相对于静态的固定规律而言的。

“动-定”思维是“动-定序贯范氏八法”理论的核心理念。在“核心病机辨证”模式中则强调辨证过程中的个体化和规律性。“动-定序贯范氏八法”在辨证中，依据规律分辨症状，将疾病的不同表现形式进行分析判断，抓住证型的典型特征，灵活、准确地将其分别归根为已知证型的变化，但见一证便是，不必悉具，排除疾病动态变化中造成的干扰，以病机为核心进行治疗。“定”指的是辨证论治的规律性，就是从长期大量的个案中进行归纳分析，从中探讨疾病的辨证论治规律。在遣方用药中更是将“定”与“动”完美结合，“动”与“定”相辅相成，互为补充，紧扣疾病的病机，善于在早期觉察疾病的发展与转归，施用疗效久经临床验证、配伍相对稳定的“药串”，有的放矢，既要找出疾病的一般治疗规律，同时需要注意特殊的一面。

中医治疗西医诊断的疾病，要特别注意疾病的阶段性和转折点，并从中找出规律，根据病情变化进行理法处方，力争做到“未病先防、既病防变”。这就体现出“动-定”结合的辨证思维。

“动-定序贯范氏八法”核心病机辨证模式，是运用中医辨证的逻辑体系，指出核心脉症与核心病机一一对应，通过把握核心脉症，确定出核心病机，根据病机给予对应的“药串”进行处方，将对立的“动”与“定”进行统一，强调了疾病发生发展过程中人体各组织器官相互协调的规律性，以药物为干预手段。“药串”是该辨证模式中最重要的特点之一。“药串”理论借鉴了施今墨先生的“药对”理念，其组成体现了“一阴一阳、一脏一腑、一气一

血、一寒一热、一升一降”等法则，符合中医“以平为期”的特点。

“动-定序贯范氏八法”的动态平衡观强调，以气为纽带，以阴阳模型、五行模型为说理工具，以“核心病机-证素-药串一体化”为辨证方法，以药串动态组合为干预措施，实现人与自然、社会的和谐共处，机体内部阴阳、脏腑、气血等平衡、条达舒畅，保持形与神、生理与心理的和谐统一。

（孙　璐　曾慧妍　温建炫）

第四节　“动-定序贯范氏八法”临证中的“序贯”疗法

序贯思维是“动-定序贯范氏八法”三大核心理念之一，有着承上启下的纽带作用。序，为规则中的先后、次第之意；贯，本义为古代穿钱贝之绳线，后引申为用绳子穿连成串、贯通、精通之意。因此，序贯为按一定规则将零碎的事物进行串联贯通。“动-定序贯范氏八法”中的序贯思维具有多重含义，一方面体现了“动-定序贯范氏八法”提倡从全局角度，宏观地把握整体的生理病理变化进行中和治疗，解决了中医碎片化思维的问题，旨在将中医诊断治疗中的关键点进行有逻辑性地串联及有连贯性的治疗；另一方面还体现在“动-定序贯范氏八法”的序贯治疗方式。

一、“序贯”治疗的实质

“动”与“定”是中国哲学辩证法中一组重要的矛盾对立概念，而如何把握两者之间的度是所有问题处理的关键点，一直以来诸子百家围绕“动”与“定”的主导地位及转化争论不休。而儒家思想作为中华传统文化中的主导思想，“中庸调和”将“动”与“定”的关系处理得恰如其分。《礼记·中庸》云：“中也者，天下之大本也；和也者，天下之达道也。致中和，天地位焉，万物育焉。”儒家认为，“中”是中正、不偏不倚，是伦理思想的最高道德标准；“和”即和谐，是中国哲学中万物存在相处的理想状态。

中和思维注重事物的协调与适度，是中国先哲看到事物的矛盾对立性及相互关联性后提出的思维方式。而事物由各不同元素组成，若达到中和平衡状态，则要调整各组成要素的偏颇，相互配合才可有序连贯地维持正常状态。《御策性理精义·卷一》说：“有太极则一动一静而两仪分，有阴阳则一变一合而五行具。”世界万物本为一元之气，气有动静而化生为阴阳，阴阳合和化生五行。序贯思维首先对阴阳的动态平衡进行把握，然后具体对五行要素的偏移与不足进行辨证，利用之间有序的关联进行治疗。

在临证中，“动-定序贯”辨治首先调整阴阳的平衡。阴阳平衡是相对的，而阴阳间的相互作用是绝对的。症状是阴阳内在失衡最敏捷的外在表现，证候则是疾病各阶段的高度病理概括，是中医遣方用药的依据。同时，证候对于疾病的整个发展过程而言也是整体恒动的，相对于某一病程是稳定状态。如《素问·至真要大论》言：“谨察阴阳所在而调之，以平为期。”序贯思维在临床运用中，根据阴阳两者之间相对变化的关系状态，针对阴阳病理状态的具体时期，准确地施以配伍合理、疗效卓著的药串，调整至“阴平阳秘，精神乃治”的相对稳态。

在具体治疗的过程中，序贯思维在临床运用中需要从时间、空间、个体在社会环境中所形成的体质特点，对药串的组成进行个性化细微调整，以期达到人体之气与自然之气相贯通，与社会环境相适应。如湿热型荨麻疹为湿困脾土，多于长夏时起病，由于木克土，木通春气，在发病当年治愈后，来年春季之时易复发，需继续预防性治疗，安然度过春季，恢复脾土之气与季节之气相通，则可痊愈。此外，“动-定序贯”还有其独特的给药模式，主要涉及药物的量效与时效关系，根据病情的发展来决定服药的剂量、时间及次数，其目的是促使药物发挥最大的效能，即量效与时效最大化。这种治疗模式既能保证提高临床疗效，又可以明显降低医疗费用，减少药物不良反应，减轻患者痛苦及减少药物的耐药性。例如，范冠杰教授在治疗痛风性关节炎急性发作时，常嘱患者将汤药煮取四升，频频服之。这种服药方法早在《伤寒论》中就已有体现。多次频服意在缩短给药时间，使药力持续不断，更好发挥药效。《伤寒论》要求多次频服的方剂有10余首。如当归四逆加吴茱萸生姜汤“煮取五升，去滓，温分五服”；猪肤汤“温分六服”；黄连汤“煮取六升，去滓，温服，昼三夜二”。

二、内分泌及代谢性疾病防治中的中医药序贯理念

内分泌及代谢性疾病的常见病与多发病主要是慢性疾病，具有病机复杂、病理因素之间互相影响、治疗周期长的特点，同时临床诊疗还面临着患者不同病态、疾病不同阶段、疾病认知差别、治疗期望差异及治疗方案多变性等多种复杂情况。如何把握这些复杂动态因素，是中医临证的难点与突破点。

（一）核心病机序贯

由于内分泌及代谢性疾病的临床症状、中医证候、评价指标、治疗方案具有复杂性，在长时程疗效中形成了时空复杂网络，结合慢性病的复杂性、动态性特点，范冠杰教授从复杂系统内个体化特征入手，提出了基于内分泌及代谢性疾病复杂特点的多维度序贯辨治模式——“动-定序贯范氏八法”，即“证候-核心脉症-核心病机-药串”辨证模式。

如糖尿病，根据其不同病程、是否伴有并发症、并发症处于不同分期、是否合并其他疾病等不同情况，呈现出不同的核心病机，且证候复杂多变，不同阶段有不同的转化，虚、损、痰、郁、瘀等病机互相影响，无法以单一证型或证候概况，多表现出多个证型并存，在中医证候及病机演变中具有不同时期的序贯特点。范教授强调在诊治此类疾病的过程中就需要厘清病机之间的主次关系，上溯其源，中究其情，下察其变，明确证候的核心病机，运用中药多靶点、多途径的作用方式，对机体进行整体调节。同时还需注意把握病证结合、分期施治的中医辨治重要原则。

以代谢性疾病中的常见病糖尿病为例，该病属于中医“消渴”范畴，历代医家多从阴虚燥热立论，并分三消论治。范教授根据自己的临证心得，认为糖尿病是一种终生性慢性疾病，根据其不同阶段的临床表现可归属于中医的消渴、水肿、眩晕、虚劳等范畴，初期多为消渴，中期出现一些变证如水肿、眩晕，后期因久病全身脏腑功能减退而见虚劳。因此范教授认为，本病辨证上必须注意其核心病机的序贯，抓住其动态演变规律，根据疾病发生发展的不同阶段及患者气血阴阳虚损的多寡，确定其不同阶段的核心病机，把握主证发生、发展的根本机理及其与兼夹证之间的内在联系，始终以核心病机为轴心，进行灵活辨证施治，针对

性地给予扶正补益或逐邪外出，强调"治无定法，法无定方"，切不可僵化于某一种证型。

根据多年临床实践，范教授归纳出糖尿病八大核心病机所对应的核心症状：

（1）肾虚　腰膝酸软，脉沉。

（2）气阴两虚　倦怠乏力，口干，舌质淡，苔少。

（3）肝气郁滞　急躁易怒或郁郁寡欢，脉弦。

（4）血脉瘀阻　舌暗，舌底络脉迂曲。

（5）燥热内盛　多食易饥，口渴喜饮，或大便干结。

（6）血分热郁　面红唇赤，舌红。

（7）湿热内蕴　苔黄腻，脉滑数。

（8）心神失养　心烦，失眠多梦。

范教授认为，消渴以上述八大证型多见，临床表现为标实为主或本虚标实兼具。病程不同，临床证候分布亦不同，早期多以肺胃燥热、湿热、痰浊等标实表现为主，后期则多见虚损、血瘀之证，而"阴虚"则贯穿消渴始终。针对上述八种核心病机，"动-定序贯范氏八法"确立了以补肾、疏肝、清肺、养心、运脾、理血（凉血、活血）、通腑导下和清利湿热8种相对固定的基本辨治方案，在具体运用时，八法往往交叉序贯融合。

（二）中医序贯治疗模式

由于内分泌及代谢性疾病多为慢性病，病情复杂，病程漫长，一旦患上便可能为终生疾病，因此其治疗亦必为一长期的过程。所谓法随证立，治疗应始终围绕病机而定。在内分泌及代谢性疾病整个发展过程中，不同病程阶段其病机特点亦不同，临床应据此调整治法处方，不能一法到底，亦不可中病即止，或断断续续治疗，而应将整个病程视为一个整体，把握病机前后的转折、承接、主次演变等关系，前后连贯起来进行治疗。同时又非杂乱无章，而是根据病机变化发展的内在规律，有序地治疗。因此，在给药方式上也需注意序贯。

序贯联合治疗模式是指按照科学的次序，根据特定的病症设计综合的治疗方案，以达到优势互补、提高疗效目的的模式化治疗方法。张仲景《金匮要略》《伤寒论》往往针对某一病症先后联合施以针法、灸法、内服、外用等多种有效干预方法，以取得最大临床疗效。范教授博古通今，总结出一系列内分泌及代谢性疾病的中医序贯先后联合施治疗法。

1. 先后用药序贯

中医在病机错杂的疾病时，采取先后用药序贯疗法在汉代张仲景时期就已出现。《伤寒论·辨太阳病脉证并治中》云："伤寒十三日不解……潮热者，实也，先宜小柴胡汤以解外，后以柴胡加芒硝汤主之。"治少阳兼阳明燥结里实误下后的证治，宜先用小柴胡汤和解少阳枢机，扶正达邪，使"上焦得通，津液得下，胃气因和，身濈然汗出而解"。先服小柴胡汤，再予柴胡加芒硝汤以和解少阳、泻热润燥，体现了先和再泻的思想。又如《伤寒论·辨太阳病脉证并治下》云："伤寒大下后，复发汗，心下痞，恶寒者，表未解也。不可攻痞，当先解表，表解乃可攻痞。解表宜桂枝汤，攻痞宜大黄黄连泻心汤。"外感表证误用下法，虽经发汗，不但表邪未解，又致表邪入里化热，结于心下，形成热痞兼表证。按张仲景表兼里实宜先表后里之治则，宜先解表后治痞。

范教授总结出的"动-定序贯范氏八法"也充分体现了先后用药的序贯用药思路。"动-定序贯范氏八法"用药一大特色就是，每个疾病的核心病机及不同阶段证的核心病机均可对应固定的治疗方法及药物组合即药串。施今墨名老中医善于运用药对，吕仁和教授处方时常常数药并用，寓意数药的配伍应用。范教授在此基础上，对应不同的治法形成相对固定的中药药串，相当于含有2～4个中药组成的药对，每一治法均有固定药串，视不同证型、治法，选用不同的药串组合化裁。

例如，范教授多年临证总结出消渴肾病的核心病机是脾肾亏虚，并在此核心病机的基础上总结出个体在疾病不同阶段可能存在的9个核心病机分别是脾肾气虚、脾肾阳虚、气阴两虚、水湿（湿浊）内蕴、湿热内蕴、痰浊、血虚、血瘀、腑实。临床上根据病情和病机的动态演变进行相应组合化裁，实施序贯式治疗。

2. 内服法与外治法序贯

范教授在内分泌及代谢性疾病临证中，还常将内服法与外治法序贯应用，《理瀹骈文》强调：“外治之理即内治之理，外治之药亦即内治之药，所异者法耳。”因内分泌及代谢性疾病多病机复杂，变证百出，采用单一治疗方案很难达到预期的治疗效果；经过多靶点、多环节及多途径的治疗，可加强单一治疗效果。

内服法与外治法序贯，内外兼治可以追溯到很久以前。《金匮要略·百合狐惑阴阳毒病证治》云“百合病一月不解，变成渴者，百合洗方主之”“以洗身。洗已，食煮饼”。《金匮要略·杂疗方》云：“马屎一升，水三斗，煮取二斗以洗之，又取牛洞（稀粪也）一升，温酒灌口中。”此两条经文叙述了治疗百合病不解变渴者与救卒死而四肢不收者时外洗再内服药物的治疗模式。外洗后配合内服药物，达到多层次给药、内外兼治之效。百合洗方运用百合浸水外洗，所谓“洗其外，所以通其内”；吴考盘亦云：“洗其皮毛，使营卫流行，毛脉合精，则水精四布，五经并行，则渴自止矣。”由此可知，此法之机制应是因肺主皮毛，其气相通，洗其外而能润其内。

临床上外洗法的作用主要是增加给药的途径，使药物的效力能从皮肤而入以营养周身皮毛，亦能起到清热生津、补液润燥之效；药浴疗法乃是中医外治法的一种，它具有药物和水疗的双重作用。溶解在水中的药物成分是疗效的关键，药物中的有效成分，通过人体表面的皮肤和打开的毛窍进入体内，再加之温水的浸泡和按摩，使药浴有促进机体血液循环、改善组织器官营养状况之功效，有利于机体的新陈代谢，产生综合疗效。在临床上，可以根据此外洗内服的治疗模式举一反三，根据病位不同，使用多种方法和途径促进病情好转。

例如，治疗糖尿病周围神经病变时，范教授根据“动-定序贯”病机序贯，常在针对核心病机使用对应的药串组方内服治疗后，再根据特定病机制订外治中药，既有每日内服与隔日外治两种治法序贯给药，又有核心病机与特定病机序贯给药，效如桴鼓。进一步的临床研究也证实，多种途径给药在改善糖尿病周围神经病变的神经传导速度方面有一定的疗效。以益气养阴、活血通络为治法的中西医结合、内外兼治的综合疗法治疗2型糖尿病周围神经病变，不仅能明显改善临床症状及神经病变积分，而且能显著提高神经传导速度，其中观察组疗效优于中药组和对照组。

外洗疗法，取其热力和药力的作用，使皮肤毛孔扩张，药力和药液自皮肤而入，使药直达病所，协同促进改善糖尿病周围神经病变患者血液循环，从而改善周围神经病变。配以内服药物通过改善糖尿病周围神经病变患者的瘀滞状态，减轻或消除血管内皮及神经细胞的充血水肿和变性，改善糖尿病周围神经病变患者的血液循环及血管神经功能，改善微血管病变，增加血流量，增加四肢周围神经的供血和营养，从而在一定程度上保护糖尿病周围神经病变患者的血管，促进周围神经损伤修复等。

再如治疗急性痛风性关节炎时，范教授应用“动-定序贯范氏八法”遣方用药后，常嘱患者先煎药内服，再取复煎中药药汤熏洗痛风发作处，内服与外治两种治法序贯给药，疗效甚佳。进一步的深入研究显示“动-定序贯范氏八法”指导下的内外序贯治疗既可缓解痛风的急性疼痛发作，又可降低血沉、C 反应蛋白等炎症指标及血尿酸等代谢指标，标本兼顾，能有效控制病情。

（孙　璐　曾慧妍）

第五节　“动-定序贯范氏八法”之“八法”

一、八法之理

“动-定序贯范氏八法”的三大核心理论基石为“动态思维”“定律观”“序贯思维”，具体而言是以“气一元论”及“整体观念”演化的“动态思维”与根植于“理思维”的“定律观”为基石。借助“天人合一”的自然感悟媒介以观测把握永恒运动的万物规律，并依托“理思维”与自然哲学的系统论思维，使用合理的归纳推理，拟合超脱宇宙且坚定守恒的万物之“道”，同时以次序、先后、连贯的时间维度，即“序贯思维”以承上启下，沟通万物本质内涵与外在表现的因果关系，从全局出发，将宏观的宇宙维度与微观的个体存在进行有逻辑的联通。

人体为自然之化，与天地相应，与日月同维。日月有阴晴圆缺，人体有生老病死，故自然之道即人体之道；万物可分阴阳，而对立统一，人之盛衰亦有阴阳二理，故疾病之机亦可以阴阳测之。而在形而上的理论模式指导下，需要一种可以运用至具体中医临床实践的系统方法，在“动-定序贯范氏八法”中，该系统方法就是三大核心理论的临床运用经验、成果及范式：“八法”。

二、八法之始

“八法”有狭义与广义之分，最初狭义之“八法”为范教授辨治消渴时常用的八种治法及其对应的八种药串：①肝气郁结证：疏肝理气药串（柴胡、白芍、薄荷、牡丹皮）；②肾精亏虚证：补肾药串（女贞子、墨旱莲、狗脊、续断）；③气阴两虚证：益气养阴药串（黄芪、地骨皮、生地黄）；④燥热津亏证：清热润燥药串（石膏、知母、葛根、连翘）；⑤血热证：清营凉血药串（牡丹皮、赤芍、玄参、麦冬）；⑥湿热蕴结证：清热利湿药串（苍术、黄柏、绵茵陈、车前子、薏苡仁）。⑦血瘀证：活血化瘀药串（丹参、三棱、莪术、泽兰）；⑧心神不安证：调心安神药串（夜交藤、远志、酸枣仁）。

范教授师从国医大师吕仁和、伤寒大家熊曼琪及王琦院士等一众当代名医，学术源流可追溯及民国时期北京四大名医之首施今墨。在继承施今墨、吕仁和一脉学术思想：“药对”及脏腑辨病辨证论治方论的基础上，结合自身四十余年临床经验的精华总结出上述八种药串，八个治法分别应对消渴常见的八个证型，确定证型后即可选用相应的药串，直达病机，处方用药。若辨证得所，用之则效。经过临床推广与多个课题研究，已经在糖尿病以外的哮喘、痛风、痤疮等多个临床常见疾病中取得优异疗效。

大抵传统辨证模式，无论六经辨证、卫气营血辨证，抑或是脏腑辨证、气血津液辨证等辨证体系，都是针对疾病或症状表现，而拟合出以某个单一病机为主导下的单一证型加减方案。因此在面对病因不明、症状繁多、病机复杂的疾病时，使用者往往陷入“无证可辨”的窘境；或面对症状不明显，无典型临床表现的疾病时，使用者又会陷入“无症可辨”的陷阱。

试以消渴为例，传统医家认为消渴以“三多一少”症状为主要临床表现，并可根据其症状而有上、中、下消的三消之别。但现今临床所见之糖尿病，并非均存在“三多一少”之症，而患者可能仅因体检时发现血糖异常而前来就诊，症状并不典型。另一种情况则是，糖尿病患者同时合并多种并发症时，往往症状繁多。患者合并糖尿病周围神经病变会出现下肢麻木、冰冷；合并糖尿病视网膜病变则会出现视物模糊；合并胃轻瘫则会出现纳差欲呕，凡此种种，以至于辨证顾此失彼或处方囫囵吞枣。

此外，如新型冠状病毒所致之感染，不同医家针对同一疾病所辨之证难以尽数：湿邪郁肺、邪热壅肺、邪毒闭肺、内闭外脱、寒湿（瘟）疫、冬瘟湿疫、温热疫、寒湿热浊毒、湿毒、温热浊毒及湿热疫等多种辨证认识。上述辨证局限于医家个人的认知模式，是一种凭借主观认识而形成的唯流派、唯个人的经验总结。尽管如此，在临床实践中，不同医家纵使辨证结果不同，却也都能发挥治疗效果，这种殊途同归的结果能否使用中医理论的体系进行解释？这便引出了目前中医辨证论治的第二个亟待解决的问题：是否存在一种高于目前辨证论治的模式，可以对临床使用的各种中医辨证方法进行评价与对比；并站在更高的层次，更加全面地认识疾病与指导中医治疗。

三、八法之意

早在春秋战国时期，原始朴素唯物主义自然哲学就被时人用于探究宇宙运行的原理。中医诞生于中国传统哲学，中国传统哲学的文化思想与底蕴深深地烙印在中医的内核之中。随着中医理论体系的形成，中医流派及学说陆续形成，中医逐渐从中国哲学之中独立出来，在结合实际治疗的经验与医家自身的感悟后，成为不同于哲学的一门具体学科或实证科学。

中医是一门研究具体疾病本质与具体疾病诊疗规律的学科，是研究具体方法的学科，但是相比现代科学借助先进仪器，采用还原论的思想寻找事物本源规律的特点，中医更强调使用已知的宇宙万物运行规律为指导。中医通过整体观，将自然哲学理念降维到人体层面以解释人体生理病理机制，这便是中医的中国哲学内涵体现。哲学是研究一般本质与一般规律的学科，正是中国哲学的抽象思辨方式构建了以《黄帝内经》为代表的中医认识论与方法论体系。普遍性寓于特殊性之中，中医虽然已经从中国哲学中分离出来了，但其蕴含的哲理并未因此消失。因此唯有回到哲学的高度，才能把蕴含在真实世界中的哲理概括出来，并用于指导现实世界中医具体问题的解构。

真正广义之“八法”是范教授从多年临床实践出发，精研历代医家古籍撷英，重新回到中国古代哲学高度，并借助西方哲学体系的认知方法后，取中国哲学概念“八卦”之意，意在超脱既定常规，多种手段联合施治，拓宽中医的治疗思维与手段，共以克病助正。广义之“八法”横向衔接“动-定序贯”之“动态思维”“定律观”“序贯思维”三要素，纵向打通“动-定序贯”理论系统与真实世界的临床实践间的鸿沟，使中医重新回到哲学的高度。

四、八法之源

八卦一词首载于《周易·系辞》，其曰：“古者包牺氏之王天下也，仰则观象于天，俯则观法于地，观鸟兽之文，与地之宜，近取诸身，远取诸物，于是始作八卦，以通神明之德，以类万物之情。”包牺氏是伏羲，先古之人观察天地之法，自然运行之道，总结归纳“八卦”为研究宇宙万物的手段。“是故，刚柔相摩，八卦相荡。鼓之以雷霆，润之以风雨，日月运行，一寒一暑，乾道成男，坤道成女。”刚柔指阴阳，古人曾以刚柔指代阴阳爻性，如《彖传·咸》云：“咸，感也。柔上而刚下，二气感应以相与。”太极生两仪，化分阴阳，而阴阳再生四象与八卦，阴阳八卦感召相应，上主日月运行，下成雷霆云雨，并以男女化人之二态。此即《周易·系辞》所载“易有太极，是生两仪，两仪生四象，四象生八卦，八卦定吉凶，吉凶生大业”之意。

先贤以“八卦相摩相荡”为原点推衍宇宙万物之生成，解释宇宙运行规律。如以“乾”代天，“坤”代地，“震”代雷，“巽”代风，“坎”代水，“离”代火，“艮”代山，“兑”代泽。以八卦代自然，并以八卦的组合，预测不同的天气变化：坤震卦表示雷雨交加，离坎卦表示干旱，乾艮卦表示晴天等。通过八卦的组合，可以表示宇宙的各种变化和规律。

八卦既可在哲学和文化领域中提供思考方式，同时也能为人体生理病理变化提供一种认知模型。八卦以卦象的象思维对世界物质形象按性质以分类化分，将人体生老病死等形态，经过思维分类、简约与抽象、概括为思维观念。如病证之初、轻、浅、外则为表证之象，而面赤、心烦、口干等症状归纳为热证之象，由此产生以阴阳这一对立统一矛盾体为纲领的八纲辨证思想与五行生化克制为核心的生理病理变化规律。

八纲辨证最早出自《黄帝内经》，虽无明确提出“八纲”这一名称，但是阴阳、寒热、虚实及表里等概念均已进行阐述。例如，《素问·阴阳应象大论》曰“审其阴阳，以别柔刚。阳病治阴，阴病治阳”“阴胜则阳病，阳胜则阴病。阳胜则热，阴胜则寒”。《素问·通评虚实论》记载：“邪气盛则实，精气夺则虚。”《灵枢·五色》记载：“沉浊为内，浮泽为外。”直至1947年“八纲”二字才由民国伤寒学者祝味菊提出。但早在《黄帝内经》时期，就已经确立了八纲辨证的理论基础，并且以此为基础总结演化出六经辨证、卫气营血辨证、脏腑气血辨证等多种辨证体系。

八纲辨证以阴阳为总纲，而有寒热、虚实、表里等分类。中医辨证在思想上强调整体的把握和变化的理解，将人体生理病理变化进行分类，分析病情外在表现，司外揣内，演绎归纳内在病机，从而制订治疗方案。这种通过类比和象思维的方式来理解和阐释人体变化规律的内核，则是源自八卦的思想。八卦用刚柔二爻所象阴阳，并生两仪四象及八卦，将宇宙、天地与人体分为八个基础构成部分，此即两者的思想共性。

五、八法之思

中医理论诞生于原始奴隶制社会晚期，其理论体系中难免存在大量抽象、模糊及谬误的概念与意理，而晦涩难懂的古籍条文也为中医的传承与发展带来了不小的难度。以八纲辨证为例，传统中医辨证模式缺乏对疾病间的动态演变及传化研究。在病因端，复杂的社会自然环境作用下，病因是多种的，且往往是主次分时出现的，这导致病机也是复杂及多变的，不同病机的时期分段也存在差异。而在病机端，寒热、虚实、表里等二分法变量，也无法体现疾病的动态演变过程，而仅能体现疾病某一阶段的病机变化。

此外，八纲辨证以象思维为内核的认识方式，也仅能从疾病的外在表现出发，通过思维推理而间接推测疾病的内在病机，模棱两可的概念无法产生对疾病更深入的了解。并且八纲辨证对疾病的认识也仅仅停留在某一阶段的观测，产生的治疗指导也仅仅针对单一阶段，无法形成有效连贯的治疗流程，导致迟治、误治、失治。

最后，八纲辨证也仅提供了治疗思路而没有与之相应的行之有效的药物组合，不能用于直接指导临床治疗。

“动-定序贯范氏八法”之“八法”，源自八卦，站在中国哲学与西方哲学思维的高度上认识疾病，指导诊疗。出自《易经》之八卦，是“易”思想的集中体现。《易纬·乾凿度》云：“易者易也，变易也，不易也。”易的核心是变易与不易。刚柔相摩，八卦相荡，阴阳相推，动静相继，变易是宇宙的根本属性。《庄子·秋水》云：“物之生也，若骤若驰，无动而不变，无时而不移。”万物生化，皆处在变动之中，无时无刻不在运动之中，而没有运动则无变化。正如《易传·系辞下》云：“《易》之为书也不可远，为道也屡迁，变动不居，周流六虚，上下无常，刚柔相易，不可为典要，唯变所适。”

不易是变易的对立，八卦之“易”思想的另一核心，即稳定、不变。字面看“不易”是“变易”的反义词，但两者对立统一并相辅相成，共同塑造了八卦动定相依的特性。

变化是宇宙万物的固有属性，但变化并非杂乱无章的随机事件，而是有着稳定不变的内在规律，这使得变化是有迹可循，井然有序的，即变易的同时而又不易，变中有常，常中有变，动中藏定，因定而动。一切事物都是动态变化的，但是变化中也有不可变乱的恒定规律，此即《易经·系辞》“言天下之至动而不可乱也”与“动静有常”之理念体现。

在西方哲学范畴中，运动与静止也是用来形容物质状态和变化的两种基本概念。运动指的是物体在时间上的连续变化，而静止则指的是物体在时间上的持续不变。这两个概念是相对的，因为一个物体在一个参考系中可能是运动的，而在另一个参考系中可能是静止的。

关于运与静的概念可追溯至古希腊时期，哲学家泰勒斯根据对水的观察，认为世界的本源是水，因水流动不止而提出了“一切都是流动的”这一哲学观念。同时代的赫拉克利特通过观察火焰及燃烧后的灰烬，提出世界是一团永不熄灭的火焰，火焰构成了一切，火焰生风、化为灰烬，世界在不断地转化与永恒的变化中，此即其名言：“你不能两次踏入同一条河流，因为水在不断流动。”赫拉克利特还认为，对立促成和谐，有对立就会产生运动，而运动带来变化。因为对立，万物得以变化与永恒。这一“对立”的概念，深深影响了后世黑格尔的辩证法。在黑格尔的哲学中，运动和静止是辩证法的两个基本矛盾，用来描述事物的矛盾与发展。正是因为运动和静止间不断的冲突，在这种矛盾的驱使下，事物才能通过量变而引起质变，并通过否定之否定的螺旋上升式的进步实现不断变化与发展。

《易经》之八卦亦内涵对立统一的动静内涵，如乾卦六爻，从初至上依次为潜、见、惕、跃、飞、亢六爻，反映事物的变化属性，累计量变，直至上九“亢龙有悔”而出现质变，并传为下一卦，而重新开始量变的过程，不断进步。否极泰来，剥复循环，同理可知，一来一往，形态变化。《孟子·滕文公下》曰：“天下之生久矣，一治一乱。”人类文明诞生以来，始终在治乱兴衰中动荡前进。正所谓分久必合，合久必分，治乱这一矛盾体在互相否定的对立统一中交替前进，实现了人类文明的发展。

最后八卦的运动是有内在规律的方向性次序变化过程。《未济·序卦》曰：“物不可穷也，故受之以《未济》，终焉，《既济》矣，物之穷也。”未济卦承接既济卦。既济后承接未济，物不能穷尽，既济后仍有未济的变化。八卦变化自乾、坤始，经有序与连贯的变化，最终达到既济，实现了最圆满的调谐，刚柔得位、阴阳相应，形成均势。但这种圆满只能是暂时的，所以接着出现的是未济卦。在圆满中酝酿着混乱和衰败，完成又回到未完成，新的曲折起伏的矛盾斗争又开始了。《淮南子·说山训》曰：“通于学者若车轴，转毂之中，不运于己，与之致千里，终而复始，转无穷之源。”八卦循环，周而复始，循环往复，以循环孕育发展，以发展助推循环，实现螺旋式曲线发展。

“动-定序贯范氏八法”之“动态思维”与“定律观”，是八卦变化临床应用的展现。范教授主张运用多维度、多层面、立体的动态视角去观察、辨析、把握与干预复杂的生命现象。《程氏经说·易说·系辞》言：“动静无端，阴阳无始。”动静、阴阳是相对的状态，互为其根，无开始亦无终结，保持着永恒无尽的运动。

中医辨证所辨之证是疾病阶段各种表现的高度概括。疾病处于动态发展之中，因此证候是整体恒动的，反映疾病进程的不同阶段。但同时疾病发生发展规律具有相对的稳定性，而静止是相对的。因此“动-定序贯范氏八法”辨证的创新，实质是在寻求疾病内在病机与病症外部表现的量变与质变辨证统一的平衡点。“动-定序贯范氏八法”正是融合了八卦变化中动与静辨证统一的观点，针对相对证候的动态变化，施以配伍合理、疗效卓著、久经验证的“药串”。同时证候具有相对稳定性、客观性，是临床辨证的前提。因此，要善于发现、认识、运用疾病动态变化的客观规律，提前干预，力争做到“未病先防、既病防变”。

八卦意蕴永恒不居之变通，但变化中遵守的规则与定律本身是不变的。中医辨证遵循的法则，即是疾病变化中的规律。《素问·六节藏象论》曰：“五气更立，各有所胜，盛虚之变，此其常也。”“动-定序贯范氏八法”逻辑体系，将对立的“动”与“定”进行统一，强调了疾病发生发展过程中人体各组织器官相互协调的规律性，以药物为干预手段，以机体的变化规律为原则，使得人体气血津液通畅条达，最终阴阳相互平衡，形神统一。

“动-定序贯范氏八法”的临床论治中，依据规律分辨症状，将疾病的不同表现形式进行分析判断，抓住证型的典型特征，灵活、准确地将其分别归根为已知证型的变化，“但见一证便是，不必悉具”，排除疾病动态变化中造成的干扰，以病机为核心进行治疗。在遣方用药中更是将疾病内在核心病机的“定”与疾病动态变化进展的“动”进行完美结合，紧扣疾病的病机，善于在早期觉察疾病的发展与转归，施用疗效久经临床验证、配伍相对稳定的“药串”，有的放矢，切中要害。“动-定序贯范氏八法”中的“定律观”不仅是中医整体观念进一步的体现与发展，更重要的是以八卦的特性和规律来分析、理解、调节研究对象，注重系统的整体性、联系性、有序性，探究系统化的规律，站在哲学的高度重新审视中医的科学性。

“动-定序贯范氏八法”的“序贯思维”延续了八卦变化的次序性与连贯性。《易传·系辞下》云：“日往则月来，月往则日来，日月相推而明生焉。寒往则暑来，暑往则寒来，寒暑相推而岁成焉。”日落而月升，月升而后有日升；寒暑往来，必有春夏秋冬之律。万物时时刻刻都在运动与变化，阴阳消长对立统一，既是事物发展的内在驱动，也是事物发展的外在表现。阴消阳长，阴阳的消长运动是一种有序而连贯的过程。《素问·至真要大论》云：

“阳之动，始于温盛于暑；阴之动，始于清盛于寒。春夏秋冬。各差其分。”天地间阴阳的序贯消长，导致了四季的产生。而阴阳的消长内化人体阴阳的消长，成为人体正常生理功能的规律。《素问·诊要经终论》曰：“正月二月，天气始方，地气始发，人气在肝；三月四月，天气正方，地气定发，人气在脾；五月六月，天气盛，地气高，人气在头；七月八月，阴气始杀，人气在肺；九月十月，阴气始冰，地气始闭，人气在心；十一月十二月，冰复，地气合，人气在肾。”在八卦之中，以十二辟卦为代表，以阳爻去而阴爻来为“消”，以阴爻去而阳爻来为“息”，又称十二消息卦，运用阴阳二爻的阴阳消长以体现四季与节气的变化。自然界以阴阳的有序连贯，实现事物的平衡，而这种平衡不断被否定，不断被打破，并趋向新的动态平衡。

“序贯思维”认识人体也是如此，人体阴阳的有序消长构成了阴阳气血的动态平衡，而当此动态平衡被打破，阴阳消长不循常规，如阴阳过盈而不消时，则有“阳盛则热，阴盛则寒”等之变，百病由生。疾病发生与否根本在于阴阳的状态，“动-定序贯范氏八法”之“序贯思想”旨在通过八卦有序、连贯化生的哲学基础，遵循阴阳二爻不断变化的动态思维，将恒动的、变化多端的气血阴阳消长与相对固定、有迹可循的规律进行有序贯连，对疾病的诊断有重要的意义。“序贯思维”抓住疾病发生时问题的主要矛盾，洞察与之相联系的各个环节，强调关联与顺序，关注整体动态的有序变化，抽丝剥茧取出核心证候，有逻辑地运用药串组合成方，纠正偏移以恢复阴阳二气动态平衡的有序状态。

最后，“动-定序贯范氏八法”临床使用中应用加减的药串组成思路与二爻八卦演化思路也是一脉相承的。《类经·阴阳类》云：“阴阳者，一分为二也。”《易传·系辞》云：“《易》有太极，是生两仪，两仪生四象，四象生八卦。”太极分两仪，是有阴阳，以阳爻（⚊）与阴爻（⚋）的象为代表。阴阳交媾，而生四象：太阳（⚌）、少阳（⚍）、太阴（⚏）、少阴（⚎）。四象生发得八卦：乾（☰）、兑（☱）、离（☲）、震（☳）、巽（☴）、坎（☵）、艮（☶）、坤（☷）。最终文王拘而演周易，八卦相荡而得八八六十四卦，推演世间万物。

核心病机是“动-定序贯范氏八法”临床使用的主要指导思想。核心病机是决定疾病发展方向的内在驱动力。但在临床诊治过程中，一般难以在纷繁复杂、变化多端的证候中总结出一个概括性的病机用于指导施方用药，也不能用某一个或单一的病机来解释所有症状，这是临床常见的困惑和需要解决的问题。

而把握核心病机便能使这一问题迎刃而解。以八卦运动变易之理，症状与证候在不断演变，兼夹症也不断变化，但决定疾病发展的核心病机是相对固定的。核心病机是形成证候的基本功能单位，包括病理因素和部位等，病理因素作用于一定的部位才产生相应的症状，也就是核心病机，如“心火”“肝火”等，在临床中，各个疾病的核心病机往往有一定的组合规律，形成一个复合的核心病机。

在《易经》之中，八卦化生六十四卦即是组合演变的过程，例如，《易经·咸》曰：“咸，感也。柔上而刚下，二气感应以相与，止而说，男下女，是以亨利贞，取女吉也。天地感而万物化生，圣人感人心而天下和平，观其所感，而天地万物之情可见矣。”咸卦由兑（☱）与艮（☶）组成，山泽通气，而男女相遇，以表达交感之时稳重自制而又欢欣喜悦之情，即“感觉”。

在“动-定序贯范氏八法”辨证体系中，面对纷繁复杂的病症，往往以证素为抓手，体现核心病机，核心病机之间亦可相互包容叠加，交通互作，形成复合病机，决定疾病的整体发展方向。核心病机与其证素是一一对应的，一组证素对应一组核心病机，每一个核心病机可采纳一个固定的药串，并随证加减变化。

总之，“动-定序贯范氏八法”的辨证思维是“证素-核心病机-药串”。通过核心病机的确立及不同核心病机的兼夹组合，以不变应多变，从而适应临床证候繁杂多变的复杂局面。核心病机辨证思路是从核心症状入手。临床上，核心症状就是贯穿病程始终，每次就诊变化不大的症状。以核心病机的组合，策动药串的组合，应对变化无穷的临床实践。

“动-定序贯范氏八法”依从《易经》八卦之理，站在哲学的高度重新认识中医并指导中医诊治。范教授尊崇八卦变化无穷之奥妙，以八卦的变化为“动态思维”贯穿临床诊疗各个环节；以八卦相对恒定的变化规律为“定律观”，对临床资料进行判别、分析，概括为某种“证”；依照八卦有序连贯变化的“序贯思维”，探究疾病次序、贯通之理，把握疾病进展与施治时机；最后执简驭繁，以八卦演化六十四卦为蓝本，以“核心病机”为靶点，以“药串”动态组合为处方要点，形成了证素-核心病机-药串一体化的辨证模式。“八法”即是治疗疾病的常用药串，也是基于《易经》理念，以八卦指导临床辨证，提高治疗效果的一次有意义的尝试。

（林玉平）

第三章 “动-定序贯范氏八法”辨证特色

第一节 辨病、辨证、辨症三位一体

中医理论是对人体生命活动和疾病变化规律的理论概括，是中医临床活动的纲领，是在长期的医疗实践的基础上形成并受到古代唯物论及辩证法思想的深刻影响。

范冠杰教授作为中医名家吕仁和教授的嫡传弟子，在继承施今墨、秦伯未、祝谌予等中医大家的临证经验、学术思想基础上，通过长期大量的临床实践与思考积淀，形成并提出了“动-定序贯范氏八法”学术思想。该思想蕴含了辨证论治三位一体观，即辨病-辨证-辨症三者统一。

范冠杰的辨治思路受到秦伯未等医学大家的启发。秦伯未对辨证论治的理解是：辨，即分析、鉴别；证，乃症状、现象；论，为讨论、考虑；治，是治法、治疗方针。证和治是现实的，辨和论是灵活的，要通过分析和思考。正是秦伯未字里行间关于辨证论治的“意义”“方法”“法则”等字眼，启迪了范冠杰。现详述于下。

一、以辨病为先导

“病”是由于人体内外环境动态平衡失调而出现的病态表现，是对疾病发生发展全过程的特征与规律的概括。任何疾病的发生、发展都有一定的规律，而规律背后蕴藏的是贯穿于整个疾病发展过程中的基本病机，即疾病发生、发展的基本矛盾，基本矛盾是由于疾病本身所决定的，但是因为疾病在发展过程中由于受到自身体质、环境因素、治疗措施等多种因素影响，使得疾病在其每个发展阶段都有其特殊性，这种特殊性是由疾病当前阶段的主要矛盾所决定的。辨病有利于把握疾病本质、传变趋势和变化规律。

无论症或证，均是在病的基础上产生的。不同疾病可表现出相同症状，也可表现为相同证候，病是区别的关键。徐灵胎在《医书全集·兰台轨范》中指出：“欲治病者，必先识病之名，能识病名，而后求其病之所由生，知其所由生，又当辨其生之因各不同，而病状所由异，然后考其治之之法，一病必有主方，一方必有主药。”近代著名医家岳美中亦指出“有是病即用是药，故一病有一病之专方……不能辨病，焉能识证，不能用方，焉能施治”，均强调了辨病论治的重要性。古人在辨证的同时也在努力地辨别疾病，如对疟病、真心痛的认识与现代医学极为接近，并总结了很多专病专方、专病专药。以《金匮要略》为例，其核心内容即是对疾病的鉴别诊断，全书以病为基本纲目，分为“百合病”“黄疸病”“痉湿暍病”等篇章，包括了对相同疾病不同类型的鉴别，如对黄疸、酒疸、谷疸等的鉴别；以及对具有相同或相似症状的不同疾病的鉴别，如对妇人癥病与妇人妊娠的鉴别。

中医受历史条件的限制，病名以症状命名者多见。但症状往往不能反映疾病的内在规律、严重程度和预后。例如，中医的水肿，并不是浮肿得越重，病情就越重，预后就越差，否则病情就越轻，预后就越好。单从中医水肿去辨证不能分辨疾病孰轻孰重，更不能判断预后。

将水肿按现代医学可分为心源性水肿、肝源性水肿、肾源性水肿、营养不良性水肿等。肾源性水肿可见于急性肾小球肾炎、急进性肾炎、慢性肾炎、肾病综合征等疾病。而急性肾小球肾炎多是自限性疾病，预后好；急进性肾炎，来势凶险，病情危重；肾病综合征根据其病理类型临床疗效不一。慢性肾小球肾炎，病理损害为进行性发展，预后差。所以此处所言“辨病”，是根据现代医学理论、手段和方法，明确是什么疾病，并进一步确诊的病名，然后再按中医的辨证思维分型论治，即“先辨病再辨证”。如此既能掌握疾病的内在规律、严重程度和预后，又能选择适当的治疗时机和方法。两者的结合是统一的。

现代药理学研究为中医治病提供了有力武器，很多中药被证实具有确切的治疗疾病作用，如干蟾皮抗消化道肿瘤、黄连降糖、天麻降压等。临床上可以在处方中加一两味针对疾病而治的中药，如对于形体肥胖、舌苔黄腻、痰多胸痞、脉滑数的糖尿病合并高脂血症、高血压的患者，辨证为痰热互结证，治疗宜选用小陷胸汤清化痰热，其中黄连兼能降糖，再加红曲降脂，天麻、钩藤降压，从而可实现证病同治。

以糖尿病为例，糖尿病前期称为“脾瘅”，《素问·奇病论》云：“有病口甘者……此五气之溢也，名曰脾瘅。”其特点是肥胖、口干、口甜。随着病情发展，进展为“消中”，即胃热亢盛，消谷善饥。然后出现典型的口干多饮、多食易饥、多尿、体重减轻等“三多一少”特点，且尿带甜味，此时称为“消渴”。当“消渴”发展下去，出现久病入络，五脏虚衰，可见失明、偏废、内障、胸痹等，相当于现代医学所描述的糖尿病并发症。分辨这些病名的意义在于，不同阶段、不同病名对应的基本病理特点各异，治疗立法的原则也各不相同。

随着社会的发展，生活方式的多样化，工作压力的增高，临床疾病的发生发展也日趋复杂，疾病之间的相互兼杂、共病时时出现，使部分疾病的特异性或规律性变得模糊，有时会出现疾病诊断未明的情况，如不明原因的头痛、腹痛等。

中医的辨证和西医的辨病都存在一定的局限性，中医有斯证用斯药，但有的疾病无证可辨，属于“潜证”范畴，从而无法遣方用药。如隐匿性肾炎，有的患者无症状，不通过西医的诊断手段是难以确认疾病的。再如急性肾炎恢复期，部分患者自我感觉良好，临床无明显自觉症状，但尿常规可发现蛋白尿。故对这些无证可辨的“潜证”，若不借助西医的辨病，其立法处方就无从下手。西医的辨病也存在着某些缺陷，由于西医对疾病的认识主要通过理化手段、病理检查等，有些疾病限于条件和现有水平的限制，一时难以确诊。如不明原因的血尿，西医的治疗无针对性。而中医可按下焦湿热、阴虚火旺、脾不统血来治疗，可收到理想的效果。故治疗上，取中西医各自之长，能补各自之短。

二、以辨证为主体

“证”是对疾病发展过程中某一阶段的特征与规律所作的概括，是疾病在当下的主要矛盾或矛盾的主要方面，是本阶段疾病本质的反映。中医辨证思维方法奠定于《伤寒论》，其创立了辨证论治原则和六经辨证方法。《伤寒论》第317条通脉四逆汤方后注“病皆与方相应者，乃服之”，此处“病”应指疾病的某一阶段，其病机与方合拍，故又可称为方证或汤证，可认为其为疾病当前阶段本质的概括。此后，相继呈现八纲辨证、脏腑辨证、气血津液辨证、卫气营血辨证、三焦辨证、邪伏膜原辨证等多种辨证模式。

清代柯琴受仲景所言太阳证、桂枝证、柴胡证启发，在《伤寒来苏集》中“宗此义，以证名篇，而以论次第之”，主张类病证的基础上类汤证；清代徐大椿《伤寒论类方》一书所类方思想与《伤寒来苏集》类汤证有异曲同工之妙。

辨证论治历经几千年发展，已臻完善，尤其在遇到诊断不明或是新发疾病的情况下，首先综合症状表现进行经验性辨证治疗，能够保证整体治疗方向上的正确性，在较大程度上起到缓解与治疗作用，如历代发生重大疫情时，辨证论治均发挥了重要作用。中医的辨证分型不宜过多，一般每个疾病分3～5个证型为妥。辨证需辨证之主次、缓急。范冠杰教授在临床实践中发现，若因嗜食肥甘厚味、生冷之品，或情志失调、房劳过度等因素，均可直接或间接地影响到脾胃，导致脾胃虚弱，运化失职，导致糖尿病的发生。故从证候的主次而言，糖尿病患者气虚之病机贯穿于发病的全过程。范冠杰教授指出，在糖尿病的防治中，调理脾胃、顾护后天具有积极的意义，益气健脾法应贯穿治疗的全过程。在缓急方面，益气健脾法的临床应用可根据病情严重程度与否而实施。

《黄帝内经》中之五脏所主、五脏开窍、五脏化液、五脏所恶、五脏变动、五脏所病等，明确地指出了脏腑的生理、病理及与形体的关系，“有诸内必形诸外，有诸外必根诸内”，就是抓住了外在的主要证候，从而定病位在哪个脏腑，再定病在气或在血、病性属实或属虚。其所提出的补肾、疏肝、清心、润肺、运脾的理脏五大法就是针对消渴病机复杂的特点全面概括了从脏腑辨治糖尿病的基本治法规律。

值得注意的是，“证”仅仅是疾病阶段性的病理概括，缺乏整体性，其本质决定了辨证论治存在局限性，因而无法涵盖中医完整的辨治思路。而且疾病动态发展的某一时段，常表现为两个以上证候的交错、融合，无法用单一证候进行描述，故针对人体生命现象的复杂性，需从多角度、多层面进行归纳和总结。

三、以辨症为补充

“症”是指症状或体征，是疾病的外在表现，一般包括患者的自身异常感觉，或是医生经过望、闻、问、切等四诊收集的信息，是机体在某一阶段处于病理状态下所呈现的各种现象。辨症的过程是一个比较的过程，通过望、闻、问、切等四诊手段，比较正常与异常、健康状态与非健康状态的不同。这要求在认识机体正常的生理状态的基础上，经过比较，找到机体出现太过和不及的异常现象，同时区分症的有无、轻重、真假、偏全。如糖尿病患者经常提到的口干症状，并不是所有患者都源于津液不足，需养阴生津，而应仔细观察，与痰、湿、瘀血等原因引起津液不能输布而产生的口干相鉴别。

辨症治疗在中医学中比比皆是，以临床处方的加减为例，增加或减去某一味药的依据即是某个临床症状的变化。由于辨症治疗主要是针对主症论治，辨治主症可以迅速缓解患者之所苦，急则治标，截断病势，对于提高临床疗效具有重要意义。许多急症、重症及疑难怪病，病见多端，病因病机复杂，一时难以明辨，此时辨主症成为一条可行之路，通常主症一平，则病入坦途，病情随之缓解。因主症往往是疾病病机的主要外在反映，故对于截断病势、缩短病程、提高疗效有重要意义。

《伤寒杂病论》中很多条文其实也是对症治疗，如《伤寒论》第 101 条"但见一证便是，不必悉具"中"证"实指症状，即强调了辨主症的重要性。第 322 条"少阴病，六七日，腹胀不大便者，急下之，宜大承气汤"是少阴三急下之一，病入少阴，往往病机复杂，病情较重，用药亦须谨慎，但此时"腹胀不大便"是主要矛盾，标实之象显著，若不及时通腑祛实，恐造成危急变证，故以大承气汤急则治标，截断病势，待标实缓解，再求本施治。

张仲景这种对症治疗、急则治标的思想实际上与现代急症治疗学思想是完全一致的。后人在研读张仲景著作过程中更多关注辨证论治，而忽视了其中的辨症治疗，从而导致初学者误解《伤寒杂病论》只讲辨证论治，不讲对症治疗。而即使《伤寒杂病论》中体现的辨证论治思想也是汤证辨证，即根据几个症状确定某一汤剂，这个汤剂一般是唯一的，完全不同于现代普遍盛行的证候辨证。足以见张仲景对于辨症状的重视程度。

辨症治疗，不仅可以简化临床思辨过程，对于指导临床配伍组方也有重要意义。

首先，依主症立法处方，君臣易定位，佐使好安排。君药针对主症；臣药辅助君药治疗主症或针对主要兼症；佐药则是针对病性之寒热虚实而设，为治证之药；使药引经或调和诸药。当然，君臣药物也尽可能选择与辨证药性相符合的药。以麻杏石甘汤为例，"喘"是主症，故以擅于平喘之麻黄为君，以宣降肺气之杏仁为臣，助麻黄平喘，以辛凉宣泄之石膏（对证）为佐，且其用量倍于麻黄，针对病性之实热，甘草为使，调和诸药。

其次，由于疾病基本病机及证的本质往往变化较慢，在辨证论治运用方剂加减变化时，很大程度上是针对症状加减，故所加减之药多是针对某些新现症状或重要兼证。如《伤寒论》第 21 条"太阳病，下之后，脉促胸满者，桂枝去芍药汤主之"，第 22 条"若微恶寒者，桂枝去芍药加附子汤主之"。因出现胸满，故去酸涩收敛之芍药，复因见微寒，故加温阳之附子。再如第 33 条"太阳与阳明合病，不下利但呕者，葛根加半夏汤主之"，所加之半夏即是针对呕吐症状。因此，对症治疗可以大大简化临床随症加减过程，易于掌握，对于初学者尤益。

值得注意的是，由于环境的影响和治疗的功效，症状常处于动态变化之中，或减轻，或加重，或消失，或出现新症。通过跟踪症的变化，有利于及时判断病情的进退，评价治疗措施得当与否、药味的选用是否合适，从而指导医者及时调整治疗措施。不过，在众多疾病中，不少疾病早期有病但是无症，例如，体检发现血糖、血脂异常，可能无明显不适感，故在临床上存在无症可辨的窘境。

四、辨证、辨病、辨症三位一体

三位一体是指"辨证、辨病、辨症"相结合的临床思维模式，其核心是以证为本，病为枢，症为标。任一疾病本身都具有特定的病因、病机、病理、症状和（或）证候特点，都是有其自身发生、发展、转化和预后规律的，其中的证型和证候，是疾病过程中在不同阶段和层次上所表现的一类综合性特征。

病、证、症三者不是孤立的，而是相互联系、纵横交错的。辨病论治、辨证论治和辨症论治，三者之间相互补充、互相配合。在对某一疾病的诊疗过程中，范冠杰教授通过详细搜集“症”，经过分辨与思考，抓住事物的本质，得出“症”“病”“证”的概念。症是外在的表象，证是疾病某一阶段的本质，病是特异的标象。辨病有助于辨别症、证的特异性，明确治疗的靶点，使治疗具有针对性。辨证能确定症状的虚实寒热、脏腑定位等属性。辨症是急则治标之治，能解决疾病的最突出矛盾。病、证、症三者有机结合，呈现点、面、体融合的三位一体。强调有是证用是方，用药针对性强，最能突出中医治病个体化治疗的优势。

在糖尿病的治疗中，范冠杰教授主张结合现代西医学的检测手段和认识，以辨病为先，且要用不断发展和变化的观点看待疾病的动态演变。其次要采用中医传统的四诊合参方法进行辨证，把握病因，以进一步指导中医药的立法处方。如《素问·至真要大论》曰：“必伏其所主而先其所因。”《备急千金要方·诊候第四》亦曰：“夫欲理病，先察其源。”用药时需关注主症与兼症，切实解决患者的困苦不适。临床病例证明，中医药治疗糖尿病及其并发症，可减轻临床症状，改善胰岛素抵抗，保护胰岛细胞功能，并能有效防治糖尿病多种并发症，是众多糖尿病及其并发症患者的福音。

综上所述，中医的诊断和治疗体系，应是辨证论治、辨病论治和辨症论治三种方法的点、面、体结合，以辨病为先导，以辨证为主体，以辨症为补充，以最大限度地提高临床疗效。

（何嘉莉）

第二节　标本、先后、缓急剥茧抽丝

一、“动-定序贯范氏八法”整体辨治思维应用

注重整体是研究事物本质的唯一途径，而事物的部分或因子仅是通向研究事物本质的要素。单独的部分之所以有其自身的意义、功能，有其自身的确定性，是因为它所有的一切，都归属于整体，都唯有参照“整体”才能够表现出来。换句话说，脱离了整体，任何部分就无意义可言。一个结构是由若干个成分所组成的，但是这些成分是服从于能说明体系之所以成为体系特点的一些规律的。这些所谓组成规律，并不能还原为一些简单相加的联合关系，这些规律把不同于各种成分所有的种种性质的整体性质赋予作为全体的全体。正是因其整体性的生命，所有的“部分”才有意义。

“动-定序贯”理论，在运用时必须对疾病的认识有个整体的动态把握，在整体观念指导下，将四诊（望、闻、问、切）所收集的资料及人体在病邪作用下反映出来的一系列症状和体征，结合地理环境，时令，气候，患者体质、性别、年龄、职业等情况进行分析，辨清疾病的原因、性质、部位，以及邪正之间的关系，从而找出疾病的本质，得出辨证结论，确定证候类型，进行论治。所谓论治，就是在整体观的指导下，在辨证的基础上，确定治疗法则，选方遣药，对疾病进行治疗。

二、“理”与“象”思想在“动-定序贯范氏八法”辨治中的临证应用

“定律观”是“动-定序贯范氏八法”核心理念之一，源自中国哲学“理思维”。“理思维”为理性思维，主要指通过推理归纳、辨证思辨的逻辑方法探究事物的本质。《说文解字》曰：“理，治玉也。”理为治玉之法，剖析璞石而得玉。《说文解字》曰“玉，石之美者……理自外，可以知中，义之方也”，为理的原意。“理”是古人对事物规律、定理、法则的认识，属于认识过程中的高级阶段，它表现为对事物概括、分析和综合的一系列抽象化过程。

“动-定序贯范氏八法”在事物表象的基础上从整体上认识事物，从其类别与整体本质上进行分析、判断与推理，综合提取出抽象概念，是缜密的逻辑思维产物，是“理思维”的结晶。在临证中，通过分辨标本、先后、缓急，对疾病进行整体评估及治疗，层次分明，疗效显著。

除了“理思维”外，“动-定序贯范氏八法”还受到“象思维”的启发。象思维是中国的主要思维方式，由象与思维构成。据“象”而“思”，“立象以尽意”“依思唯道理而生智慧”是其根本目的。“以象为素，以素为候，以候为证，据证言病，病症结合，方证相应”的临床诊疗路径与模式，其核心与根本是象思维。从“象”开端贯穿一体，由于理论框架各异，东西方思维方式也不同。

西方以工业文明为背景，重视逻辑思维，而后落实到哲学科学；东方长期的农耕文明，使用象形文字，重视形象思维，引导哲学科学，则以“象”为核心。“以象为素”之“象”，是一种现象、表象、征象乃至整体的印象。《般若波罗蜜多心经》所谓以“眼、耳、鼻、舌、身、意”感知的“色、声、香、味、触、法”都属于“象”，是取象、立象的范畴，这是一种“物质实在”，人可以感知。

“素”是因素、元素与要素，是构成事物的基本素材，是具有根本性的东西。从本质上讲，它表达的仍然是一种“物质实在”，它虽然在“象”的层面上有所深化，但仍是“象”的阐发，同时它又是向“候”的过渡，表明思维层次的递进。“素”还有质朴、不加掩饰的含义。《道德经》以“见素抱朴”为治国三策之一，实则蕴观天、彻地、识人之妙法，外表生动具象，内在质朴无华，外以察其“象”，内以识其“质”，亦为象思维的具体体现。

“以素为候”之“候”是观察、守望，是对“象”和“素”的深入观测，以寻找其本质与规律。“候”虽动态变化，但有周期性的循环规律。《素问·六节藏象论》曰：“五日谓之候，三候谓之气，六气谓之时，四时谓之岁。”指天地的运行规律，这是一种“关系实在”。从象、素向候的转化过渡，体现了思维从对“物”和“象”的关注，转向对“关系”与“关联性”的关注过程，这是思维的升华。

“以候为证”之“证”是告知、告发，还为凭据、依据、证据。深义当为参悟、证悟。从思维的角度理解，表达了这样一个过程：人以六根（眼、耳、鼻、舌、身、意）感知事物的“色、声、香、味、触、法”，此为察象；以象为素，见素抱朴，外观其象，内察其质，此为立象；察象、立象，寻找规律，立象以尽意，此为意象；参悟、证悟意象以明理悟道，此为法象。《周易·系辞·上》曰：“是故法象莫大乎天地，变通莫大乎四时。”此以法象喻天地自然规律。

三、“动-定序贯范氏八法”中的标本论治应用

所谓“标”，是标志，即现象；“本”，是根本，即本质。谈论标本，简单而言是指医者在治疗疾病时，须弄清人体千变万化的症状和疾病本质。同一疾病可以表现各异，不同疾病有时却有相同的症状。《素问·标本病传论》言：“知标本者，万举万当；不知标本，是谓妄行。”如果分辨不清疾病的标本，则动手便错，慌乱无措。

《素问·阴阳应象大论》曰：“阴阳者，天地之道也，万物之纲纪，变化之父母，生杀之本始，神明之府也。治病必求于本。”所谓“治本愈百病”，古人强调针对疾病的本质进行治疗。但是，在疾病纷繁复杂的表现和不断演变过程中，该如何探析疾病的本质呢？

《素问·宝命全形论》中指出：“夫人生于地，悬命于天；天地合气，命之曰人。”言明人之本原为天地之气，强调“天地气交，万物华实”“以天地之气生，四时之法成”。《难经·论脉》曰“脉有根本，人有元气，故知不死”“气者，人之根本也”。可见，万物是通过不断运动的气而相互联系的。气可化为精血津液等不同形式，参与维持人体各项生命活动，如脾主升清，胃主降浊，小肠泌别清浊，大肠传化糟粕，共同将水谷化为精微；肺主宣发肃降，三焦输布，肾主气化，完成水液的代谢。若气行不畅，可引发各种疾病，故有“百病皆生于气”的论断。可见疾病之本在于气病。

范冠杰教授认为，现代人高热量、高蛋白、高脂肪的饮食结构，易致脾胃升降受阻，枢机不得斡旋，运化失职，脾气郁阻，胃气壅滞。加之久坐少动，而脾主肌肉四肢，久坐少动，活动减少，久坐伤肉，则脾气呆滞，脾不能为胃行其津液，脾不散精，精微物质不归正化，则为湿、为痰、为浊、为膏、为脂。此外，肝主疏泄，助脾运化，若由于工作或生活压力大，精神长期处于紧张或郁闷状态，肝疏泄不及，中焦气机郁滞，可形成肝脾气滞、肝胃气滞的状态。脾升胃降失常，饮食可壅而生热，滞而生痰。以上种种，均可视为引发疾病的“标”因。当肝郁化热，木火上耗心阴肺津，下吸肾水，中伤本脏；热又耗气灼阴，气阴两虚，阴损及阳，伤及根本。

由此可见，“标”与“本”是相互影响，相互关联的。就患者而言，正气为本，邪气为标。就疾病而言，病因为本，病状为标。就病所而言，内在为本，外表为标。就发病时间而言，先病为本，后病为标。《素问·标本病传论》曰：“病发而有余，本而标之，先治其本，后治其标；病发而不足，标而本之，先治其标，后治其本。”

四、“动-定序贯范氏八法”临证论治的先后原则

“动-定序贯范氏八法”的推理规则基于中医学“司外揣内”的方法。“司外揣内”出自《灵枢·外揣》，其曰：“故远者司外揣内，近者司内揣外，是谓阴阳之极，天地之盖。”《灵枢·本脏》载：“黄帝曰：厚薄美恶，皆有形，愿闻其所病。岐伯答曰：视其外应，以知其内藏，则知所病矣。”“司外揣内”是通过审查人体外部表现，以揣测其内部生理、病理变化的思维方法。

《素问·阴阳应象大论》直抒：“善诊者，察色按脉，先别阴阳。”中医学“司外揣内”推理方法应用的前提是“有诸内者必形诸外”。中医学认为，人体的外部，特别是面部、舌、寸口脉等部位通过经络的循行，直接或间接地与五脏六腑相通，局部的病变可以影响到全身，

而体内的气血、脏腑、经络等的病理变化，必然会在其体表相应的部位反映出来。因此，观察神、色、形、态、舌、脉等外部征象的变化，不仅可以了解人体的整体情况，而且可作为分析气血、脏腑等生理病理状况的依据。仅以望形体和姿态为例，从《黄帝内经》中的内容可以看出，无论是形体强弱、胖瘦、体质形态、局部组织，还是人的动静姿态、异常动作等都与脏腑精气的盛衰和气血的有余、不足相关联，都可以预测疾病的易感性和病后的转归。

其中心思想就是认为人体的外形是标，内脏是本，人的健康或疾病的根本在于内脏功能是否正常，其中尤其重视根据体质特征判断对不同疾病的易感性和对治疗原则的选择问题。心主血脉，开窍于舌，若脉结代，舌有瘀斑，为心血瘀阻；肺主皮毛，开窍于鼻，若皮毛枯槁，嗅觉不灵，为肺气虚衰；肝主筋，开窍于目，若手足抽搐，目斜上视，为肝风内动；等等。这些行之有效的辨证理论都充分显示了“司外揣内”方法的科学价值。

“司外揣内”的方法也体现了传统中医形象思维的辨证特点。中医诊察疾病主要是依靠感官，在感官可及的范围内，利用视、听、嗅、切等手段，观察和捕捉患者反映在外的各种临床表象，再通过综合、归纳来辨别和判断其内在的疾病，所以患者外在的临床表现是中医认识疾病的主要依据。而分析研究这些表现的重要方法就是从唯物理论出发的形象思维模式，即着眼于对现象的规律性的描述，并借助于大脑中储存的具体客观事物，对其机制作生动、直观的联想、类比和演绎，试图通过形象性构想由此及彼、由表及里，从而把握病理变化的内在规律，寻求其致病的根本原因。

如木喜升发和舒展，而肝主疏泄恶抑郁，故肝与木性相通，若患者出现心情压抑、多愁善虑、闷闷不乐等现象，多为肝木之气失于调畅所致；又如自然界的火具有温热、向上、红赤、势急等特点，故心火上炎、肝火旺盛等病证，皆可见到起病急、发热、面红目赤、舌红脉数等临床表现。因此，“司外揣内”的辨证方法也可以说是感官记忆与形象思维互相结合的经验积累。

范冠杰教授在“动-定序贯范氏八法”理论中提出，诊断时要抓住核心病机，核心病机就是主要矛盾。一个患者不可能单纯地表现为某个证型，常常是相兼了好几个证型。分析症状时首先将症状归类，每一类指向对应某个证型。接着分析证型之间的关系，比如说同时存在肝气郁结和脾气亏虚，因为肝属木，脾属土，两者是相克关系，当肝气郁结不舒时就会横逆犯脾，导致脾的功能受损。两个证型同时存在时，肝气郁结就是核心病机、主要矛盾，因为它是引起脾气亏虚的原因，处理了它也就解决了脾虚的根源。

辨证时要分主次，抓住核心病机，解释主要的症状，这样后续定方选药才有方向，集中力量解决主要问题。范冠杰教授这种抓住核心病机的观点恰恰体现了最佳说明的认知方法。核心病机可以解释大部分症状出现的原因，根据核心的病机确定的处方可以解决大部分患者诉说的不适。

治疗先后取决于患病时间长短、患病部位的内外浅深。《金匮要略·脏腑经络先后病脉证》曰：“夫病痼疾，加以卒病，当先治其卒病，后乃治其痼疾也。”即针对患病时间长短而言，建议近期患的疾病，优先治疗。从患病部位深浅来说，身体的皮毛、肌腠在外，属表；血脉、骨髓、脏腑在内，属里。但在临床辨证时，外邪侵犯肌表，病位浅者，为表证；病在脏腑，病位深者，为里证。表证为六淫瘴疠等邪气经皮毛、口鼻侵犯机体的初级阶段，具有起病急、病位浅、病程短的特点；半表半里证为病变既非完全在表，又未完全入里，病邪处于表里进退变化中，以寒热往来等为主要表现；非表证或半表半里证即为里证，即所谓非表即里。范冠杰教授认为，辨别表里在外感病的诊断治疗中具有重要意义。外感病往往具有由表入里，由浅入深，由轻到重的发病传变规律，表里辨证有助于对外感病发病阶段性有基本认识。治疗上，表证治则为解表，根据病邪的特性具体选择治法，如果是感受寒邪，则须解表散寒；若是感受热邪，则须解表清热；若是感受暑湿，则须解暑祛湿。药物选择方面，一般选用具有轻清、升浮、发散特性的药物。

此外，须注意找出主症发展的一般规律及兼症变化的特殊规律。例如，小儿麻疹，初起发热未见疹点，是一种证候；身热渐高，疹点涌现，是一种证候；疹点渐退，余热未清，又是一种证候。只有针对这些不同证候的病因病机，采取先用辛凉解表，次用清热解毒，最后用养阴清肺，便是治疗麻疹的一般规律。

麻疹中也有因热盛而转变成气喘鼻煽，或受寒冷郁遏肌表不能透泄，以及泄泻、牙疳等多种病变，这些病变比较特殊，不是每个麻疹患者所必有的。规律有一般性和特殊性，强调特殊，否定一般，不是科学态度；只看到一般而忽视特殊也是不对的，主要是找出一般治疗规律，同时注意特殊的一面。

范冠杰教授总结临床常见的八种中医证型，包括肾虚、气阴两虚、阴虚燥热、肝气郁结、湿热内阻、血分郁热、血脉瘀阻、心神失养，每种证型的临床表现均一一罗列，根据患者的临床表现，可对应至相应的证型，进行快速诊断。例如，患者神疲乏力，口渴喜饮，舌胖红，脉细无力，可以判断为气阴两虚；又如患者表现为胸闷太息，急躁易怒，咽干，脉弦，可辨为肝气郁结。但是临床上患者的症状并非如此简单，有可能表现的症状对应至多个证型，此时就要抓住主要矛盾，判断出核心病机。

五、“动-定序贯范氏八法”临证论治的缓急原则

所谓“缓”，多指表面现象并不十分紧急，有相对宽裕的时间进行处理。所谓“急”，一般是指标急，即症状严重或紧急，迫切需要解决。

常言道“急则治其标，缓则治其本”，“标本俱急，则标本同治”。意思是时间紧迫时，则先解决紧急的问题，时间充裕时，则可针对疾病本质进行治疗。例如，大出血的患者，当以止血为第一要务，待血止后，病情缓和了，再探寻出血的原因。此外，《金匮要略》中指出“病有急当救里救表者，何谓也？师曰：病，医下之，续得下利清谷不止，身体疼痛者，急当救里；后身体疼痛，清便自调者，急当救表也”，也是治疗缓急取舍的示例。

又如秦伯未对慢性气管炎提出五种治疗原则，其中轻症用健脾化湿法，重症用温肾纳气法，两者是常法，也是治本之法；降气消痰法用于缓解胸闷窒塞症状，用于急症，属于治标法；温肺蠲饮法用于素有伏饮复感风寒，属于兼症治法；清涤痰火法，用于痰饮感染温燥之邪，属于变法。范冠杰教授亦指出，在临证中，重视审查病因，分辨疾病的缓急，有利于制订治疗策略。

“缓”与“急”的关系绝不是孤立、对立的关系。两者理念相通，目标相同，相辅相成，互为补充。“缓”是遵循中医内在规律进行论治，可促进经验的推广应用，使更多患者受益。糖尿病虽然以缓为主，包括发展缓慢，治疗疗程较长，但缓中有急，时有急重证候出现，需要果断出击，力挽狂澜。

清代名医徐灵胎以用兵之道来比喻治疗用药，是十分贴切的。军队打仗有一定的战略战

术，不会贸然进军，否则就会犯大错，打败仗。但是对于每一场到来的战争来说，则必须根据敌情做具体分析，做出符合当时实际情况的紧急部署，才能击中敌人要害，置敌于死地，这就是“急”。如果不作具体分析，按书本教条排兵布阵，岂能克敌制胜。这与中医缓急辨治之理如出一辙。

（何嘉莉）

第三节 疾病阶段性、转折点的把握

一、把握关键，慧眼辨识

每一个病，都有错综复杂的症状，需要有洞察问题的眼力。《后汉书·杨彪传》言：“愧无日磾先见之明，犹怀老牛舐犊之爱。”此话提示阅历丰富，善于思考，有预见性、前瞻性者，善于估计客观形势，决定策略。要找到疾病的关键，掌握疾病的主要方面，必须懂得运用八纲。王执中在《伤寒正脉》中曰：“治病八字，虚实阴阳寒热表里，八字不分，杀人反掌。”秦伯未在《中医入门》一书中写道：“以上所说的是辨证论治的意义和方法，至于辨证的法则，有依据六经来辨证的，有依据三焦来辨证的，最重要的是根据八纲。”八纲就是阴阳、表里、寒热、虚实，为辨证的纲领，其中阴阳为总纲。表里、寒热、虚实，实际上是阴阳的演绎，亦称六变，它指示了病变所在的部位、病情的征象和邪正消长的变化。所以根据八纲来观察证候的全部情况，加以分析归纳，不难得出诊断结论。

（一）阴阳

《黄帝内经》曰：“阴阳者，天地之道也，万物之纲纪，变化之父母，生杀之本始，神明之府也，治病必求于本。”阴阳理论起源于古代哲学，中医先辈们将其引入到中医理论中，广泛用于阐释人体的生命活动、疾病发生发展的机制，指导诊断与疾病防治。在中医理论中，它位于一级层次，贯穿于中医理论体系的各个方面。在诊断中，只有分清阴阳，才能抓住疾病的本质。《景岳全书·传忠录上·阴阳》曰：“凡诊病施治，必须先审阴阳，乃为医道之纲领。”

一般来说，凡是运动的、外向的、上升的、温热的、无形的、明亮的、兴奋的都属于阳；凡是静止的、内守的、下降的、寒冷的、有形的、晦暗的、抑制的都属于阴。看似简单的二分法，却是执简驭繁的最好方法。《素问·阴阳应象大论》曰：“善诊者，察色按脉，先别阴阳。”收集到的四诊信息，每一个均可以进行阴阳的判别，证候辨别上，分清阴证、阳证，有助于对疾病的整体把握。

治疗上，阴阳学说用于指导治疗原则的确立及分析归纳药物的性能。阴阳偏盛导致的实证，当采用“热则寒之，寒则热之”的治则。阴阳偏虚导致的虚证，阴虚则热须采用“壮水之主，以制阳光”治则；阳虚则寒须采用“益火之源，以消阴翳”治则；阴阳两虚者则当阴阳双补。有了治则后选择药物也需要考虑阴阳特性。药物的性能靠四气五味及升降浮沉来决定，四气为寒、热、温、凉四种药性，其中寒、凉属阴，温、热属阳；五味为酸、苦、辛、甘、咸五种味道，其中酸、苦、咸属阴，辛、甘属阳；升降浮沉是药物在人体内发挥作用的趋向，升浮属阳，沉降属阴，其谓阴病治阳，阳病治阴，则乃阴病选用阳药，阳病选用阴药，盖因阴阳相克也。

（二）表里

表里是辨别病变部位的内外浅深。表是外，里是内。从人体的内外来说，表是体表，包括皮肤、肌肉等组织；里指内脏，包括脏、腑和脑等器官。当外邪侵犯肌表时，病位较浅，为表证；当病邪深入脏腑后，病位较深，为里证。

表证为六淫瘴疠等邪气经皮毛、口鼻侵犯机体的初级阶段，如恶寒、发热、头痛、项强、身疼、四肢酸软，以及有汗、无汗等症状，具有起病急、病位浅、病程短的特点。

半表半里证为病变既非完全在表，又未完全入里，病邪处于表里进退变化中，以寒热往来等为主要表现。

非表证或半表半里证即为里证，即所谓非表即里，如表现为神昏烦躁，口渴胸闷，呕吐泄泻，腹痛腹胀等。

六淫是指风、寒、暑、湿、燥、火六种病邪。风、寒等六淫之邪侵犯人体，首先伤于皮毛、经络，概称表证。

风邪致病特点为其性开泄，易袭阳位，善行而数变，为百邪之长，容易夹杂其他病邪，具有发病迅速、变化快、游走不定的特征，患者表现可有恶风、突起风团、瘙痒麻木、肢体关节游走疼痛等。

寒邪致病特点为凝滞、收引、易伤阳气，患者表现可有恶寒甚、苔白、脉弦紧等。

暑为阳邪，具有炎热升散、耗气伤津、易夹湿邪等致病特点，常见症状有发热出汗、神疲气短、心烦头晕、汗出、小便短黄、舌红苔黄干等。

湿为阴邪，具有阻遏气机、损伤阳气、黏滞缠绵、重浊趋下的致病特点，常见症状有身体困重、肢体酸痛、腹胀腹泻、纳呆、脉滑濡等。

燥邪具有干燥、损津耗液、易伤肺脏等致病特点，表现为皮肤、口鼻、咽喉等干燥。

火为阳邪，其性炎上、耗气伤津、生风动血、易致疮疡，其主要症状包括发热口渴、胸腹灼热、便秘尿黄、舌红、脉洪数等。

辨六淫证候，是根据患者所表现的症状、体征，结合病邪的致病特点，通过分析，辨别当前病理本质中是否存在六淫证候。治疗上，风证宜祛风，暑证当解暑，湿证当祛湿，寒证当散寒，燥证当润燥，火证当泻火，均可选用具有相应功效的药物。

因喜怒七情或饮食劳倦所引起的病，多自内生，故概称里证。情志是人体的精神意识对外界的反应，主要有喜、怒、忧、思、悲、恐、惊七种，称为七情。中医理论认为情志活动是由脏腑精气应对外在环境因素的作用产生的。《素问·阴阳应象大论》曰：“人有五脏化五气，以生喜怒悲忧恐。”七情过极又会影响脏腑气机导致疾病发生。过度喜乐可导致喜笑不休，精神涣散；过怒可致肝阳上亢而出现烦躁易怒、胸胁胀闷、面赤头痛等表现；忧思过度会引起忧愁不乐、失眠多梦；悲恐过度会有悲哀恐惧、胆怯易惊的表现。治疗上，七情损伤相应之脏，过喜伤心，过怒伤肝，过度思虑伤脾，过悲伤肺，过恐伤肾，而心为“五脏六腑之大主”，七情首伤心神，故情志病均需从脏腑着手论治。

辨别表里在外感病的诊断治疗中具有特别重要的意义。外感病往往具有由表入里，由浅入深，由轻到重的发病传变规律，表里辨证有助于对外感病发病阶段性有基本认识。治疗上，表证治则为解表，根据病邪的特性具体选择治法，如果是感受寒邪，则须解表散寒；若是感受热邪，则须解表清热；若是感受暑湿，则须解暑祛湿。药物选择方面，一般选用具有轻清、升浮、发散特性的药物。

不过，表里病位不是一成不变的。若表邪内传进入脏腑，则其所表现的症状又为里证了。也有表邪虽已内传而尚未到里，称为半表半里证。表邪内传而表证仍在，称为表里同病。

病邪由表入里，便是从外到内，在病为重为逆。例如，伤寒病初起，寒热，头项强痛，都是邪在于表的症状；如果发热不退，症见口苦呕恶，或心胸满闷，或小溲短赤等，便知邪有入里的趋势；如见壮热口渴、烦躁谵语，或腹痛便闭，或大便泄泻，则明显地表示邪已入里。

相对的，里证也有从里出表，在病为轻为顺，例如，麻疹、斑疹，初起身热烦躁，咳嗽胸闷，等到皮肤出现红疹，症情便逐渐松弛了。

因此，临证分辨表里证，更重要的是注意其传变倾向。

（三）寒热

寒热是辨别疾病性质的纲领。①寒证是指感受寒邪，或阳虚阴盛，导致机体功能活动衰退而表现为冷、凉特点的证候，表现为口不作渴，喜饮热汤，手足厥冷，恶风恶寒，小便清长，大便溏薄，面色苍白，舌苔白滑，脉迟。②热证是指感受热邪，阳气亢盛，或阴虚内热，导致机体功能活动亢进而表现为温、热特点的证候，症状为口渴饮凉，潮热，烦躁，小便短黄，大便闭结，面红目赤，舌苔黄糙，脉数等。寒热与阴阳密切相关，它反映了疾病中阴阳的偏盛偏衰、病邪的属性。阳盛则热，阴盛则寒，阳虚则外寒，阴虚则内热。辨别寒热的重要依据是恶寒发热，对寒热的喜恶，口渴与否，脸色的红白，四肢温凉，二便，舌脉象等。

寒证和热证有时不完全是全身症状，如发热是全身的，小溲黄赤可以与发热有关，也有仅属于膀胱有热者。所以辨寒证和热证除一般者外，需要进一步分别上下。大概寒在上者，多为吞酸，泛清水，饮食不化，或心胸一片觉冷；热在上者，多为头胀目赤，咽喉肿痛，齿龈胀痛，口干喜凉。寒在下者，多为腹痛喜按，大便溏薄或泄泻，胫寒足冷；热在下者，多为大便困难闭结，小便浑黄，或短涩刺痛。这些症状有的只见于上，或只见于下，有的上下俱热，或上下俱寒，有的上热下寒，或上寒下热。也有一个肠胃病中，能出现胃热肠寒，或胃寒肠热的现象，必须分析清楚。

治疗上，寒证的治则为“寒则热之”，热证则“热则寒之”。寒证选用温热类药物，热证选用寒凉类药物。

（四）虚实

虚实是从正气和邪气两方面来说的。从人体说，指正气的强弱；从病情说，指邪气的盛衰。但在一般临证时，虚多指正气，实多指邪气，因正气充旺无所谓实，邪气退却无所谓虚，故《黄帝内经》中说：“邪气盛则实，精气夺则虚。”

虚证的表现，为神疲乏力，声音低怯，呼吸气短，自汗盗汗，头晕心悸，脉细微弱。实证的表现，为痰多气壅，胸闷腹胀，便闭可溏薄臭秽，脉洪滑大等。凡体壮新病，证多属实；体弱久病，证多属虚。患者体质和病理机转表现为有余、结实、强盛的，称为实证；反之，表现为不足、衰退、松弛的，称为虚证。

虚实涉及人体气血、津液盛衰情况。气是人体内活力很强，运行不息的极其精微的物质，具有推动调控、温煦凉润、防御、固摄、中介等功能。气的病证主要有虚损及运行失常。

气虚类证包括气虚、气陷、气脱、气不固。①气虚证主要有神疲、乏力、气短、脉虚等表现；②气陷证主要有体弱而瘦、气短、气坠、脏器下垂等表现；③气脱证有气息微弱、汗出不止、脉微等表现；④气不固证具有疲乏、气短、脉虚、出汗等经精不固的表现。

气滞类证包括气滞证、气逆证、气闭证。①气滞证具有胸胁脘腹或损伤部位胀痛、窜痛的表现；②气逆证具有咳喘、呕吐、呃逆等表现；③气闭证具有突发昏厥或绞痛、二便闭塞、息粗等表现。

血是循行于脉中富有营养的红色物质，具有濡养和化神的功能。血虚证同样有虚损及运行失常。

血虚类证包括血虚证、血脱证。①血虚证主要有肌肤黏膜颜色淡白、脉细等表现；②血脱证具有大量失血病史，面色苍白、脉微等表现。

血液运行不畅形成血瘀证，具有固定刺痛、肿块、出血、瘀血色脉证等表现。

气血密切相关，病理上两者相互影响，或者同时发病，或者互为因果，常见的气血同病有气血两虚、气滞血瘀、气不摄血、气随血脱、气虚血瘀等证。

津液是津与液的合称，是机体一切正常水液的总称，具有滋润濡养、充养血液等功能。津液相关病证有津液亏虚证、痰证、饮证、水停证。①痰证的辨证依据主要有咳嗽痰多、呕恶、胸闷、眩晕、体胖、局部包块、苔腻、脉滑；②饮证主要有胸闷脘痞、呕吐清水、咳吐物清稀、肋间饱满、苔滑的临床表现；③水停证以肢体浮肿、小便不利、腹大痞胀、苔滑为主要表现；④津液亏虚证以口渴尿少，口鼻唇舌、皮肤、大便干燥为主要表现。

辨别虚实是攻邪和补正的根据。病有纯虚纯实者，辨别较易，治疗亦简单；有虚实错杂者，如正强邪实虽重能挽救，正虚邪实虽轻亦危殆。在每一个病的过程中，经常出现邪正消长现象，必须注意虚中有实、实中有虚，虚多实少、虚少实多等变化情况。例如，外感风寒、恶寒发热，脉象浮紧，这是一个表实证；如果发汗后汗出不止，身热骤降，反而畏冷更剧，这是转为虚证的征象；或者恶寒退却，身热增加，口渴引饮，这是转为里证的征象。如果热病而现舌苔干糙，知其津液已虚，或者舌光红绛，知其阴分亦为邪热伤耗，不是单纯退热法所能治疗。

表里、寒热、虚实，是一种症状的归纳方法，单看一个症状是没有意思的。因为每一个症状都能在两方面出现，譬如表证有怕冷，里证也有怕冷，虚证有怕冷，实证也有怕冷，寒证有怕冷，热证同样有怕冷。究竟属于哪一类型呢?必须结合多种症状来决定。所以把许多症状加以分析，就其性质上的类同联系起来，成为一个症候群，才能诊断它是表是里，是虚是实，是寒是热。

症状是属于表面的，症状里有很多是隐藏的、虚伪的，称为假象。例如，以寒热来说：真寒应当脉沉细或迟弱，症见肢冷呕吐，腹痛泄泻，小溲清频，即使有发热也不欲去衣被，这是浮热在外而沉寒在内的证象；真热应当脉数有力，滑大而实，症见烦躁喘粗，胸闷口渴，腹胀，大便闭结，小溲短赤，发热不欲盖被。假寒证是外虽寒而内却热，脉呈数象，身上怕冷而不欲盖衣被，或大便臭秽，或烦渴引饮，这种怕冷，就非寒象，而是热证，此即所谓热极反兼寒化，称作阳盛格阴；假热证是外虽热而内却寒，脉呈微弱，或为虚数浮大无根，身上发热而神态安静，言语谵妄而声音低微，或似狂妄但禁之即止，或皮肤有假斑而浅红细碎，或喜冷饮而所用不多，或小溲多利，或大便不闭结，这种热象并非真热，而是寒证，即所谓寒极反兼热化，称作阴盛格阳。至于虚实方面，极虚也能有实象，便是假实；大实也能有虚象，便是假虚。故张景岳说：“外症似实而脉弱无神者，皆虚证之当补；外症似虚而脉来盛者，皆实证之当攻。虚实之间，最多疑似，不可不辨其真。”这就说明了辨证的目的是求得病的本质，要掌握真相，必须从多方面观察。

六变用阴阳来归纳，表为阳，里为阴；热为阳，寒为阴；实为阳，虚为阴。故有时候也把病态的动静和病情的进退说成阴证和阳证，或说病在阳和病在阴，所以说阴阳为八纲的总纲。但在临证时常说的真阳虚和真阴虚及亡阳和亡阴，不是广义的名词，前人解释真阳、真阴皆属于肾。

①真阳即真火，真火虚者，右尺必弱，宜大补元阳，不可伤其阴气，忌凉润，恐助阴邪，尤忌辛散，恐伤阴气，只有甘温益火，补阳以配阴；②真阴即真水，真水虚者，脉必细数，宜大补真阴，不可伐其阳气，忌辛燥，恐助阳邪，尤忌苦寒，恐伐元阳，只有纯甘壮水，补阴以配阳。

至于亡阳和亡阴的辨法，也须仔细观察症象。例如，汗出身反恶寒，手足凉，肌凉汗冷而味淡微黏，气微，脉浮数而空，此为亡阳；身畏热，手足温，肌热，汗亦热而味咸，气粗，脉洪大无根，此为亡阴。亡阳和亡阴是严重证候，大多在高热熏蒸、发汗过多或吐泻过度、失血不止等情况下出现，多属危象。

八纲辨证的内容，包括体表和体内的关系，指出了病症的性质和发展情况。辨证的最后阶段是为了治疗，分辨表里可以定或汗或下，分辨寒热可以定或温或凉，分辨虚实可以定或补或泻。但是汗法有辛温发汗，有辛凉发汗；下法也有凉下、温下，其他温法、凉法、补法、泻法，也都有不同的用法。如何来确定具体的治疗方针，非把表里、寒热、虚实结合不可。

比如表证和寒证、实证结合，便是一个表寒实证，就是体表感受寒邪的实证，可以针对着用辛温发汗法；或者里证和寒证、虚证结合，便是一个虚寒里证，就是由于体内阳气衰微而造成的寒证，可以采用温补的方法。诸如此类，表里、寒热、虚实的结合，在临证时有八个基本类型，即表寒实证、表寒虚证、表热实证、表热虚证、里寒实证、里寒虚证、里热实证、里热虚证；在这个基础上还能化出八个错杂的类型，即表寒里热证、表热里寒证、表虚里实证、表实里虚证、表里俱寒证、表里俱热证、表里俱虚证、表里俱实证。

在里证范围内还有几个复杂类型，即上热下寒证、上寒下热证、上虚下实证、上实下虚证、真寒假热证、真热假寒证、真虚假实证、真实假虚证，以及半表半里证、寒热错杂证、虚中夹实证等。病症的变化尽管多，但不外表里、寒热、虚实已甚明显，所以只要能掌握这八个纲领，便可以弄清楚。

二、以平为期，中和得道

“动”与“定”是中国哲学辩证法中一组重要的矛盾对立概念，而如何把握两者之间的度是所有问题处理的关键点，一直以来诸子百家围绕“动”与“定”的主导地位及转化争论不休。而儒家思想作为中华传统文化中的主导思想，“中庸调和”将“动”与“定”的关系处理得恰如其分。《礼记·中庸》云：“中也者，天下之大本也；和也者，天下之达道也。

致中和，天地位焉，万物育焉。”儒家认为，“中”是中正、不偏不倚，是伦理思想的最高道德标准，“和”即和谐，是中国哲学中万物存在相处的理想状态。《道德经》曰：“万物负阴而抱阳，冲气以为和。”中和思维注重事物的协调与适度，是中国先哲看到事物的矛盾对立性及相互关联性后提出的思维方式。

而事物由各种不同元素组成，若达到中和平衡状态，则要调整各组成要素的偏颇，相互配合才可有序连贯地维持正常状态。《御纂性理精义·卷一》说：“有太极则一动一静而两仪分，有阴阳则一变一合而五行具。”世界万物本为一元之气，气有动静而化生为阴阳，阴阳合和化生五行。序贯思维首先对阴阳的动态平衡进行把握，然后具体对五行要素的偏移与不足进行辨证，利用阴阳五行之间有序的关联进行治疗。

《黄帝内经》多处强调“以平为期”，如《素问·至真要大论》曰：“谨察阴阳所在而调之，以平为期。”又如《素问·三部九候论》云：“无问其病，以平为期。”中和思维在中医生命观上蕴含着三个层面的认知理念，一是强调了天人合一或天人相应的机体与自然环境的和谐共处模式。如《素问·生气通天论》言：“内外调和，邪不能害。”提示应顺应自然规律，发挥主观能动性，积极地适应、改造、利用自然。二是指人体的巨系统与子系统、各个子系统之间、子系统内部要素之间的和谐、协同、协调的关系。三是强调形神统一、形与神俱。

“动-定序贯范氏八法”的动态平衡观强调，以气为纽带，以阴阳模型、五行模型为说理工具，以“核心病机-证素-药串一体化”为辨证方法，以药串动态组合为干预措施，实现人与自然、社会的和谐共处，机体内部阴阳、脏腑、气血等平衡、条达舒畅，保持形与神、生理与心理的和谐统一。

范冠杰教授所创之“动-定序贯范氏八法”的动态平衡观充分借鉴了“道家”平和哲理，形成了独具东方智慧的动态平衡观。

“动”强调运用中医恒动辩证观看待疾病的动态演变，动态把握核心病机，以药串动态组合为干预措施，体现医者对患者的细致观察，实现机体内部阴阳、脏腑、气血等平衡、条达舒畅，保持形与神、生理与心理的和谐统一。例如，2 型糖尿病初期多为消渴，中期出现一些变证如水肿、眩晕，后期因久病全身脏腑功能减退而见虚劳。

范冠杰教授强调，必须抓住其动态演变规律，根据疾病发生发展的不同阶段及患者气血阴阳虚损的情况，顺应疾病本身的动态变化灵活辨证论治，针对性地给予扶正补益或逐邪外出，最终达到协助机体重新恢复动态平衡的目的。例如，再生障碍性贫血，初期多表现为目眩、心悸等心肝两经的症状，常见于轻度贫血；此后血虚致气虚，症见懒言少语、四肢无力、行动喘促等情况，多见于中度贫血，或病期较长的再生障碍性贫血；若未重视病情，则严重的血虚可表现为明显的肾虚，症见腰膝酸软、午后潮热等肾阴亏，以及形寒肢冷、性欲冷淡等肾阳虚，多见于重度贫血。其中血虚而见行动喘促，是病变为气虚的转折点。在临证中关注阶段性和转折点，根据病情变化而加减用药，便能从中找出治疗规律，随病情发展不断变化治疗理法，这更应对了“动”的辨治思想。

三、抓住转机，区分阶段

人体随着疾病的进展，即使无干预措施，也会在不同时期出现不同表现。

例如，《素问·热论》云：“伤寒一日，巨阳受之，故头项痛腰脊强。二日阳明受之，阳明主肉，其脉侠鼻络于目，故身热目疼而鼻干，不得卧也。三日少阳受之，少阳主胆，其脉循胁络于耳，故胸胁痛而耳聋。三阳经络皆受其病，而未入于脏者，故可汗而已。四日太阴受之，太阴脉布胃中络于嗌，故腹满而嗌干。五日少阴受之，少阴脉贯肾络于肺，系舌本，故口燥舌干而渴。六日厥阴受之，厥阴脉循阴器而络于肝，故烦满而囊缩。”又如《素问·咳论》曰：“五脏之久咳，乃移于六腑。脾咳不已，则胃受之，胃咳之状，咳而呕，呕甚则长虫出。肝咳不已，则胆受之，胆咳之状，咳呕胆汁。肺咳不已，则大肠受之，大肠咳状，咳而遗失。心咳不已，则小肠受之，小肠咳状，咳而失气，气与咳俱失。肾咳不已，则膀胱受之，膀胱咳状，咳而遗溺。久咳不已，则三焦受之，三焦咳状，咳而腹满，不欲食饮。”

人体疾病的发生发展变化所呈现阶段性，经合理的治疗和康复调教，会有改善、好转或治愈；但若多因素、多病种综合发难，则病情严重，每病机复杂、多证并存，必须多法兼施，抓住主要病机，组合多方。阶段性可看作疾病之常，转折点可视为其变。常变须结合四诊，审察前后变化以便确定。无论从什么角度、哪个方向、各种方式去表达叙述，都要遵循中医整体观、恒动观、辨证论治的根本特点。《素问·六微旨大论》云：“夫物之生从于化，物之极由乎变，变化之相薄，成败之所由也。”

“动-定序贯范氏八法”的核心理念之动态思维，注重运用多维度、多层面、立体的动态视角去观察、辨析、把握、干预复杂恒动的生命现象。动态过程，一是转化，二是传变。所谓转化，是指原来互相矛盾的两种类型相互转化，如阴阳、寒热、虚实、表里的转化；所谓传变，是指疾病在一定条件下，病情循着一定的趋向发展，有了质的改变。在不同阶段中，都要考虑脏腑功能的变化，正邪双方力量的对比，考虑可能发生的下一阶段的转变。

范冠杰教授师从吕仁和教授多年，主张积极把握和认识疾病分期辨证的规律，尤其强调疾病前期和早期纯中医施治的重要性。诚如吕老所指出，中医学中的“脾瘅”即相当于现代医学的糖尿病前期或无症状早期，其病因病机、临床表现均与现代医学的糖尿病前期或无症状早期的临床特征“形体肥胖，腰臀围比和体脂指数异常升高，食欲亢盛，体质壮实，但耐力降低”等吻合。故《素问·奇病论》谓：“五气之溢也，名曰脾瘅，夫五味入口藏于胃，脾为之行其精气，津液在脾。故令人口甘也，此肥美之所发也，此人必数食甘美而多肥也，肥者令人内热，甘者，令人中满，故其气上溢，转为消渴，治之以兰，除陈气也。”此期，正气尚可得复，是治疗的最佳时机，也是纯中医疗效十分显著的时期。因此，主张及早给予中医药干预施治十分必要。

在疾病发生发展的过程中，证候是动态变化的，是疾病微观不断变化的宏观反映，尤其是在消渴的脾瘅期，不少患者的临床症状并不明显，故需善于观察，方能做到“见微知著”“观其脉证，知犯何逆，随证治之”。如此，方为医之上者，高明者也。因此，中医学的恒动辩证观就是用不断发展和变化的观点看待疾病的动态演变。在病理状态下，更重要的是找到核心病机，准确掌握与之相关的传变规律，才能把握好疾病的阶段性和转折点，这也正是“动-定序贯范氏八法”的理论核心和精神实质所在。

（何嘉莉）

第四章 “动-定序贯范氏八法”用药特色

第一节 现有中药配伍形式及其局限

一、君臣佐使配伍，难适复杂病证

《素问·至真要大论》中所言：“主病之谓君，佐君之谓臣，应臣之谓使。”最早提出君臣佐使配伍理论，并初步阐述了复杂方剂中各味中药的地位及其之间的相互协调关系。自《黄帝内经》后，后世医家对方剂配伍也有散在论述，包括君臣佐使各药物的作用、剂量分配等，但总的来说，均脱离不了“君臣佐使”的框架。直至当代方剂学，以至近 20 年来的高等院校方剂学教材，对中药组方也一直遵循“君臣佐使”理论。诚然，君臣佐使配伍理论在中药方剂理论中占有非常重要的地位，它对解释现存方剂的功效，以及指导简单证型的遣方，均具有重要意义。

然而临床实践表明，患者大多数是多种证型并存，且证型变化多端，使用现存方剂或单用君臣佐使理论来指导组方用药，难以满足复杂证型及其变化的需要。虽然方剂学提出要根据患者的具体情况进行药味加减、药量增减和剂型更换等灵活变化，但这些化裁均缺乏完备可行的中药组方理论来作支撑，造成了临床组方用药的随意性和主观性。

二、见症投药，盲目堆积

对于复杂病证，要求多方面综合分析后再进行遣方用药，并根据证候变化灵活化裁。但是，如果对辨证论治的核心把握不准，便很容易进入“见症投药”的随意性组方误区。这是中医临床工作中非常普遍的现象。尤其是年轻的中医师，在面对复杂证型时，往往不分主次、轻重、缓急等，见一症便用几味药，如头痛即用白芷、藁本、川芎等，肢体麻木不仁便用黄芪、当归、鸡血藤等，口干便投以葛根、天花粉、麦冬等，便秘就用大黄、麻子仁等，如此简单叠加，结果势必造成中药的盲目堆积，形成“超大处方”。

这种毫无配伍规律的组方形式，不仅违背了中医辨证论治原则，还可能对患者病情不利，且造成医疗资源的浪费。

三、据中药现代药理学作用选药，忽视中医基本理论指导

中药的现代化发展趋势提倡对单味中药的化学成分及其药理作用进行研究，这固然有利于将传统中医药推向全世界，却有悖于中医理、法、方、药原则，脱离了中医基本理论的指导。而且，临床用药多为复方，虽然单味中药的药理作用明确，但多味中药混杂之后，其化学作用又会产生不同的变化。

例如，如患者转氨酶升高，便使用经现代药理学研究证实有护肝降酶功效的五味子、垂盆草、甘草等；如见发热，便用具有解热镇痛抗炎作用的柴胡、连翘等。如此组方，不仅完全忽视了中医基本理论，也是传统中医在现代发展中逐渐迷失的主要表现之一，严格来说，这并非中医。从以上论述可知，随着中医临床实践的发展，目前亟需在中医基本理论的指导下形成一套既能适合复杂病证又切实可行、值得临床推广的组方理论，以便规范地指导医者遣方用药。

（孙 璐）

第二节 “动-定序贯范氏八法”用药思想

一、“动-定序贯范氏八法”临床用药经验的核心就是药对、药串

“动-定序贯范氏八法”组成法则即“一阴一阳”“一脏一腑”“一气一血”“一寒一热”“一升一降”“表里兼顾”“虚实合参”等，配伍巧妙，疗效卓著，体现了开阖相济、动静相随、升降相乘、正反相佐的用药艺术，将中医“阴平阳秘”“以平为期”的博大智慧表现得淋漓尽致。范冠杰教授临床用药特点主要有：

（1）唯宜平补，切忌滋腻　极少使用附子、肉桂、淫羊藿等温燥补阳药或熟地黄等滋腻养阴药。原因如下：随着生活水平的提高，人们恣食膏粱厚味或过食辛辣导致脾胃受伤，容易酿湿生热。现代人少运动，脾胃功能减弱，津液不化，故易生痰化湿，日久化热。现代人生活工作压力大，精神紧张，加上对疾病的忧虑，易肝郁化火。过于温补，极易助热，过于滋腻则碍脾，使脾不主运化。用药强调运脾以调畅气机，则水谷精微得以化生，若滋腻碍脾反而使体内的湿浊痰瘀之邪更加壅塞。

（2）用药平淡　所用之药均为临床常见之药，无奇药、怪药。

（3）处方精当　紧扣病机，针对性强，做到有的放矢，一般方中，药物不过 12 味。

（4）用药适量　量少则药效不能充分显示，攻药量多则攻伐太过，损伤正气；补药量多则滋腻阻滞气机，常用剂量为 10～30g。

二、“动”之用药思想体现

“动”意在改变、变化，是指无论在对中药药性的认识，还是对疾病病机的认识，都应打破固定思维，灵活动态地看待。疾病的治疗并不是一成不变的，此思想也源于秦老的治疗理念，把握疾病的阶段性，以证候表现为转移，随时辨、随时论，随时以证候表现为转移，

根据不同的发展过程辨证。所以范冠杰教授治疗消渴的药对也是随时变化，灵活使用的。在对药性的认识方面，范冠杰教授认为药物的性味功效随着环境气候、社会的变迁、地域的改变而变化，故也不能一成不变地看待中药的药性。

三、“定”之用药思想体现

“定”，安也，与动相对，意即固定、不变，即把握事物的规律性。严格辨证，明确标本、主次，分清先后、缓急，才能制订处方的基本路线，这也就体现了范冠杰教授处方用药之“定”理论的思想基础。“动-定序贯”理论的一个重要特色在于固定药串。秦伯未先生首创中药药对施治，认为将二药视为一物，二药各自独立的功能可转化成一种更新、更强的功能，对治疗具有极大的益处，在方剂组成中可发挥重要核心作用。施今墨先生很好地继承和发展了秦老的学术特点，并在消渴等的临床治疗中发挥得淋漓尽致。

随着在临床中不断地实践和总结，范冠杰教授在此基础上，进一步形成相对固定的中药药串的组方思路，即针对主症和兼症的不同，可由组成大于药对的2个以上作用协同的中药形成药串，从而能进行灵活方便的加减变换，还能更进一步增强药物间的协同和配伍作用。所以在临床辨证治疗过程中，根据脉症，辨别核心病机，根据病机使用固定药串，从症到药连成一线，非常容易掌握，对于任何疾病，相同症状，相同证型便可应用。以消渴的治疗为例，列举常用的8个治疗药对。

①补肾法：狗脊10g，川续断10g，女贞子30g，墨旱莲30g。②益气养阴法：北黄芪15g，生地黄15g，地骨皮15g。③疏肝理气法：柴胡10g，白芍15g，薄荷10g，郁金10g。④清热润燥法：石膏30g，知母10g，葛根30g，连翘15g；如腑实便结，则用通腑法，方用大黄（后下）5g，枳实10g，火麻仁15g。⑤调养心神法：夜交藤30g，远志10g，酸枣仁15g。⑥清营凉血法：牡丹皮15g，麦冬15g，玄参10g，赤芍15g。⑦清热化湿法：苍术10g，黄柏10g，薏苡仁30g，车前草30g，绵茵陈15g；如兼有湿盛困脾，则加茯苓12g，炒白术10g，法半夏10g，神曲15g；兼见腹胀加莱菔子10g，枳壳10g，川厚朴10g；兼见胸闷加瓜蒌皮15g，薤白10g。⑧活血化瘀法：丹参15g，三棱10g，莪术10g，泽兰15g。

四、“序”之用药思想体现

“序”，指次第、秩序、规则之意。用药当找出主症发展的一般规律，注意兼症变化的特殊规律。病机是随疾病阶段有规律地动态变化的，而对应病机的药物治疗也是有序变化的，体现了“症状-证候-病机-药物”的有机组合，符合中医整体观和恒动观的辨治本质。范冠杰教授通过多年对消渴发展的特点总结出规律性的辨证和药串，对于指导医生临证治疗具有较好的指导意义。

五、“贯”之用药思想体现

“贯”，指连续、贯通，体现了认识疾病和辨证论治的方法是一个连贯有序的过程，体现了治疗疾病的辨证、治疗一体化的思想，把疾病的整个转变过程看成一个整体，系统地治疗，从而达到较好的临床疗效。

（孙　璐）

第三节　“动-定序贯范氏八法”对中药药性再认识

药物性味随着自然环境、药物炮制工艺、医家认识水平、人类体质的变化而改变。人类发展到今天，自然环境有了很大的变化，现代工业的发展，人类对自然不断进行改造，使得药物生长的土壤、气候等发生了极大的变化。药材的种植，使药物相对规范，但却使得药物的偏性下降，其性味也会随着改变。科学技术的进步，在炮制工艺上的改进，药物的功效得到了加强，并出现了新的功效。因此，范冠杰教授强调不能僵化地理解中药的药性，应该以动的观点对药性进行重新认识。

一、以天人相应的观点理解药性的变化

“天人相应”的观点强调天与人以类相合，也反映了人与自然界万物息息相关的统一性。统一的基础是“元气”。元气论认为，万物源于气，气聚则有形，散则太虚无形。药物为万物之一，亦为精气聚合而成，这种精微之气，是药食发挥作用的物质基础。中药主要来源于大自然，而天然药材的分布和生产离不开一定的自然条件，中药绝大部分都来自天然的植物、动物、矿物，中药的产地、采集时间，都直接影响到药物的性味及功用。因此，应根据气候环境、四季、地域等不同，对中药药效进行重新评估，对其寒热性味进行重新认识。

二、回归临床观察

如前所述，中药药性的认识过程是药物—机体（病证）—效应—药性。药性的认识源于药物作用于相应病证所产生效应的观察，是对中药效应及效应特征的归纳总结。如是，离开临床研究中药“药性”，无异于缘木求鱼，由此得出的各项研究结果亦难免陷入认识的片面。相反，结合临床实践，得出的药性研究结果不仅能最大限度地还原药性的本质，亦能够对传统的药性理论去粗取精、去伪存真，更能够在研究中丰富、发展原来的药性理论。

例如，黄柏，历代医家对其有颇多见解，《神农本草经》对其描述为味苦，性寒，主五脏、肠胃中结热，黄疸，肠痔，止泄利，女子漏下赤白，阴阳蚀疮。而由此后世医家在临床过程中逐渐对其药效有了较广泛的拓展，如张元素认为黄柏之用有六：泻膀胱龙火；利小便结；除下焦湿肿；痢疾先见血；脐中痛；补肾不足，壮骨髓。李杲则说黄柏、苍术，乃治痿要药。朱丹溪认为黄柏走至阴，有泻火补阴之功，非阴中之火，不可用也。相火为龙雷之火，属阴火，不可以水湿折之，当从其性而伏之，唯黄柏之属可以降之。更有《得配本草》认为牡丹皮、川黄柏，皆除水中之火，然一清燥火，一降邪火，判不相合。盖肾恶燥，燥则水不归元，宜用辛以润之、凉以清之，牡丹皮为君；肾欲坚，以火伤之则不坚，宜从其性以补之，川黄柏为使，并详细讲解了黄柏的配伍。

所以，回归临床，结合实践理论，开拓思路，是当代中药发展的基础。

三、在“证”基础上探讨“药性”本质

中药的使用必须在中医理论的指导下，而中医理论的根本是“辨证论治”，中药药性应是在“证”病理基础上才得到充分体现的。如果在药性研究中脱离“证”的前提，那中药便

失去了中药的特征，对其性质的判断亦非标准意义上的中药药性。因此，要探索正确的中药药性研究方法，一定要基于“证”的前提，按照“辨证用药”原则，探究其改善“证”病理生理的机制，由此得出某药的药性。如此，未来对中药药性的认识将会不只限于物质（化学成分）的范畴，更会是物质与效应的统一，其本质将呈现多元化特征。

四、现代药理研究可作为药性理论的补充

近 30 年来，中药药理学研究突飞猛进，已经对大量的中药进行了研究，有些中药的新功效被发现，另外，某些中药在传承过程中因各种历史因素使其传统功效被忽略掉了。在药物传承的过程中，每位医家都有其对药物性味的使用偏好，这就干扰了我们对药物功效的全面认识，所以回归到药物最初的功效，将会发现更多被我们所忽略的或者还未发觉的药效。此外，通过研究发现，某些中药除了其传统功效被证实外，还具有以往尚未被认识到的新功效。对于此部分的药效，可以通过归纳总结作为该中药药性的重要补充。

（孙　璐）

第四节　“动-定序贯范氏八法”常用药串解析

中药品种复杂，药性各异，古人在长期的医疗实践当中积累了宝贵的中药应用的临床经验。如前人从“单味药”谓之“单方”，到中药的“药对”，进而到“配伍组方”，形式各异，其中奥秘之处精彩非凡。药对又称对药，是指两味药物组合成方或与其他药物配伍，取其相互依赖、相互制约以达到增强疗效、治疗疾病的目的。如施今墨先生治疗糖尿病最著名的药对为黄芪配山药、苍术配玄参。

而“药串”跟“药对”有异曲同工之妙。“药串”之名，首次由著名老中医吕仁和教授所提出，其中，“药串”与“药对”一样，是指相对固定的三味或三味以上的药物组合，作为中药配伍的独立单元，是针对一定病证，从提高临床疗效的目的出发，从历代医药家用药经验中提炼出来的，并经过临床应用被证明确实行之有效的、有一定的理论依据和一定组合法度的几种药物的固定配伍，并不是几味药物的简单凑合。药串往往针对某一证，由数味固定药物组合而成，其处于方与药之间，体现了中医辨证论治的针对性，多由药对联合组成或药对作为独立单元与其他中药联合应用。

范冠杰教授在继承施老及吕老的思想上，结合二十余年的临床用药经验，首创“动-定序贯范氏八法”理论，其中“八法”治疗中的每一法均有固定的药串。可以说药串是在药对的基础上发展创新。临证用药如用兵，在辨证准确的基础上，各治法在功能强大的药串相互配伍下，能够发挥协同促进作用，从而扩大疗效。

一、疏肝药串

疏肝法为范氏八法之一，多于临证应用。疏肝药串由四味中药组成：柴胡、白芍、薄荷、牡丹皮，药串组成严谨，并经过临床验证，该药串蕴含两个药对，柴胡-白芍药对及柴胡-薄荷药对，再联合牡丹皮而成。此四味药在组成上严谨，广泛适用于各种肝郁类疾病。

（一）柴胡与白芍配对

柴胡，味苦，性平，因其味苦能泄。《神农本草经》云其:“主心腹，去肠胃中结气，饮食积聚……推陈致新。”功效为解表、升阳、疏肝，主入肝胆二经。《本草经解》对柴胡的药性认识为：“柴胡轻清，升达胆气，胆气条达，则十一脏从之宣化，故心腹肠胃中，凡有结气，皆能散之也……春气一至，万物俱新，柴胡得天地春升之性，入少阳以生气血，故主推陈致新也。”在“动-定序贯范氏八法”中的疏肝药串中，柴胡起到了升清降浊、疏肝条达、推陈致新的作用。

白芍味苦、酸，性微寒，归肝、脾经，有养血敛阴，柔肝止痛，平抑肝阳之功效。《药品化义》云其:“补阴抑肝，能补能泻。”肝主疏泄，郁郁寡欢、情志不畅之人，其病位多在肝。因肝藏血，主疏泄，郁则逆其疏泄之性，于是气血不调，可见寒热往来、头痛颊赤、脾气急躁、口苦烦渴、乳胀胁痛、不寐等症。历代医家用白芍疏肝的例子在古籍中也有记载，如《傅青主女科》中与情志相关的妇科病证，均喜用白芍，取决于白芍的性能既能养肝血，又能柔肝体，最能顺应肝之特性，以之养血柔肝，诚为治疗肝郁有一无二之品。在“动-定序贯范氏八法”中的疏肝药串中，白芍起到了柔肝、养肝之效。

在四药组成的药串中，柴胡与白芍当为核心部分，柴胡有泄肝气、解肝郁之用；白芍柔肝养血，且白芍味酸，能入肝补益肝体，与《金匮要略》所云“夫肝之病，补用酸”之义吻合。古代方剂如《伤寒论》四逆散、《太平惠民和剂局方》逍遥散、《景岳全书》柴胡疏肝散，柴胡、白芍均为方中核心组成部分。柴胡与白芍互相配伍，可谓一刚一柔，刚柔相济，一气一血，一散一收，疏滞不耗肝阴，柔养而不碍滞。柴胡虽能疏肝解郁，但其性升发，有伤阴之弊，单用或大量应用，易耗肝血、损肝阴，而肝阴血不足，肝郁必甚，此即古人云“柴胡劫肝阴”。白芍以养肝柔肝为主，与柴胡相互配伍，既达疏肝目的，又无辛燥之弊。

（二）柴胡与薄荷配对

《太平惠民和剂局方》所载逍遥散中柴胡与薄荷同用，此药对也列在《中药药对大全》中。

薄荷质轻芬芳，性味辛凉，归肝、肺经，有疏散风热、疏肝行气之功。《本草新编》云：“薄荷不特善解风邪，尤能解忧郁。用香附以解忧郁，不若用薄荷解郁之更神。”薄荷除了疏肝解郁外，还有芳香辟秽之效。现代药理学研究也表明，薄荷有镇静催眠的作用，圆叶薄荷油和欧薄荷油均有中枢抑制作用，能明显延长戊巴比妥钠诱导的睡眠时间，薄荷醇对戊巴比妥的中枢抑制作用有一定量效关系。肝郁患者焦虑、抑郁、失眠、烦躁的现象特别普遍，此为肝气不能宣达所致。

在“动-定序贯范氏八法”中的疏肝药串中，柴胡与薄荷互相搭配，增强了协同效果。柴胡、薄荷二者同用，在中药配伍中为相须，相须作用体现在疏肝和清热两方面。一方面，五味中，二者均有辛味，辛“能行，能散”，有发散及行气活血的作用，《本草新编》有云：“薄荷，不特善解风邪？尤善解忧郁，用香附以解郁，不若用薄荷解郁更神也。薄荷入肝胆之经，善解半表半里之邪，较柴胡更为轻清。”薄荷起到了疏肝气、辟秽恶、芳香辛散、安神解郁之效。二者同样具备疏泄功能，柴胡的辛散力好，薄荷轻宣，发散力佳。二味同用可增强疏肝解郁之力。另一方面，四气中，柴胡性微寒，薄荷性凉，气郁久化火，热者寒之，二味均可清郁热。又薄荷其芳烈外发，《医学衷中参西录》记载：“亦善调和内伤，治肝气胆火郁结作疼……一切风火郁热之疾，皆能治之。”更助柴胡，以达透达肝经郁热之功。

（三）牡丹皮在药串中起到相须之用

牡丹皮始载于《神农本草经》，列为中品，苦甘微寒，归心、肝、肾经，《本草纲目》曰：“牡丹皮，治手足少阴、厥阴四经血分伏火……后人乃专以黄柏治相火，不知牡丹之功更胜也。”其苦寒以清血热，辛散以行瘀血，为血中气药，可清热凉血，活血化瘀，具有凉血不留瘀，活血而不动血的特点，主要用于治疗肝郁日久，生热化火之证。清代医家张秉成在《成方便读》中云：“治怒气伤肝，血少化火之证。故以牡丹皮之能入肝胆血分者，以清泄其火邪。”

肝为藏血之脏，主疏泄，喜调达而恶抑郁，即“肝体阴而用阳”。若七情郁结，肝失调达，或情志不遂，阴血暗耗，肝体失养，可使肝气横逆，肝郁血虚日久则易化火，可见口燥咽干、胁痛目眩。肝气犯脾，肝脾不调，统藏失司，致瘀血阻络，可见头痛，妇女见月经不调、乳房胀痛等不适。牡丹皮入肝经，有凉血活血的作用，在“动-定序贯范氏八法”中的疏肝药串中，牡丹皮起到了泻血中伏火、活血散瘀之效。肝郁日久耗伤血分，同时郁久血行瘀滞化热，牡丹皮苦寒可清血热，辛散以行瘀血，具有凉血不留瘀、活血而不动血的特点，与前三药合用增加清除郁热及化瘀之力。

综上所述，柴胡之辛散、白芍之酸敛、薄荷之轻宣、牡丹皮之透郁，四药结合既具备了疏肝解郁，又兼顾了清透郁热，还增凉血散瘀之效，对于郁证各个阶段的患者都能起到很好的疗效。

二、清热化湿药串

清热化湿法的核心药串是薏苡仁、苍术、黄柏、茵陈、车前子。此五药，在清热化湿法中各自发挥不同作用。

（一）薏苡仁为君药

薏苡仁味甘、淡，性微寒，能健脾、利湿、清热。《本草原始》载：“煮饮，止消渴、杀蛔虫……健脾益胃，补肺清热，祛风胜湿。”《景岳全书》亦载其：“味甘淡……性微降而渗，故能去湿利水……以其性凉，故能清热，止烦渴上气。”薏苡仁既能健脾益胃，恢复脾胃运化水谷、升清降浊之功，使津液得以上承于肺、再由肺宣发输布全身而止口中之渴，如《本草纲目》载“薏苡仁属土，阳明药也，故能健脾益胃”；又能利水渗湿，使困阻体内之湿浊从小便而出，从而使气机升降得以恢复，如《本草经疏》云：“此药性燥能除湿，味甘能入脾补脾，兼淡能渗泄。”本品微寒不伤胃，益脾而不滋腻，药性和缓，清补利湿，尤宜用于脾虚湿盛诸证。薏苡仁性微寒、能清热，其利湿与清热并举，使湿热随小便而解，正切《黄帝内经》“以淡泄之”之旨。《黄帝内经》云“主病之谓君”，故薏苡仁在清热化湿药串中为君药。

（二）苍术、黄柏同为臣药

苍术味苦、性温，能燥湿运脾。苍术性温燥，正切《黄帝内经》“湿淫于内，治以苦热”之旨，能消散困阻中焦之湿邪；功擅运脾，恢复脾运化之功而湿邪可祛，如《本草崇原》所载“凡欲运脾，则用苍术”。

黄柏味苦性寒，能清热燥湿。一方面，黄柏燥湿能助苍术燥湿之功；《景岳全书》指出“其性多沉”，可引苍术之药性下行以除下焦湿热。另一方面，黄柏性寒，可制苍术之温，用于湿热证时，可避免助热邪为害。如《本草原始》所言“（黄柏）得苍术除湿清热”。

苍术、黄柏皆味苦性燥，正合《黄帝内经》“以苦燥之”之意，且与薏苡仁之利湿相辅相成。“佐君之谓臣”，故苍术、黄柏在清热化湿药串中同为“臣药”。

（三）茵陈为佐药

茵陈味苦性寒，一方面苦泄下降，寒能清热，善清利脾胃肝胆湿热。如《神农本草经》记载“主治风湿寒热邪气，热结黄疸”；《景岳全书》亦载“用此者，用其利湿逐热，故能通关节，解热滞”。另一方面，能宣开郁结，如吴鞠通指出“茵陈宣湿郁而动生发之气”，张锡纯亦认为“茵陈其性颇似柴胡，实较柴胡之力柔和，凡欲提出少阳之邪，而其人身弱阴虚不任柴胡之升散者，皆可以茵陈代之”。由此可见，茵陈既助薏苡仁清热利湿之功，又能宣发湿热，在清热化湿药串中应属“佐药”。

（四）车前子为使药

车前子气味甘寒，性滑利，能清热利湿，利水道、通小便，既能助薏苡仁、茵陈清热利湿之功，又能通利水道、引湿热病邪随小便而去，故车前子为使药。纵观清热化湿药串，甘寒与苦寒并用、利湿与燥湿并举、清热贯穿其中，故临证疗效确切。

此药串一方面温燥健脾，另一方面苦寒沉降，清热利湿，使湿热从小便而去，诸药合用，温寒搭配，升降相宜，标本兼顾，相互为用，清热祛湿之力量增强。

三、补肾药串

补肾药串由四味药组成：狗脊、川断、女贞子、墨旱莲。该药串中包含一个补肾名方——二至丸。墨旱莲夏至日采，女贞子冬至日采，夏至一阴生，冬至一阳生，一阴一阳，即为二至丸，该方出自明代王三才所辑《医便》卷一，具有补肾养肝的功效。女贞子、墨旱莲性偏寒凉，长于滋阴补益肝肾。

女贞子甘苦而性凉，入肝、肾经。《本草经疏》云：“女贞……气味俱阴，正入肾除热补精之要品，肾得补则五脏自安，精神自足，百疾去而身肥健矣……此药有变白明目之功，累试辄验。”《本草述》言其：“固入血海益血，而和气以上荣……由肾至肺，并以淫精于上下，不独髭须为然，即广嗣方中，多用之。”《神农本草经》是这样记载的“乌须黑发明眼目，且疗阴虚头晕眩，益精养阴健腰膝，轻身不老可延年”。可见女贞子有滋养肝肾，强筋健骨，乌须明目之功。

黑旱莲甘酸而性寒，入肝、肾经。《本草正义》云其：“入肾补阴而生长毛发，又能入血，为凉血止血之品，又消热病痈肿。”有益肾养血，凉血止血，乌须黑发之用。

二者按采收时节来分，一冬一夏，合用有交通阴阳，顺应四时之妙；并可相互促进，滋肝肾，强筋骨，清虚热，疗失眠，凉血止血，乌须黑发之力增强。药味简而性平和，补而不滞，滋而不腻，为平补肝肾之利。二味药性均偏凉，故侧重于补肝肾阴虚。

狗脊、续断性微温，偏补肾阳，补而善走。

续断为中医补益肝肾的常用药，民间又称接骨草，味苦、辛、甘，性微温，入肝、肾二经。主要有三大功效：其一，补肝益肾，通行血脉、利关节，活络止痛；其二，疗折伤，续筋骨；其三，用于固经止崩与补肾安胎。续断补肝肾之功与杜仲基本相同，但杜仲入肾经气分，而续断入肾经血分，通脉功胜。续断又颇似牛膝，但下行之力牛膝为良，宣补之力续断较胜。总之，续断有补而能宣、行而不泄、行中有止的特性，寓止血于活血之中、寓滋补于通行之中，止血不留瘀，补益不壅滞，从而可起到标本兼治的作用。正如《本草汇言》所说：“续断，补续血脉之药也。大抵所断之血脉非此不续，所伤之筋骨非此不养，所滞之关节非此不利，所损之胎孕非此不安。久服常服，能益气力，有补伤生血之效，补而不滞，行而不泄，故女科、外科取用恒多也。”

狗脊味苦、甘，性温，入肝、肾经，其苦能燥湿，甘能益血，温能养气，为补而能走之药。主以扶正，兼以祛邪。既补肝肾、强腰膝，又祛风、散寒、除湿，善治肾虚或风寒湿所致的腰脊强痛、难以俯仰。此外，取其温补固摄之功，还治肾虚下元不固诸证。《本草求真》记载：“因其味苦，苦则能以燥湿。又因其味甘，甘则能以益血。又因其气温，温则能以补肾养气。盖湿除而气自周，气周而溺不失，血补而筋自强，筋强而风不作，是补而能走之药也。故凡一切骨节诸疾，有此药味燥入，则机关自强，而俯仰亦利。”

狗脊、续断合用，狗脊补肝肾、强腰膝、祛风湿、利关节，续断补肝肾、强筋骨，二者相伍，可使补肝肾、强筋骨、通经络作用更强，并有调冲任、安胎之功。因此，可用于治疗糖尿病各期肝肾不足证患者，症见腰膝酸软、疼痛、无力等。研究发现，狗脊可止血镇痛、抗炎、抗风湿，续断具有预防复发性流产、保护神经的作用，狗脊、续断均可通过促进骨细胞增殖、增加骨量，促进骨细胞分化、抑制骨破坏等机制防治骨质疏松。狗脊、续断配伍，对肝肾亏虚、冲任督带经脉失养所致的各种腰腿疼痛，糖尿病周围神经病变、糖尿病合并骨质疏松症等均有很好疗效。

此药串四药均入肝、肾二经，同走下焦，相伍为用，其功益彰，壮阳益阴，一阴一阳，一寒一温，阴阳双补，寒热并用，滋而不腻，补而不燥，使补肝肾、壮筋骨、兴阳事的力量增强。

四、益气养阴药串

益气养阴药串由三味药组成：黄芪、生地黄、地骨皮。黄芪-生地黄-地骨皮药串中黄芪益气补虚为君，生地黄养阴生津为臣，地骨皮凉血除蒸为佐，三药配伍，补而不燥，滋而不腻。

黄芪始载于《神农本草经》，《神农本草经》将其列为上品，云：“黄芪，味甘微温。主痈疽久败创，排脓止痛，大风，痢疾，五痔，鼠瘘，补虚，小儿百病。一名戴糁。生山谷。”明确记载了黄芪的性味及主治功效。后世医家在此基础上，对黄芪性味、归经、功效及主治进行了丰富与完善。如《本草便读》云：“黄之补，善达表益卫，温分肉，肥腠理，使阳气和利，充满流行，自然生津生血，故为外科家圣药，以营卫气血太和，自无瘀滞耳。”《汤液本草》云：“治气虚盗汗并自汗，即皮表之药，又治肤痛，则表药可知。又治咯血，柔脾胃，是为中州药也。又治伤寒尺脉不至，又补肾脏元气，为里药。是上中下内外三焦之药。”当今临床使用之黄芪，为豆科植物蒙古黄芪或膜荚黄芪的干燥根，认为其味甘，微温，归肺、脾经，具有补气升阳，固表止汗，利水消肿，生津养血，行滞通痹，托毒排脓，敛疮生肌功效。临床可用于治疗气虚乏力，食少便溏，中气下陷，久泻脱肛，便血崩漏，表虚自汗，气虚水肿，内热消渴，血虚萎黄，半身不遂，痹痛麻木，痈疽难溃，久溃不敛。因此，运用黄芪治疗内分泌及代谢性疾病等慢性疾病，可以发挥其补气、生津、养血之功，补益气血之亏虚，健脾胃而补中。

生地黄甘寒质润，滋而不腻，功善养阴生津止渴。《神农本草经》云：“气味甘，寒。无毒主治折跌，绝筋，伤中，逐血痹，填骨髓，长肌肉。作汤除寒热积聚，除痹。生者尤良。”指出生地黄性味、主治及生者尤佳。后世医家对生地黄性味、归经、功效及主治进行了丰富。如《开宝本草》云：“味甘、苦，寒，无毒。主男子五劳七伤，女子伤中、胞漏、下血，破恶血、溺血，利大小肠，去胃中宿食，饱力断绝，补五脏内伤不足，通血脉，益气力，利耳目。”《日华子本草》云：“干地黄，助心胆气，安魂定魄，治惊悸，劳劣心肺损，吐血鼻衄，妇人崩中血运，助筋骨，长志。”当今临床使用之生地黄，味甘，性寒，归心、肝、肾经，具有清热凉血，养阴生津功效。临床可用于治疗热入营血，温毒发斑，吐血衄血，热病伤阴，舌绛烦渴，津伤便秘，阴虚发热，骨蒸劳热，内热消渴。

气能生津，黄芪甘温补气，配伍生地黄甘寒养阴生精，使阳气与阴津兼补，有助于维持阴阳、气血之间的平衡。黄芪甘温易助火，配以甘寒之生地黄，能制约黄芪之甘温，使补气而不助火，实现补益之平和。黄芪得生地黄之制无温燥伤阴之弊，生地黄得黄芪之助无质腻之寒，刚柔相济，补气而助生阴，滋阴而助化气，缓图以治，共奏益气养阴之功。

地骨皮是枸杞子的根皮，始载于《神农本草经》，被列为上品。苏颂在《图经本草》中载：“今处处有之，春生苗，叶如石榴叶而软薄堪食，俗称为甜菜，其茎干高三、五尺，作丛，六月七月生小红紫花，随便结红实，形微长如枣核，其根名地骨。”《本草纲目》记载：“枸杞之滋益不独子，而根亦不止于退热而已。但根、苗、子之气味稍殊，而主治亦未必无别。盖其苗乃天精，苦甘而凉，上焦心肺客热者宜之；根乃地骨，甘淡而寒，下焦肝肾虚热者宜之，此皆三焦气分之药，所谓热淫于内，泻以甘寒也。……世人但知用黄芩、黄连苦寒以治上焦之火，黄柏、知母苦寒以治下焦阴火，谓之补阴降火，久服致伤元气，而不知枸杞、地骨，甘寒平补，使精气充而邪火自退之妙，惜哉!”《名医别录》曰：“主治风湿，下胸胁气，客热头痛，补内伤大劳嘘吸，坚骨，强阴，利大小肠。”《药品化义》曰：“地骨皮，外祛无定虚邪，内除有汗骨蒸，上理头风，中去胸胁气，下利大小肠，通能奏效。”《圣济总录》记载地骨皮饮：“治消渴，日夜饮水不止，小便利。”地骨皮味甘、淡，性寒，善入血分，主五内邪气，热中消渴，功专滋阴清虚热，泻肺火、凉血，甘淡而不腻，淡凉而不寒，滋肾阴而清肝火，走肌表而降肺热。在益气养阴药串中应用地骨皮意在滋阴降火，收敛虚浮之阳，俾令阴平阳秘，能制黄芪之燥。

五、清热润燥药串

清热润燥药串由四味药组成：石膏、知母、葛根、连翘。

石膏辛甘大寒，寒能清热泻火，甘能除烦止渴，其性走而不守，偏于清，为清泄肺、胃二经气分实热的要药。《珍珠囊》曰：“止阳明头痛，止消渴，中暑，潮热。”《用药心法》曰：“胃经大寒药，润肺除热，发散阴邪，缓脾益气。”石膏质重气浮，清气分实热；知母质润，苦寒而不燥，浮中有沉，升中有降，上行能肃肺气，入中善清胃火，除烦渴，下能泻相火，滋肾燥，偏于滋。

知母味苦、甘，性寒，归肺、胃、肾经，具有清热泻火，滋阴润燥之功效。《本草通玄》曰：“知母苦寒，气味俱厚，沉而下降，为肾经本药。”清泄肺胃之热是知母的主要功效，可用于热盛灼津所致口渴饮不解渴之证。清代《本经逢原》谓之：“泻有余相火，理消渴烦蒸。”《本草正义》记载：“清胃以救津液，消中瘅热宜之。”《本经逢原》曰：“用此清热养阴，邪热去则正气复矣。”《圣济总录》云：“治脾瘅身热口甘，咽干烦渴，知母汤方。”知母气寒主降，苦以泻火，辛以润燥；多用于中上二焦热盛者。知母清胃热，养胃阴，泻肾火，直折肾火。现代药理研究显示知母具有明确的降糖功效，对损伤的胰岛β细胞具有一定的修复作用。

石膏、知母相使为用，增强了清热泻火、生津止渴之功，既可清气血、泻三焦，去一身上下之火，且清热而不伤阴，是常用的清热药对，功在清肺中虚热、泻胃中实热，清热生津，清热而不伤阴液。《素问·至真要大论》“热者寒之”的治疗原则，治疗阳明气分热盛证应当首选大清里热之品，然因热盛伤津，若用苦寒直折，则恐伤津化燥，愈伤其阴。《医学衷中参西录》认为石膏：“寒凉之力远逊于黄连、龙胆草、知母、黄柏等药，而其退热之功效则远过于诸药……诸药之退热，以寒胜热也，而石膏之退热，逐热外出也。是将石膏煎服之后，能使内蕴之热，息息自毛孔透出。”说明石膏长于透热除烦而生津止渴，为退热复津液平稳可靠之品。知母苦寒质润，苦寒泻火，润以滋燥，“能益阴清热止渴，人所共知”（《本经疏证·卷七》），因而用知母“清肺胃气分之热，热去则津液不耗而阴自潜滋暗长矣”（《重庆堂随笔·卷下》）。可见知母既助石膏清热又滋养为热邪已伤之阴，正如《本草正义》所谓：“知母寒润，止治实火，泻肺以泄壅热……清胃以救津液……热病之在阳明，烦渴大汗，脉洪里热，佐石膏以扫炎熇。”《医宗金鉴·删补名医方论》言：“阳明邪从热化，故不恶寒而恶热；热蒸外越，故热汗自出；热烁胃中，故渴欲饮水；邪盛而实，故脉滑，然犹在经，故兼浮也。盖阳明属胃，外主肌肉，虽内外大热而未实，终非苦寒之味所宜也。石膏辛寒，辛能解肌热，寒能胜胃火，寒能沉内，辛能走外，此味两擅内外之能，故以为君。知母苦润，苦以泻火，润以滋燥，故用为臣。”故用石膏配知母既可治气分热证，也不会伤其正气使清热不留邪，祛邪不伤正。《本草新编》论述石膏、知母的配伍意义尤有见地，论曰：“或问石膏泻胃火，又加知母以泻肾火，何为耶？盖胃火太盛，烁干肾水。用石膏以泻胃火者，实所以救肾水也……泻肾火，非知母不可，尤妙知母不唯止泻肾火，且能泻胃火，所以同石膏用之，则彼此同心，顾肾即能顾胃，不比黄柏专泻肾而不泻胃也……此所以用石膏以泻胃中之火者，必用知母以泻肾中之火也。”石膏、知母相配的妙处如张锡纯言：“猛悍之剂，归于和平任人放胆用之。”

连翘始载于《神农本草经》，味苦，性微寒，归肺、心、小肠经，轻清上浮，善走上焦，以泻心火，破血结，散气聚，消痈肿，利小便，具有清热解毒，消痈散结，疏散风热之功。《本草图经》云：“今处处有之，江浙尤多。春生苗，引藤蔓长一二丈，紫色。叶颇似楸叶而青。七月着花似豌豆花，不结实。根形如手臂，紫黑色。”

葛根味辛、甘，性微寒，归脾胃经，《神农本草经》载葛根：“味甘平，主治消渴，身大热，呕吐诸痹，起阴气，解诸毒。”葛根有解肌退热、生津止渴、透疹、升阳止泻、疏通经络、解酒毒的作用。葛根甘凉能生津止渴，于清热之中又能鼓舞胃气上升，防止石膏、连翘过于寒凉伤胃。另外，葛根与知母配伍具有止消渴，降血糖作用，《圣济总录》云：“治脾痹面黄口甘，烦渴不止，葛根汤方。”《神农本草经》记载：“消渴，身大热，呕吐，诸痹，起阴气，解诸毒。”知母滋阴清热，葛根生津止渴兼能疏解筋脉。阴虚津亏，血行郁滞，则见上臂麻木。现代药理学研究表明，葛根具有一定的降糖作用，并能延缓并发症的发生。四药并用，升中有降，降中有升，清热而不伤阴，共奏清热润燥之功。

六、清营凉血药串

清营凉血药串由四味药组成：牡丹皮、麦冬、玄参、赤芍。

牡丹皮辛苦而寒，清芳透散，泄血中伏火，《本草纲目》认为“牡丹皮治手足少阴厥阴四经血分伏火”，因此具有使热退而有利于阴复的功效。其功善清热凉血、活血散瘀，能入血分清热化滞，行瘀血，安络血，去血分郁热而化斑止血。明代缪希雍在《本草经疏》中曰：“牡丹皮，其味苦而微辛，其气寒而无毒……辛以散结聚，苦寒除血热。入血分，凉血分之要药也……血中伏火，非此不除。”对于热入营血者，牡丹皮既能清营血之实热，又能凉血止血，且无留瘀之弊。

芍药为临床常用中药，始载于《神农本草经》。自梁代芍药分为赤芍、白芍以来，历代医家认为其功效、主治均有不同，逐渐形成了“白补而赤泻、白收而赤散”的经验总结。赤芍苦酸而凉，善入肝经血分，长于清血分实热，又能泻火解毒，能清肝泻火，散瘀止痛，清热凉血。其味苦能泻，带酸入肝，功专清热凉血，活血祛瘀。《神农本草经》云其：“主邪气腹痛，除血痹，破坚积，寒热疝瘕止痛，利小便。”

牡丹皮、赤芍二药皆有凉血清热，活血散瘀之功。牡丹皮偏泻心经之火，长于清热凉血，善治血中结热。赤芍偏清肝经之火，活血散瘀作用较佳，二药合用，凉血活血之力倍增。

麦冬甘寒，清心润肺，养胃生津，解烦生津。

玄参咸寒，质润多液，色黑入肾，为泻无根浮游之火的圣药，既能养阴凉血，清热泻火，又能生津止渴。

此药串同入血分，相须配用，清中有补，养中促清，共奏清热滋阴凉血之效。

七、活血化瘀药串

活血化瘀药串核心药物包括山楂、牡丹皮、红花、赤芍、丹参。

山楂为君药。山楂为药食两用之品，被当作药物使用已有上千年的历史。其味酸、甘，其色殷红，可入血分，《本草便读》《本草约言》等多本中医著作均指出山楂“行瘀破血”“消滞血……行结气”。《本草便读》曰：“入方药走脾达胃，有消磨克化之功。走厥阴治疝行瘀。”由此可见，山楂因酸走脾，性温入肝，乃肝脾血分之消导药，可行肝之气血且健脾胃，善健胃消积，亦能行气散瘀。肥胖者多气血流行不畅，痰、瘀为其主要病理因素，以生山楂为引导，加入丹参、红花等活血化瘀，恰与气郁致瘀、伤食致瘀等肥胖病机相吻合。

丹参苦寒降泄，善入心、心包、肝经，活血凉血、清心安神，一味丹参功同四物，既解决血瘀为病之患，又养血生新不伤正。

红花辛散温通，善入心、肝经，活血通经、祛瘀止痛，“破血可多用，养血则少用”，善通畅经络，散瘀止痛。

丹参伍红花，活血化瘀同时还可养血生新，很好地避免了红花破血所致的耗血动血。充分体现了一寒一热，一升一降，一补一泻的“动-定序贯”中药药串配伍原则。

牡丹皮辛苦而寒，功善凉血活血，能入血分，清热化滞，行瘀血，安络血。

赤芍苦寒入肝经血分，其味苦能泻，带酸入肝，善清泻肝火，泻血分郁热而奏凉血、止血之功。

牡丹皮既能清血分实热，又能治阴虚发热；而赤芍以活血散瘀见长，亦可用于血分实热。赤芍与牡丹皮功效相近，临床常相须为用，协同增效，为活血化瘀常用药对。中医经典古籍《金匮要略》中“温经汤”及《备急千金要方》之“犀角地黄汤”中均有该药对的应用。

纵观“动-定序贯范氏八法”之山楂药串，以祛瘀为核心，辅以养血、行气血、健脾胃。此外，牡丹皮、丹参为施老经验对药，取牡丹皮清透阴分伏火，丹参祛瘀生新，二药伍用，活血、生新、清透邪热之力增强。而丹参、山楂伍用，则为祝师经验所得。祝师认为丹参养血活血，祛瘀生新；山楂破气化瘀，消食降脂。二药伍用，行气活血之力益彰。

八、调心安神药串

调心安神药串核心药物包括酸枣仁、夜交藤、远志。

酸枣仁甘平，补肝宁心，镇静催眠，敛汗生津。《药品化义》曰：“枣仁，仁主补，皮益心血，其气炒香，化为微温，借香以透心气，得温以助心神。凡志苦伤血，用智损神，致心虚不足，精神失守，惊悸怔忡，恍惚多忘，虚汗烦渴，所言必多。又取香温以温肝、胆，若胆虚血少，心烦不寐，用此使肝、胆血足，则五脏安和，睡卧得宁；如胆有实热，则多睡，宜生用以平胆气。因其味甘炒香，香气入脾，能醒脾阴，用治思虑伤脾及久泻者，皆能奏效。”

夜交藤甘平，养心安神，引阳入阴。中医认为，人的寤寐由心神所主，依靠营卫、阴阳的调节，与肝、胆、脾、胃、肾密切相关。不寐病位虽在心，而治疗则以培补肝肾在先，再参宁心安神。夜交藤有首乌之功，而无首乌之滞，用之不仅有宁心安神的作用，且可补益肝肾。范老善用夜交藤，其味甘平，药力平和，入心、肝经，养阴血而安神。不寐的病理变化总属阳盛阴衰，阴阳失交，一为阴虚不能纳阳，一为阳盛不得入于阴。夜交藤可引阳入阴，心之气阴、肝肾之阴皆可补之。

此两味药性味均甘平，入心、肝经，皆有养心安神之功，二药配伍，同气相求，相须为用，阴平阳秘，使养心安神之功益增。

药串中还应用了远志。远志辛散苦泄温通，性善宣泄通达，入心、肾经，可交通心肾，使肾气上达于心。《本草正》曰：“远志，功专心肾，故可镇心止惊，辟邪安梦，壮阳益精，强志助力。”远志入足少阴肾经，能够补益肾精的不足，因而可用于安神、益智、强志。《神农本草经》中记述，远志还有祛痰的功效，可化痰安神定志。现代药理分析也证明，远志所含的化学成分具有镇静、催眠、抗惊、降压等作用，因此，远志对治疗惊悸、失眠、健忘、梦遗等症有显著疗效。临床上对于心肾不交而导致的失眠、惊悸，常用远志配合夜交藤。

此外，阴血不足，以致“阳亢不入于阴，阴虚不受阳纳”，而现夜寐不安，时而惊悸胆怯。治宜滋阴养血，使阴血充盈，心肝得养，精神安，惊悸止，阴阳济而睡卧宁。酸枣仁养心益肝，安神敛汗。远志肉安神益智，养心助脾，交通心肾。两药合用，既滋养阴血，又交通心肾。

此药串能降心火，补心阴，宁心神，定神志，一上一下，心肾同治，宁心安神作用增强，适用于心神失养证，症见心烦，多梦，睡眠不安。

九、百合药串

百合药串包括土茯苓、土贝母、百合、薏苡仁、车前草、忍冬藤六味药，其中重用百合，以起养阴清热止痛之效。

土茯苓性甘味淡，归胃、肝经，健脾利湿，故搜剔湿热之蕴毒；活络强筋，疏通不利之关节。

土贝母味苦，性平微寒，归肺、脾经，功能消肿散结、解毒除湿，与土茯苓合用为君药，共奏除湿解毒、通利关节之功。

百合味甘微寒，归心、肺、大肠经，擅养阴润燥，防止土茯苓、土贝母祛湿太过而耗伤阴血，并能生津柔筋，利于筋骨舒展，并能治通身疼痛。《神农本草经》中记载:“味甘、平。主治邪气腹胀、心痛、利大小便、补中益气。生川谷。”在《新修本草》中首次出现“通身疼痛”，详细记载为:“百合，味甘、平，无毒。主邪气腹胀、心痛、利大小便、补中益气。除浮肿、胪胀、痞满、寒热、通身疼痛及乳难喉痹肿之外，还止涕泪。”在随后查阅宋元时期的《证类本草》《汤液本草》，明代的《本草蒙筌》《神农本草经疏》，我们发现都有对百合治疗通身疼痛的药性解释。在治疗痛风时，取百合土金之气，入手太阴肺经，清热润肺，恢复阳明燥金敛降之力，以助气血津液正常输布运行，又取其入阳明经以清阳明之热，除通身疼痛之效，可谓一药多用。

薏苡仁性凉，味甘、淡，入肝、肾经，健脾除湿、除痹止痛。

车前草，性寒，味甘，归肝、肾、肺、小肠经，清热除湿、利尿通淋。《神农本草经》云：“车前子，味甘寒，无毒。主气癃止痛，利水道小便，除湿痹，久服轻身、耐老。”车前草淡渗利湿通淋，使湿邪从小便而去；车前草性淡，淡以通阳，古人云：“通阳不在温，而在利小便。”阳气通达四肢，湿毒自散。

薏苡仁、车前草共用，加强清热利湿之力，并使邪有出路。

忍冬藤，味甘，性寒，归肺、胃经，功能清热解毒、疏风活血，历来专治风湿热痹，关节红肿热痛。

诸药共奏祛湿热、利关节、消肿止痛之效，具有明显的缓解急性痛风性关节炎关节红肿热痛的作用。

（曾慧妍　谭国良）

中篇

“动-定序贯范氏八法”学术思想嬗变脉络

第五章　知识图谱理论概述

第一节　知识图谱的概念及应用领域

一、概念

科学知识图谱，亦称知识图谱，是显示科学知识的发展进程与结构关系的一种图示，是显示科学知识的发展进程与结构关系的一种方法，即在文献分析的过程中，通过对数据库中目标文献的时序和被引状况的数据统计，形成可视化的图谱，从而归纳相关领域的国内外研究热点和核心词汇，进而揭示文献研究的发展趋势。

知识图谱源于知识工程和语义网两个领域，知识图谱的概念是2012年由Google正式提出的，其初衷是优化搜索引擎返回的结果，增强用户搜索质量及体验。知识图谱本质上就是一种用图模型来描述知识和建模世界万物之间关联关系的一种技术方法，是以符号形式描述客观世界中实体（概念）及其关联关系，来实现结构化语义知识的存储。在目前大数据时代，网络信息数据范围广、数量大，科学知识图谱基于学术数据库，将现代科学技术知识中的复杂领域，通过数据挖掘、信息处理、知识度量和图谱绘制显现出来，使研究人员及读者能通过可视化的图像直观地了解某研究领域的主体信息。

二、应用领域

目前知识图谱成为科学计量学、管理学、科学学等领域的研究热点。在国内外医学、经济管理、教育、图书情报及新兴的科技发展等领域的研究中应用广泛。在我国相关文献的研究中，知识图谱亦广泛应用于医学、农业、史学、图书情报等领域。知识图谱通过多种分析手段判断分析文献所涉领域，可以揭示学术领域及专业内容的内在联系和结构特点，反映其从事的学科专业之间的关系，从而归纳出学科发展领域的理论及变化趋势。

（一）医学领域

1. 现代医学领域

知识图谱在医学领域的应用主要聚焦在生物医学研究、医学教育、医疗卫生管理等方面。使用文献定量分析绘制知识图谱的方法，将医学信息学研究领域的文献进行分类、主题筛选、国内外比较和离散度分析，最终得到直观的文献数据可视化结果，揭示出该学科的发展路径和研究热点，从而预测医学研究领域的发展趋势。

在研究分析内容方面主要体现为以下几点。

1）根据基础医学与临床医学研究主题的时序分布，为医学研究人员提供医学学科前沿研究报告。

2）将医学研究与医务工作成果分类，对近年来热点主题的发展和规划进行评估，评价医学研究和医务工作的作用和缺点。

3）在现有医疗措施及数据储存和信息加工程序下，挖掘现存卫生制度下医学情报流通系统中的弊病，提取当前医学领域近年来不断涌现的新兴主题，从而提高医学计划和医学决策的质量。

4）对患者的身体状况、医疗环境、病例及治疗效果进行智能化和可视化设计，对患者诊治的个性化提供依据，对相关病例的发展与防治领域的研究前沿进行文献追踪，从而为医生诊断和治疗患者提供有用的信息，分析与评价卫生保健质量等。

2. 中医药领域

知识图谱可以将多源异构的碎片化知识进行有效组织，形成以关系为核心的知识体系，最终形成有用的知识以供利用，它以图形化的形式将被分类整理的结构化知识加以可视化，通过总结信息及相互间的关系为用户提供更精准的信息。知识图谱对知识的呈现具有相对完整性。中医是通过传承、实践和创新而形成的独特知识体系。在中医辨证施治过程和医案中，蕴含了丰富的、独具特色的学术思想、诊断经验和治疗方法。为了能使研究者及临床工作人员能够及时获取所需要的领域知识，中医信息的可视化表示是关键因素之一。而知识图谱为一系列图形组合，可以形式化地表示某个领域的知识发展规律。目前，已有部分学者将知识图谱技术应用于中医药领域，并且研究热度逐年提升。目前知识图谱在中医药领域的应用主要涉及以下几个方面。

（1）名老中医的经验传承及中医流派研究　名老中医的学术经验是中医药的宝贵财富，隐藏着丰富的诊疗知识。对名老中医经验的有效传承也一直是中医药领域研究的重点。名老中医经验由于记载分散、冗余、缺失等问题对名老中医诊疗经验的挖掘存在一定的困难，近年来，有多项研究将知识图谱技术引入名老中医经验的发现和传承中。

①张雨琪等构建了赵炳南、朱仁康学术流派的传承知识图谱，制订了包含疾病诊断、治疗及医家关系等内容的知识框架，实现了学派知识的快速搜索，促进了学派知识的传承和创新。②金连顺等利用知识图谱技术挖掘张忠德教授辨治间质性肺疾病临证特征与用药规律，总结了张忠德教授对间质性肺病的病机认识、治法治则及遣方用药经验。③刘凡利用文献知识构建了姚乃礼主任医师治疗脾胃病的知识谱图，并通过真实世界临床病历数据分析发现姚乃礼主任医师及其弟子的优势诊疗方案，并更新到图谱中，最终实现名老中医诊疗经验的优势方案推荐。④邓庆平对隐含在广东省名中医刘伟胜教授诊治肺癌医案中的学术思想、临床经验和辨证方法进行知识图谱挖掘，最终实现为临床决策提供名医经验支持。⑤王鑫、成争光等先后通过知识图谱分析了中医各流派的学术特色总结、学术思想差异及学术争鸣情况。

（2）中医古籍及医案的系统梳理　经典古籍中蕴含着中医几千年的诊疗经验及发展脉络，通过对古籍中中医诊疗知识的梳理对于临床诊疗工作具有重要的指导意义。

①邝浩丹等多名学者构建了《伤寒论》知识图谱，将《伤寒论》中非结构化的知识转换为结构化知识，对于古籍传承及辅助临床决策都具有重要意义。②李荣耀对篇目庞大的《本草纲目》运用知识图谱技术，通过实体抽取、关系抽取、人工修注等方法，将《本草纲目》可视化展示，构建了多模态、结构化的《本草纲目》知识图谱，包含 4676 张图片、10 799 个实体和 14 686 条关系。对其中的中医学、中药学知识重新构建检索思路。③潘海鸥利用知识图谱方法分析总结《黄帝内经》中医术语翻译研究现状、研究热点及发展趋势。④田赛男利用文献计量学研究和可视化方法系统梳理了《傅青主女科》，得到了傅山辨治妇科疾病的学术经验和用药规律，还挖掘了大量新知识与新方剂，为传承和发展中医药新理论、新经验提供了参考经验。⑤卢克治以 662 本中医古籍文献数据为语料库，基于深度神经网络对实体和关系进行抽取，构建了大规模中医古籍文献知识库，最终形成中医古籍文献的知识图谱。⑥张泠杉采用知识元理论的信息技术梳理、分析《王旭高医案》，全面梳理了王旭高对各类疾病证候表现的描述、病因病机的分析及治疗经验。⑦刘旎对《吴鞠通医案》进行了知识图谱梳理，得到了吴鞠通运用桂枝的疾病、证型、核心症状、主要脉象及剂量经验。⑧徐玮璐收集、整理明清时期诊治尿血的医案并进行了知识图谱分析，总结了明清时期中医药治疗尿血症、舌、脉、证素、药之间的隐含规律，以及治疗原则与用药规律。

（3）特定疾病的中医药知识发现　中医诊疗疾病强调"辨证论治"，随着疾病的进展其病机也会发生相应的变化，中医因其独特的诊疗体系在诸多疾病的诊疗中独具优势。针对这些疾病构建特定疾病的领域知识图谱既能推动中医诊疗经验知识共享，也能辅助临床决策，同时对诊疗模式的发展也起着促进作用。目前已经有部分研究构建了特定疾病的中医诊疗知识图谱。

①杨秦等搜集整理了 2000～2011 年约 12 年相关疮疡领域的文献资料，发现 2000 年以来疮疡的研究主要围绕诊断方法、治疗规律及用药等方面开展。②张雨琪构建了包含理论、实践两部分知识的寻常型痤疮中医药知识图谱，理清了寻常型痤疮中医药知识间的关联，为提升寻常型痤疮中医药治疗效果、整合寻常型痤疮名医诊疗经验和知识发现提供了数据基础。③牟梓君构建了小儿脑瘫中医诊疗知识图谱，初步实现了针刺、中药结合治疗小儿脑瘫的诊疗方案知识图谱的可视化展示，为诊疗方案的制定和方案的优化提供了新的方法。

（4）中医药科学研究的研究热点及思路发现　中医四诊相关领域的研究是中医药领域研究的热点之一，宋海贝等基于知识图谱技术对相关中医四诊的研究资料进行可视化分析，总结了相关中医四诊方向的研究热点、现状分析及未来的发展方向。可视化分析结果表明，针对慢性病，如心脏病、传染病、高血压、慢性胃溃疡、糖尿病等方面的文献量逐年增加，也逐渐成为中医四诊的研究重点之一。与此同时，通过对关键词的可视化分析表明，慢性病方面中医证型及临床检验数据指标的分布规律和数据的关联性将会受到越来越多的科研人员及临床研究者的关注。

知识如何提取、表示及推理是知识图谱研究领域的关键技术。①孙华君等针对知识的提取、表示和推理三大关键技术进行了研究，为相关方向的研究者提供了依据。②高风等利用知识图谱方法，分析了中医药领域细胞焦亡研究热点和前沿方向，发现黄连素、白藜芦醇、葛根素、柚皮素、黄芪甲苷、黄芩苷等代表性中药活性成分，中医药领域细胞焦亡研究集中于中药单体或中药复方干预疾病及病理过程机制。③阳晶晶等采用文献计量学全面阐述了中医药领域肠道菌群的研究热点及前沿，发现该领域研究热点主要集中在中医药调节肠道菌群在疾病治疗中的实验研究、临床研究；不同中医证型肠道菌群结构的研究。

（5）中医临床决策支持　在临床中，我们可以通过使用知识图谱技术进行辅助诊疗。知识图谱可以将患者的信息可视化展现。例如，使用知识图谱将患者的症状、一系列检查报告的信息可视化表示并分析，自动生成诊断信息、有效的治疗方案等。对医生给出的治疗方案进行分析，分析其不足，补充其缺漏，从而在临床中起到辅助诊疗分析与决策的作用。

①刘堃靖等将特征分析、关联分析及深度学习相融合，在完善的信息平台、数据平台、电子病历系统基础上创建知识图谱，完成临床辅助诊断与诊疗支持。研究将人工智能技术应用于临床诊疗，不仅能够改正及补充医生的诊断差错和不足，而且能够展现病症间的隐含关系，达到疾病预测的目的。②李敬华等构建了中医脾胃病知识本体库，使用 Agent 技术将知识库嵌入 EMR 系统，实现了脾胃病知识的实时决策支持。

（二）其他领域

通过对国内现有学科体系结构可视化研究文献的统计，发现主要集中在以下几个学科领域：图书馆、情报与文献学、经济与管理学、教育学、体育学、统计学和工程技术领域等。其中，图书馆、情报与文献学、经济与管理学研究领域的成果最为丰富。

（1）经济与管理领域　国内常以 Web of Science（WOS）和中国知网收录的文献作为数据来源，综合使用引文网络分析工具 CiteSpace、文献题录信息统计分析工具 SATI 及社会网络分析工具 UCINET，绘制经济与管理领域研究热点与前沿知识图谱。对经济与管理领域中国内外文献年度累计发文量、主要研究作者、核心机构和国家及高被引和同被引文献作对比分析，从而对经济与管理领域的前沿发展趋势进行研究。

（2）图书情报领域　在图书情报分析领域，常使用文献计量学方法结合信息管理相关方法，对学术文献进行全面、系统的数据分析。对关键词组合获取数据，对数据库的数据进行初步数据清洗，对年度文献发表量进行统计，分析目前图书情报领域学科所处发展阶段；同时对文献出处、高被引和同被引期刊、核心国家和作者进行研究，划定图书情报领域影响力较大的期刊；此外对研究机构与作者情况进行统计分析，研究该领域的学术领先机构与知名作者。而对高频关键词时空分布、实证分析及其政策理论演变进行了研究，可展现该领域发展情况及研究热点分布。

（3）教育领域　近年来，科学知识图谱在国内外教育领域文献研究中的应用日趋广泛。在教育领域的文献可视化分析中多采用科学知识图谱可视化方法，运用 CiteSpace 软件，从相关文献中检测文献的被引频次，总结近年来一直被提及并研究的教育领域热点核心词汇，分析频次的高低和变动趋势；以此方式直观显示出相关文献的被引关系，确定教学课程与教学理论的研究前沿，对其中的关键词和热点词汇进行数据可视化分析，绘制领域研究前沿的知识图谱，从而提取出教育领域高频被引关键词，展现 21 世纪十余年我国课程与教学论研究热点领域和新兴发展领域，归纳出热点词汇和新兴词汇的突现词。

（4）新兴的相关科技领域　科学知识图谱可以探测、识别、发现新兴科技领域的文献分布趋势和新兴主题，并对已提取的新兴主题进行分类、研究，与学科内各研究领域的聚类情况作对比，进而发现各领域的热词、有影响力的作者、机构和国内外重要文献。在新兴科技领域文献主题研究工具的创新方面，科学知识图谱可以对数据库中收录的新兴主题研究文献进行收集，从文献计量学的角度进行定量分析；利用 CiteSpace 对核心国家、机构及作者之间的合作关系做出对应的文献可视化图谱；以及利用 CiteSpace 对文献的关键节点文献进行研读和分析，最终生成该研究领域研究主题的聚类图、时序图，以此为参考对研究内容及现状进行分析和预测。

（曾慧妍）

第二节 知识图谱的方法及常用工具

一、研究方法

在国内学科体系结构可视化研究中，主要包括三大类研究方法，即共现分析、共引分析、多元统计分析。

（一）共现分析

共现分析，又称为共词分析，指两两统计一组关键词在同一篇文献中出现的次数，以此为基础，对这些词进行多元统计分析，从而反映出这些词之间的亲疏关系，进而分析这些词所代表的学科或主题的结构与变化；对文献第一作者所在单位进行共现分析，可以显现出某学科领域一些高产的研究机构；对某个学科与其上位学科中的其他子学科，或者与一般性相关学科的共现分析，可以显著地展现学科之间的相互关联性，对学科定位与学科划分起到提示作用；作者共现分析，一般称为合著者网络分析，是在某一学科研究领域中，一位作者与其他作者合著关系的网络化体现，合著者网络分析可以识别学科研究中的合作情况。

（二）共引分析

共引分析由美国科学计量学家 Henry Small 在 1973 年提出，指两篇或两篇以上的文献同时被别的文献引用的现象。一般可以利用多元统计中的聚类分析和多维尺度分析对共引矩阵进行数据挖掘，从而得出某一学科的研究特点、研究方向的关联性及该学科学者关注的热点问题等。之后，共引分析的概念和思想被推广到与文献相关的其他特征对象上，形成各种类型的共引概念，如期刊共引分析、作者共引分析等，其原理及实施步骤与文献共引分析基本相似。

（三）多元统计分析

多元统计分析是一种综合分析方法，它能够在多个对象和多个指标互相关联的情况下分析它们的统计规律，包括多元正态分布及其抽样分布、多元正态总体的均值向量和协方差阵的假设检验、多元方差分析、直线回归与相关、多元线性回归、主成分分析与因子分析、判别分析与聚类分析等。

在学科结构可视化研究中，常用到多维尺度（multidimensional scaling）分析、聚类分析（cluster analysis）和因子分析（factor analysis）三种方法：①多维尺度分析是一种探索性的数据分析方法，它将含有多个变量的大型数据压缩到一个低维空间，形成一个直观的空间二维（或三维）图形，以空间中的点表示变量之间的潜在规律性联系；②聚类分析是一种建立分类的多元统计分析方法，它能够将一批变量根据其诸多特征，按照性质上的亲疏程度在没有先验知识的情况下进行自动分类，产生多个分类结果；③因子分析是一种寻找潜在支配因子的模型分析方法，其作用是分析可观测到的多个原始变量，找出数目相对较少的、对原始变量有潜在支配作用的因子。

当然，在进行学科体系结构可视化研究中，很多时候并不是一种或一类研究方法的单独使用，而往往是针对不同研究对象，利用不同研究工具的综合、交叉体现。比如，我们经常见到的共词分析（关键词共现分析）、共引分析等往往要借助 SPSS 软件进行多元统计分析；在全面揭示学科基础、研究主体和研究进展时，就需要同时运用更多的研究方法。

二、绘制工具

目前比较知名的知识图谱绘制工具主要有 CiteSpace、UCINET、VOSviewer、Bibexcel、SPSS 和 HistCite 等，其中 CiteSpace 是目前最常用的工具。①CiteSpace 为由美国 Drexel 大学教授陈超美博士开发，借助 Java 平台运行，具有强大的文献分析功能，可构建三种可视化模式：聚类视图、时间线和时间区域模式，适合进行多元、分时、动态复杂网络分析的免费可视化知识分析工具。②Bibexcel 是瑞典科学家 Persson 开发的软件，具有强大的分析功能，可从 WOS、PubMed 等众多数据库中读取、简化和规范化数据，但是它的可视化功能弱，故而常常用于知识可视化前期的数据预处理。③SPSS 可用于构建因子分析、聚类分析及多维尺度分析。④UCINET 常用来分析与展示知识间的关系。⑤VOSviewer 具有强大的图形展示功能，可用于大规模数据样本的分析，但它的数据预处理需要外部程序执行。⑥HistCite 适用于 WOS 数据分析，可突出高被引文献并且按年代排列，同时可分析文献的互引情况。

三、绘制流程

既往有学者将绘制流程分为 6 部分：提取数据、定义分析单元、选择方法、计算相似度、布局知识单元和解释分析结果；亦有人主张将其分为 7 部分：数据检索、数据处理、网络提取、标准化、作图、分析和可视化。概而言之，数据检索、数据处理是知识图谱绘制的基础，进而运用软件分析最终完成图谱绘制。

（一）数据检索

数据检索是知识图谱构建的基石，准确而有效的检索数据对结果有直接影响。目前国内常用的数据库主要有中国知网、万方数据库（WFD）、中国科学引文数据库（CSCD）、维普资讯中文期刊服务平台（VIP）等，目前新版中国知网自附可视化的分析功能。国外常用的数据库有 PubMed、Embase、WOS、Cochrane Library 等。

（二）数据分析与处理

知识可视化的质量、合理性和可靠性很大程度上依赖所用数据的精确性和全面性。从数据库检索出原始数据需要经过系列预处理才能分析，如改正字符错误、统一或增补国家和机构名等。

大部分知识图谱定义的模式主要有 domain（领域）、type（类别）和 topic（主题，即实体）。绘制可视化知识图谱，对数据往往需要标准化与简化。标准化常常通过数据间的相似度测量，主要有两大类：一是集合论方法，包括 Cosine、Pearson、Spearman、Ochiai 指数和 Jaccard 指数；二是概率论方法，主要有合力指数和概率亲和力指数。简化分析包括因子分析、多维尺度分析、自组织映射图（SOM）、寻径网络图谱（PENET）、聚类分析、潜在语义分析等。

（三）可视化与解读

在知识图谱的解读过程中，常常需要对图谱进行相应操作，包括浏览、放大、缩小、过滤、查询、关联和按需移动等。解读方法主要有历时分析、突变检测、空间分析和网络分析。①历时分析，即从时间角度对系列知识单元的模式、趋势、季节性和异常进行分析，认识现象的本质。②突变检测，为通过检测短时间内知识单元的急剧变化，分析知识的前沿趋势，发现知识演变的转折点和焦点。③空间分析，主要分析知识的空间分布，明晰知识的地理位置关系。④网络分析，一般借鉴社会网络分析理论，对知识节点及其关系进行测定，相关指标有中心性分析、凝聚子群分析、核心-边缘结构分析。

四、主要功能

（一）识别研究热点与前沿

识别研究热点的方法有很多，如词频统计分析法（以高频关键词反映研究热点）、词共现法（以共现频繁的词聚类反映研究热点主题）和共被引聚类方法（以比较大的聚类反映研究热点主题），其中共被引聚类方法是常用的方法。

（二）展示学科研究前沿

通常研究前沿是近几年刚兴起的具有前瞻性、先导性和探索性的研究领域或主题，而研究热点是指一定时期内大家关注比较多的、稳定集中的研究领域或主题，两者有一定交叉，因而从高频关键词、前沿术语、文献和引文聚类的时间演化来探寻学科或领域的研究前沿。

（三）识别核心作者群及其之间的互引关系

通过作者共现或共被引分析，能够识别出一个学科或领域的核心作者群及其之间的合作强度和互引关系。除此之外，通过了解聚类内作者的研究主题，能够发现一个学科或领域的知识结构和研究热点。同时，通过作者共现或共被引聚类的时间演化图谱，能够发现学科或领域的研究前沿。

（曾慧妍）

第六章　基于可视化分析的“动-定序贯范氏八法”研究进展

第一节　数据来源及处理

一、数据来源

检索电子数据库：中国知网，中文检索词有“动-定序贯”和“八法”，OR 作者包含“范冠杰”。予人工检索剔除重复文献、会议通知、科普宣传、人物专访等，共 274 篇，所有检索均截至 2022 年 10 月。

二、数据处理

（一）数据转化

中国知网数据由文献管理中心导出，选择“refworks”格式，导出文献命名为 CiteSpace 需要的格式“download_××××”，导出的文献记录中包含的信息有作者、研究机构、题名、发表年份、关键词、摘要、期刊、卷次和起止页码。新建 input 文件夹保存原始数据，output 保存转换后的数据，导入 CiteSpace 进行数据转换，将 refworks 格式文件转换为 CiteSpace 可用的 download_××.txt 格式。

（二）CiteSpaceV 软件设置

时间分区（timeslicing）：2014～2017 年。节点类型（nodetypes）：分别选取作者（author）、机构（institution）、关键词（keyword）。阈值（top*n*%perslice）：节点类型为作者时选择 30%，以将核心作者全部纳入可视化图谱；节点类型为机构时选择 100%，以分析整个研究领域的机构分布情况；节点类型为关键词时选择 30%，以分析该领域的主要关键词。

（三）数据可视化

数据可视化分三次对已有数据进行可视化，节点类型分别选择作者（author）、机构（institution）、关键词（keyword），分别得到糖尿病肾病的文献作者、研究机构和关键词的共现视图，包括聚类视图和时间视图两类。

第二节 数据分析结果

第六章 彩图二维码

一、“动-定序贯范氏八法”相关文献数量分布

历年的文献数量变化情况反映了该领域学术研究的理论水平和发展速度，是衡量该领域学术研究情况的重要指标。统计了1996～2022年“动-定序贯范氏八法”研究领域的年发文量分布情况（图6-1），1996～2006年发文量呈平缓趋势，年度发文量均小于2篇，此阶段研究热度不高；2006～2010年发文量呈缓慢上升趋势，年度发文量最高4篇；2011～2012年为快速增长阶段，年度发文量最多，高达24篇；2013～2022年呈波浪式上升与下降，但总体呈现出缓慢增长趋势，年均发文量21篇。目前来看，“动-定序贯范氏八法”在中医药研究领域前景良好。

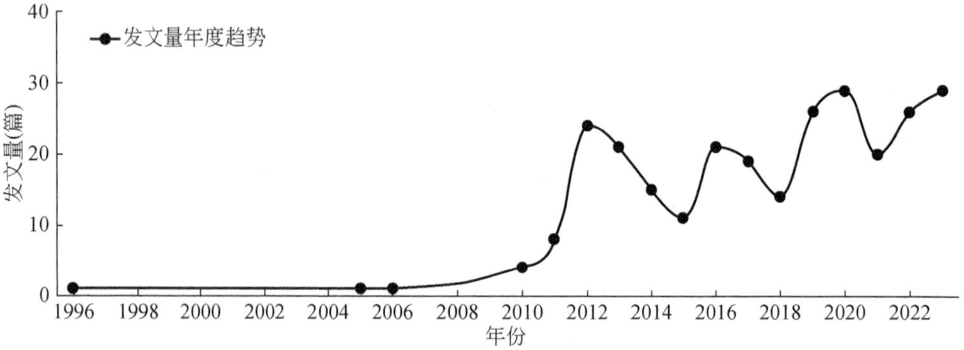

图6-1 年度发文量趋势图

二、“动-定序贯范氏八法”相关文献的来源出版物分布

1996～2022年“动-定序贯范氏八法”研究领域中国知网文献来源出版物中发文量排名见图6-2*，其成果在国内30个期刊发表，其中，高质量期刊《广州中医药大学学报》发文量最多高达33篇，其次为《中华中医药杂志》（12篇）、《新中医》（9篇）、《中国中医急症》（7篇）、《辽宁中医杂志》（7篇）、《中国实验方剂学杂志》（6篇）、《中国中医基础医学杂志》（6篇）、《时珍国医国药》（5篇）等；2022年复合影响因子排名前三的期刊分别为《中国中药杂志》（4.333）、《中草药》（4.241）、《中国实验方剂学杂志》（4.023），这些期刊主要为中医药领域的核心期刊，刊载量较少，但可以推测国内“动-定序贯范氏八法”研究已有些许学术界认可成果，并且为该领域的学者提供了查阅文献来源和论文发表目标期刊的参考。

* 图6-2至图6-6，图6-9至图6-11，图6-13至图6-15彩图请扫二维码。

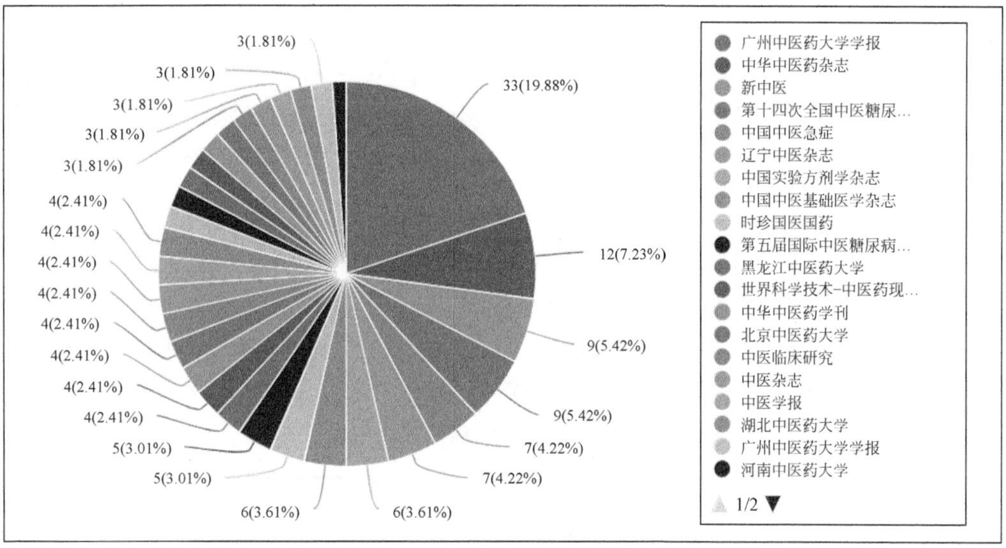

图 6-2 发文期刊分布图

1996～2022 年“动-定序贯范氏八法”研究领域主要研究学科分布情况如图 6-3 所示，中医学、中药学、内分泌腺及全身性疾病、临床医学、神经病学、中西医结合、外科学、精神病学为主要研究学科。其中，中医学发文量最高，达 205 篇；其次是中药学、内分泌腺及全身性疾病，分别为 17 篇和 14 篇。

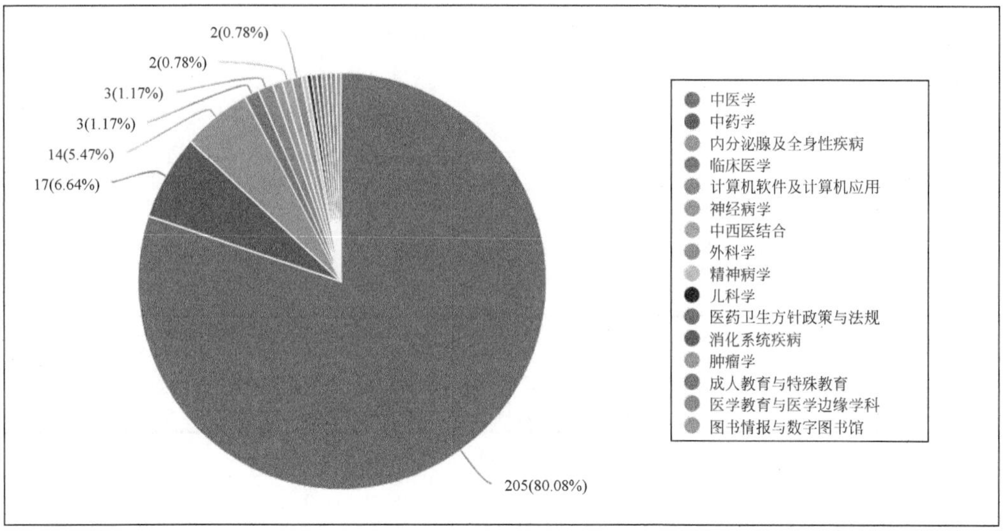

图 6-3 主要研究学科分布图

三、“动-定序贯范氏八法”相关文献研究方向的分布

关键词是对文献内容的高度概括，反映文章主要内容及核心主题，频次高的关键词常被用来反映研究领域的热点问题。对关键词进行聚类后的可视化分析，可以了解一个学科领域的发展历程、各时期主要研究方向及最新的研究热点，并对该领域的发展趋势做出预测。从

中国知网提取关键词，用 CiteSpace 构建关键词共现网络图谱，进行可视化分析，可反映“动-定序贯范氏八法”各时期的主要研究方向、发展趋势、研究热点及前沿。

对中国知网“动-定序贯范氏八法”研究的相关文献中的主要关键词可视化，出现频次≥5 次的关键词有 15 个，分别为糖尿病、范冠杰、糖尿病足、核心病机、消渴病、糖足方、治疗组、一氧化氮、辨证论治、药串、临床研究、名医经验、中药、增殖、消渴，如图 6-4 和表 6-1 所示。由此可见，糖尿病与糖尿病足、糖尿病中医治疗、糖尿病临床研究是近年来“动-定序贯范氏八法”研究的主要方向，同时“动-定序贯范氏八法”与抑郁症、肥胖、高脂血症、痛风、炎症因子等之间的关系也获得较大关注。此外，高频关键词尚有中医、中医疗法、分子对接、病机、证候、药性等，由此我们可以发现，除了高频词中糖尿病、糖尿病足、消渴病等之外，“动-定序贯范氏八法”在抑郁症、肥胖、高脂血症、痛风等疾病的中医辨证治疗及中药分子对接技术亦是今年研究的热点问题。

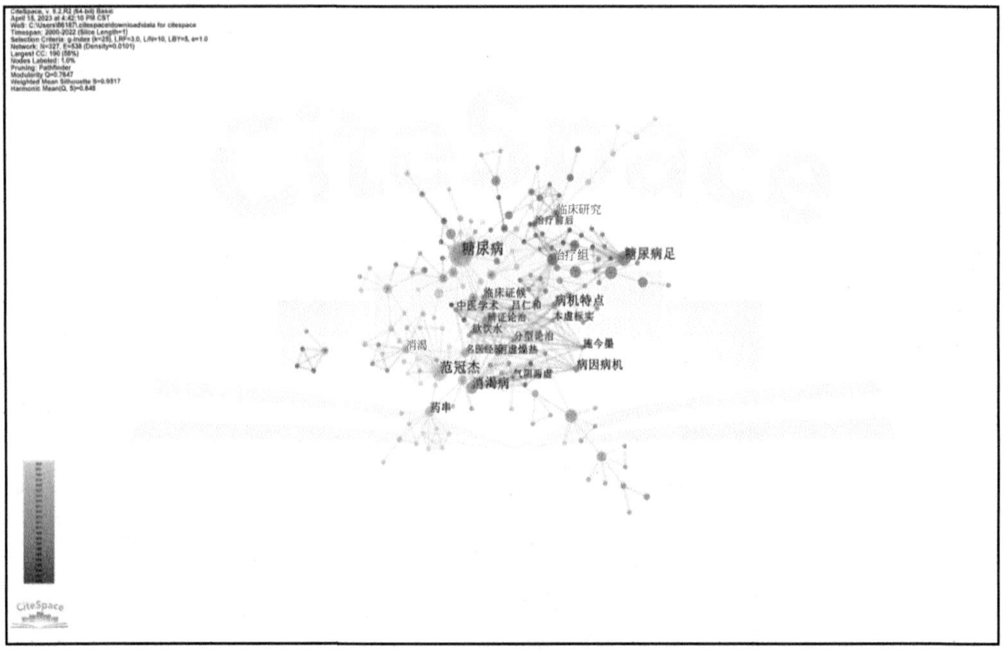

图 6-4 关键词共现图

表 6-1 关键词列表（频数≥5）

序号	关键词	频数
1	糖尿病	30
2	范冠杰	18
3	糖尿病足	14
4	核心病机	8
5	消渴病	7
6	糖足方	7
7	治疗组	7

续表

序号	关键词	频数
8	一氧化氮	7
9	辨证论治	7
10	药串	6
11	临床研究	6
12	名医经验	6
13	中药	5
14	增殖	5
15	消渴	5

四、“动-定序贯范氏八法”研究的热点方向、知识结构及演进分析

进一步将关键词聚类，不同聚类用不同颜色及形状体现，发现国内糖尿病肾病文献关键词共现网络共形成多个聚类，中心性关键词分别有糖尿病足、糖尿病、糖尿病性、消渴病、气阴两虚、范冠杰、药串、治疗组；周边性关键词有病因病机、临床研究、氧自由基、临床证候、中医学术、名医经验、病机特点等（图 6-5）。

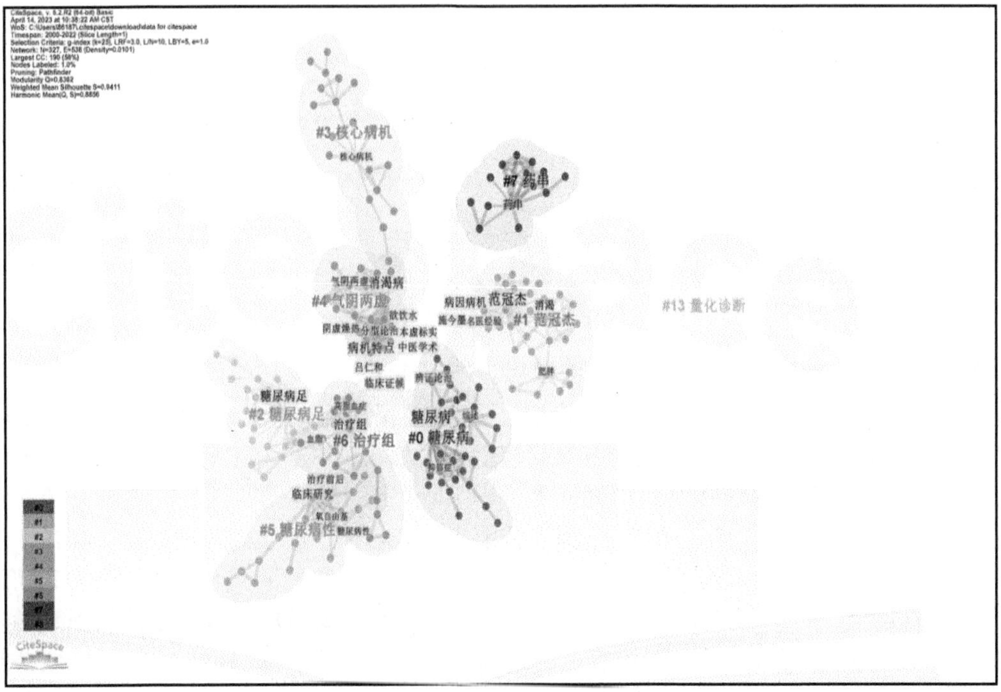

图 6-5　关键词聚类图

关键词聚类图如图 6-5 所示，共形成了 6 簇有效聚类，Q=0.8856，S=0.9411，说明各聚类模块所包含多个关键词之间同质性较高，聚类合理，且各聚类模块存在一定的重叠。由此

发现“动-定序贯范氏八法”的研究主要侧重于临床研究与核心病机研究。而关键词时间线图直观地展现出各聚类的研究时间跨度，以厘清“动-定序贯范氏八法”的研究发展脉络，如图 6-6 所示，1996～2000 年研究热点主要为糖尿病、糖尿病足、消渴病、气阴两虚、病因病机、胰岛素原、金银花、益气活血、鸡血藤、辨证治疗、临床研究、中医疗法。2001～2005 年研究热点主要为一氧化氮、辨证论治、中药、高脂血症、炎症因子、心肌梗死、氧自由基、骨密度、疗效观察。2006～2010 年研究关键词：糖足方、增殖、消渴、肥胖、临床路径、中医、病机特点、扶脾抑胃、脾胃分论、弥可保。2011～2015 年主要研究点为范冠杰、核心病机、药串、名医经验、核心症状、药性、痛风、学术思想。2016～2020 年关键词主要有抑郁症、用药规律、并发症、中药足浴、运动、证候规律。2021～2022 年关键词主要有分子对接、作用机制、抗炎、抗凋亡、膏方。

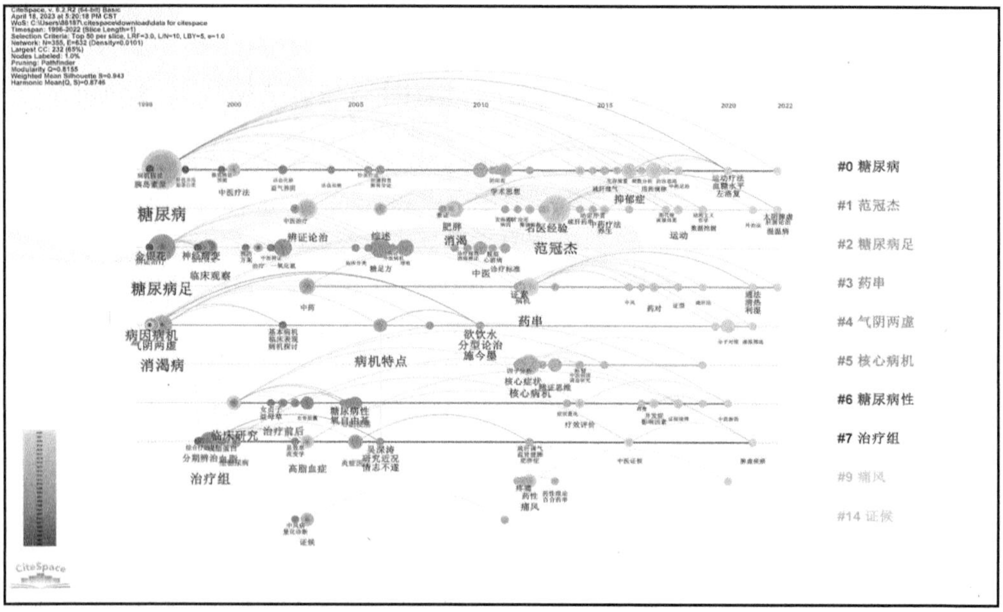

图 6-6 关键词时间线图

通过关键词共现图，我们可以发现糖尿病、糖尿病足、消渴病及中医治疗近 20 多年来一直是热点研究，1996～2010 年主要是围绕糖尿病、糖尿病足、消渴病病因病机的临床研究。2010～2015 年则突出了范冠杰教授对痛风等疾病核心病机研究、辨证思维、药串治疗的名医经验，表明除糖尿病、糖尿病足、消渴病之外，“动-定序贯范氏八法”亦逐渐开始在痛风疾病研究中体现。随后，2016～2020 年侧重抑郁症用药规律、证候规律的研究，2020～2021 年则更强调从分子对接角度对抗炎、抗凋亡等作用机制的研究。聚类＃0 糖尿病的时间跨度从 1996 年延续至今，说明“动-定序贯范氏八法”的研究在糖尿病领域还会持续受到学者们的关注。从糖尿病、糖尿病足、消渴病，再到高脂血症、肥胖、抑郁症，上述时间线关键词体现了“动-定序贯范氏八法”研究从单个疾病到多个疾病、从临床研究到核心病机及机制研究的不断拓展。

五、“动-定序贯范氏八法”研究基金分布情况

对“动-定序贯范氏八法”研究主要基金资助情况进行分析，发现广东省中医药局建设中医药强省科研课题、国家自然科学基金资助项目最多，其资助发文量分别为 13 篇、12 篇（图 6-7）。国家重点研发计划、国家科技支撑计划、国家重点基础研究发展规划（973 计划）资助发文量均为 3 篇。资助基金文献发文量 1 篇的基金尚有：长江学者和创新团队发展计划、河南省中医药科学研究专项课题、云南省科技计划项目、国家中医药管理局中医药科学技术研究基金、浙江省医药卫生科技研究基金、国家中医药管理局中医药标准化项目、河北省自然科学基金、内蒙古自治区自然科学基金、天津市科技计划项目、山东省中医药科技项目、山东省科技攻关计划、云南省自然科学基金、广东省科技计划、安徽省等。以施今墨“对药”理论研究为例，从图 6-8 中趋势可以看出，广东省中医药局建设中医药强省科研课题、国家自然科学基金在“动-定序贯范氏八法”的研究有较大的比例，说明我国尤其是广东省中医药局对“动-定序贯范氏八法”的研究一直保持持续性的关注。

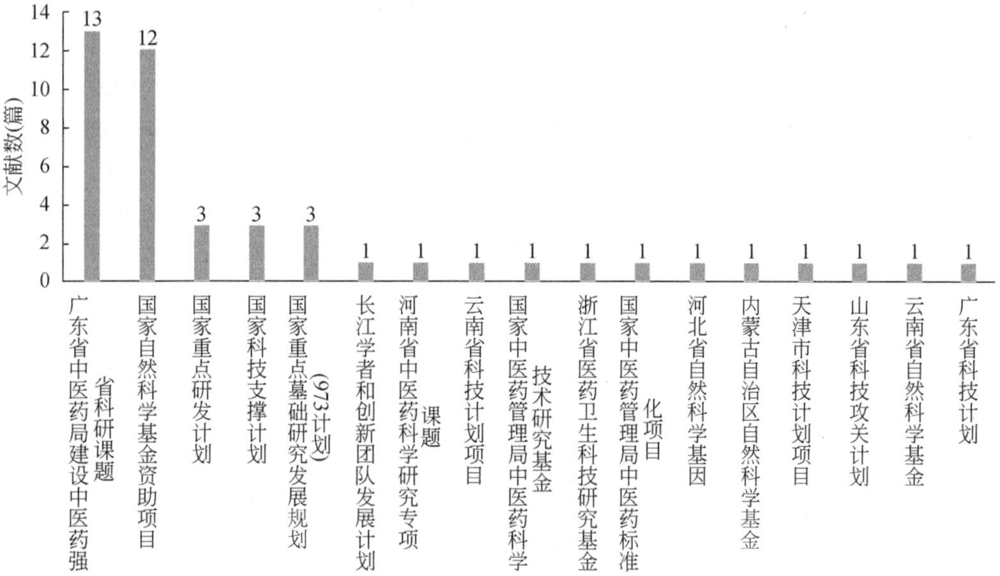

图 6-7　基金分布图

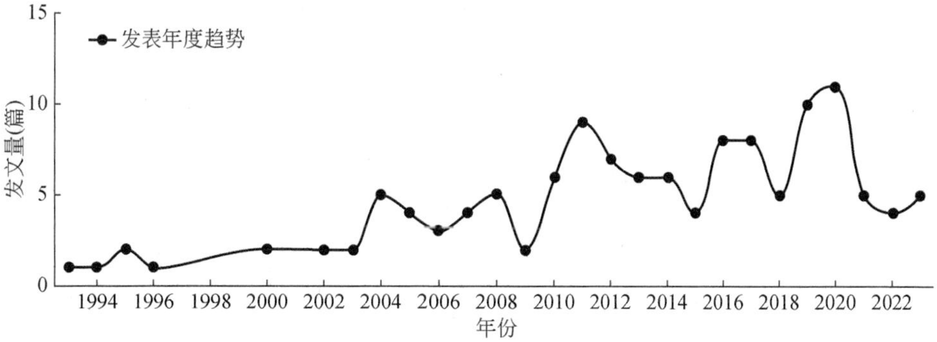

图 6-8　施今墨“对药”理论研究发文趋势图

六、“动-定序贯范氏八法”理论基础演变

1. 施今墨“对药（药对）”理论

对药又称药对。对者双也，配伍也。古人原以单味药立方，即谓之单方，后来体会出药物配合应用后较之单味药立方疗效增强，尤其是两味药配伍运用其效更彰。一代宗师施今墨先生对国医国药造诣极深，通晓古今医籍。发岐黄之秘，融今人之新。施氏对药有源于经方者，有源于时方者，有施氏独创者，被中医界誉为“名方中的名方”。

检索电子数据库为中国知网（1993 年 1 月至 2022 年 12 月），经多次检索策略的探索后，检索条件：［（主题='施今墨'）AND（全文='药对'）］AND［发表时间 Between（'1993-01-01', '2022-12-31'）］；检索范围：中文文献。剔除重复文献、科普宣传、人物专访等，共 123 篇。发文趋势图如图 6-8 所示，1993～2003 年发文量较少，每年 1～2 篇；2003～2009 年发文量呈波浪式上升与下降，但总体呈现出缓慢增长趋势；2009～2022 年呈波浪式上升与下降，但整体为快速增长趋势，每年 2～12 篇。这体现了施今墨“对药”理论在近 10 年仍然是中医药领域的研究热点。

如图 6-9 所示的关键词共现网络图，总体来看，施今墨“对药”理论研究领域主要围绕“对药”进行展开，涉及的疾病主要有糖尿病、消渴病，其相关医案、名医经验、学术思想等更受到该领域内学者的关注。此外，施今墨“对药”理论研究还与汪逢春、孔伯华、祝谌予等中医名家有着较密切的联系。这说明施今墨“对药”理论研究在早期主要侧重于糖尿病的临床治疗，并且各中医名家在此理论基础上不断研究发展。进一步对关键词进行聚类（图 6-10），共形成了 9 簇有效聚类，Q=0.66，S=0.93，说明各聚类模块所包含多个关键词之间同质性较高，聚类合理，且各聚类模块存在一定的重叠。而关键词时间线图（图 6-11）直观地展现出各聚类的

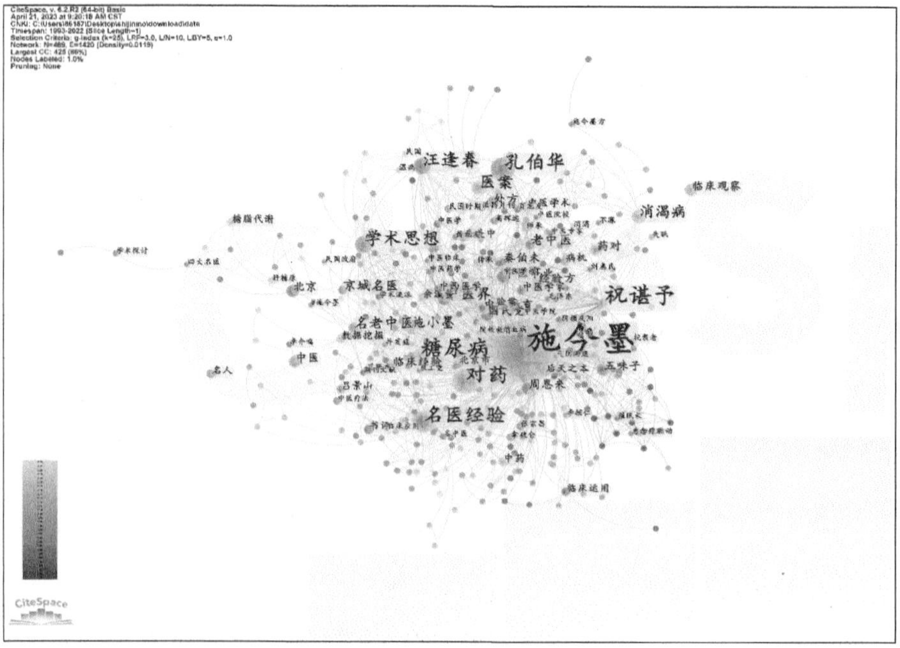

图 6-9　施今墨“对药”理论关键词共现图

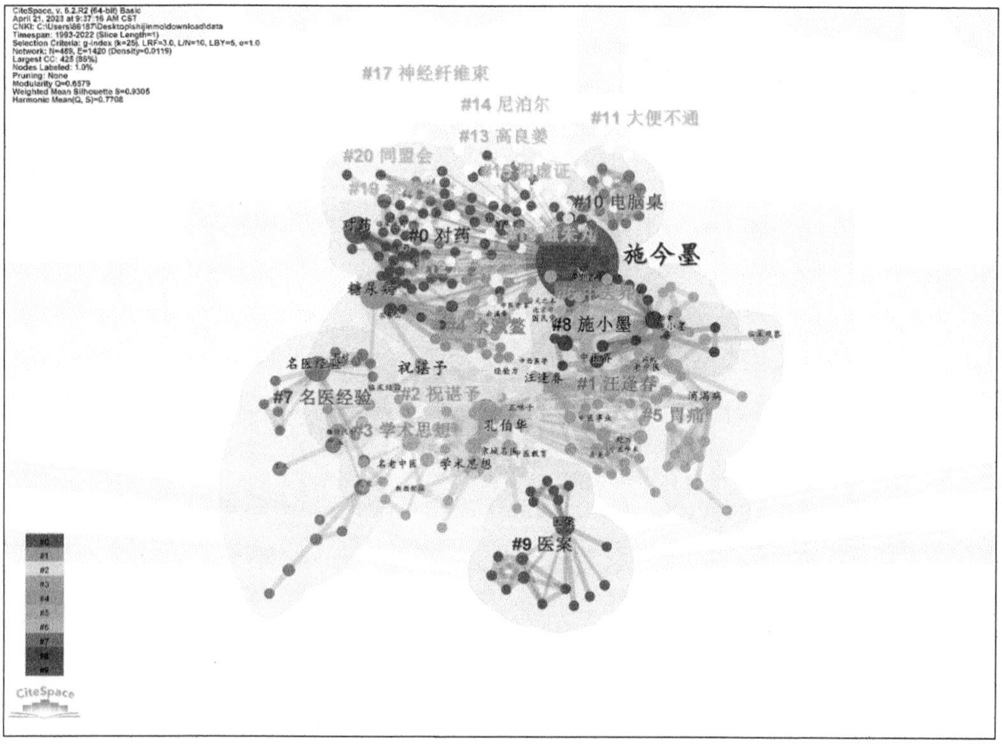

图 6-10　施今墨“对药”理论关键词聚类图

研究时间跨度，以厘清施今墨“对药”理论的研究发展脉络，聚类#0 对药的时间跨度从 1993 年延续至今，说明对药理论还会持续受到学者们的关注，此外，聚类#7 名医经验、#9 医案的研究至今也是研究热点，说明施今墨“对药”理论研究在名医经验、医案中所体现出来的学术思想仍深深吸引着学者们去探索。

2. 吕仁和“药串”理论研究

北京中医药大学东直门医院吕仁和教授师承名老中医施今墨、祝谌予诸名家，长期从事糖尿病、肾脏病临床工作，在应用“药对”“药串”治疗多种疑难病方面，积累了丰富经验。“药串”是指相对固定的 3 味或 3 味以上的药物组合、配伍，较之应用单味中药，可以更好地发挥药物之间协同、调节、相辅、相制，并有改变单味药功能、扩大疗效和引药归经等特殊作用。作为中药配伍的独立单元，是针对一定病证，从历代医家用药经验中提炼出来行之有效的、符合一定的理论依据和法度的固定配伍。其构成与配伍，以中药药性理论，即四气五味、升降浮沉、归经、有毒无毒等为基础，并表现为相须、相使、气血、寒热、辛甘、酸甘、动静、刚柔、润燥、补泻、引经等多种配伍形式。

数据来源于中国知网，检索条件：［（全文='吕仁和'）AND（全文='药串'）］AND［发表时间 Between（'1993-01-01'，'2022-12-31'）］；检索范围：中文文献。文献类型为期刊、硕博论文。文献分类目录为医药卫生。剔除会议、报纸、报告、成果、专利及重复文献，检索结果为 115 篇。

如图 6-12 所示，吕仁和“药串”理论研究自 2009～2023 年发文量呈波浪式上升或下降，但总体仍是上升趋势，尤其是 2018～2022 年年发文量均保持在 10 篇及以上，可以看出该研究在近年仍是研究的热点。

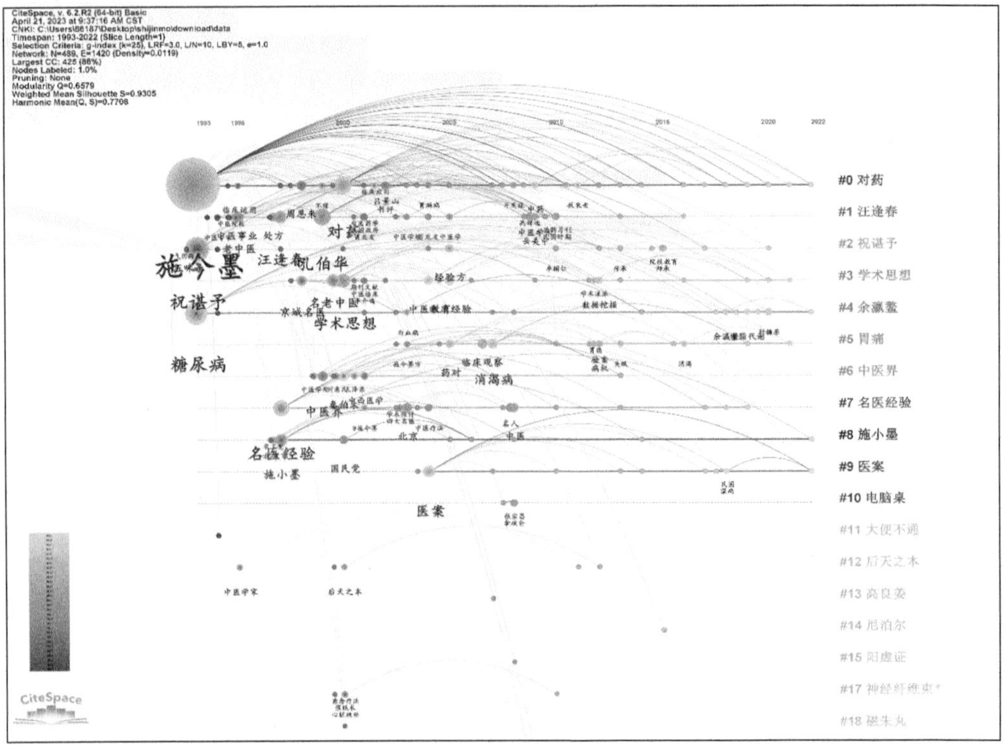

图 6-11 施今墨“对药”理论关键词时间线图

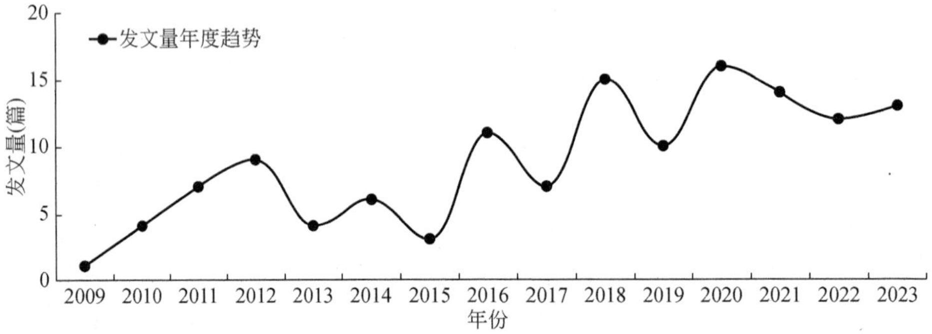

图 6-12 吕仁和“药串”理论研究发文趋势图

从关键词共现图（图 6-13）可以看出，在吕仁和“药串”理论研究领域，主要关键词为糖尿病、消渴病、数据挖掘、施今墨、赵进喜、范冠杰、药串、用药规律、名医经验、经验传承、中医学术。进一步对关键词进行聚类分析，共形成 8 个聚类模块，分别为#0 病因病机、#1 从风论治、#2 糖尿病、#3 范冠杰、#4 数据挖掘、#5 药串、#6 名医经验、#7 临床经验、#8 国医大师（图 6-14）。不同色块代表不同的聚类，聚类号越小，聚类越大，模块值（*Q* 值，

---

* 此处缺序号 16，是因为生图软件，通过时间切片进行时序图的绘制。如果某些时间段内无足够的关键词或文献数据，软件系统自动跳过该时间片段的节点，导致序号不连续。其他处同此。

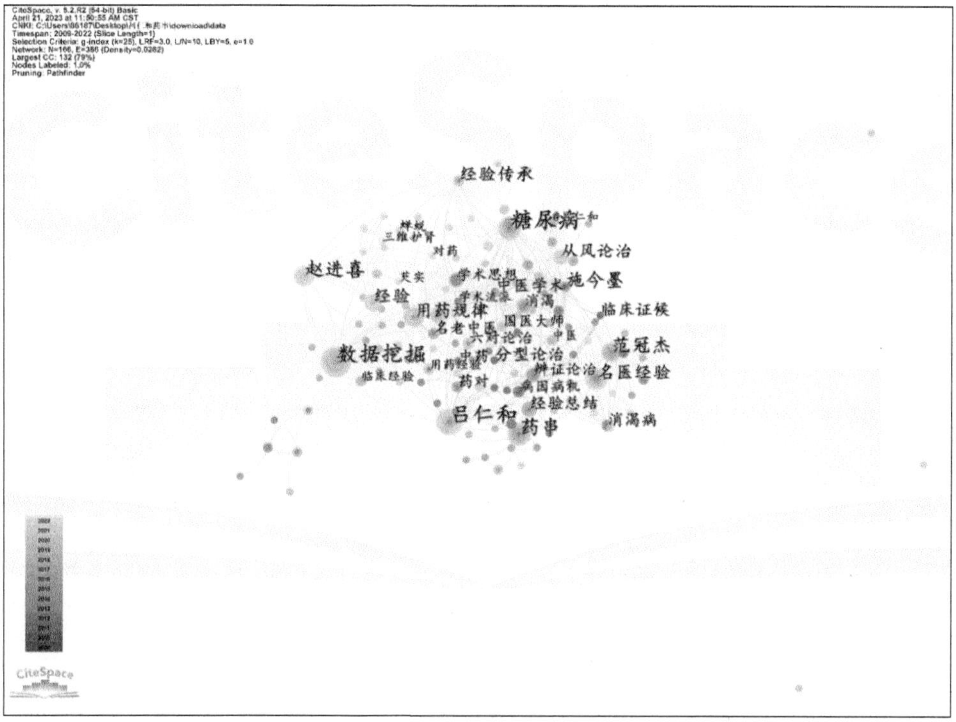

图 6-13　吕仁和“药串”理论研究关键词共现图

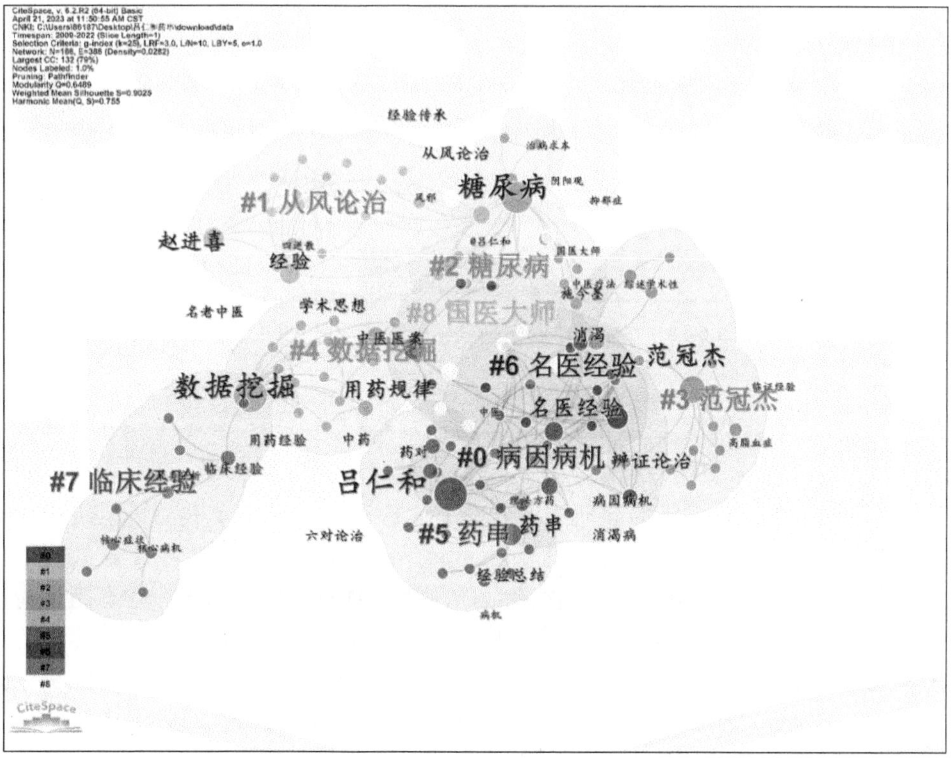

图 6-14　吕仁和“药串”理论研究关键词聚类图

modularity Q）与平均轮廓值（S 值，weighted mean silhouette S）是评价图谱质量的关键指标，Q 值＞0.3 表明聚类有效；S 值＞0.7 表明聚类分析结果可信。由图可知，S=0.90，说明该聚类分析结果有效且可信。

关键词时间线图直观地展现出各聚类的研究时间跨度，以厘清吕仁和“药串”理论研究发展脉络，如图 6-15 所示，2009～2015 年研究热点主要为糖尿病、消渴病、理法处方、病因病机、数据挖掘、辨证论治、高脂血症。2015～2022 年研究关键词：抑郁症、肥胖、胰岛素、四逆散、治病求本、从风论治、治病求本、风邪、中医医案、疏肝法。通过关键词共线图可以发现糖尿病、消渴病、抑郁症、肥胖等多种疾病在不同时间段有侧重研究，学者多关注病因病机、核心症状、核心病机、用药规律、名医经验等方面。

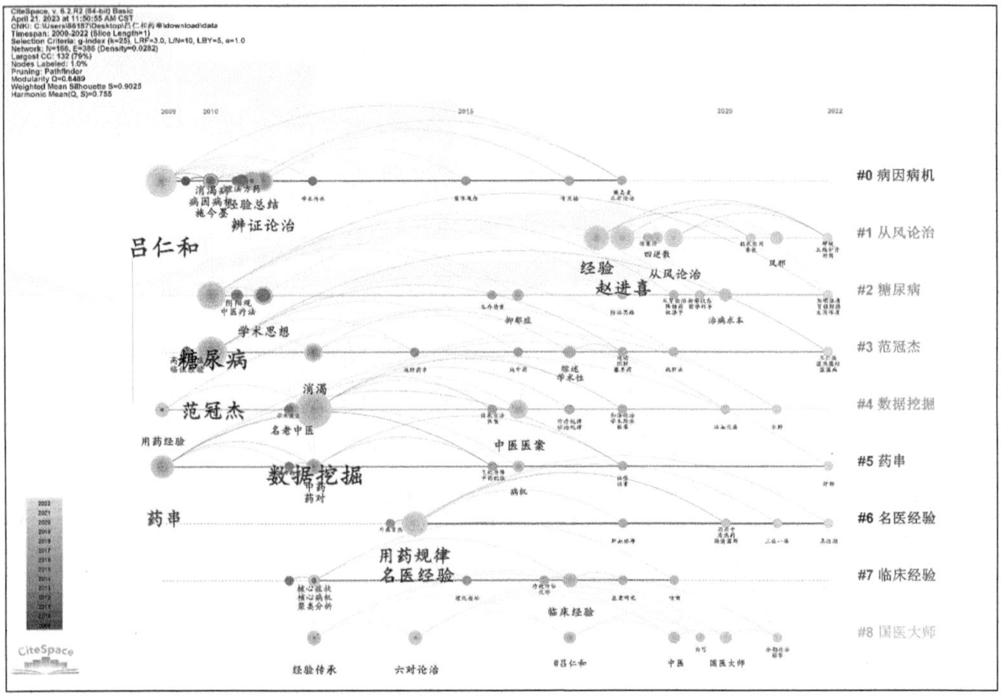

图 6-15 吕仁和“药串”理论研究关键词时间线图

3. 范冠杰“动-定序贯范氏八法”理论研究

广东省中医院范冠杰教授，早年师从我国名中医吕仁和教授，在学术渊源上传承了施今墨等全国名老中医的学术思想与临床辨治经验，范教授长期从事中医临床工作，以“对药”“药串”理论研究为基础，并不断精研中医经典、名医传承、临床实践和科学研究，而逐步形成了一套辨证论治方法，即开创性地提出了“动-定序贯范氏八法”中医原创理论，该理论以“核心病机”为靶点，以“证素”为辨证的基础和规范，以“药串”动态组合为组方思路，针对动态变化的“证”进行序贯治疗，形成了“证素-核心病机-药串一体化”的辨证模式。该理论是中医临床诊疗思维的理论创新，为临床认识疾病发生、发展、治疗决策等提供了指引和思路。“动-定序贯范氏八法”包括补肾法、疏肝理气法、清肺生津法、调养心神法、清热凉血法、清热祛湿法、活血法和益气养阴法。其哲学中医理论以临床实践为基础，在构建过程中，通过融合中国古代哲学和西方哲学智慧，逐步形成了“源于临床-用于临床-高于临床”中医顶层辨证思维指导临床实践的系统理论，开创了中医诊疗模式的新范式，构建了“哲学中医”的临床思维体系。其中“动”乃改变、变化之意，是指无论是对中药药性的认识，还是对疾病病因病机的认识，都应打破思维定式，动态、灵活地看待。疾病的治疗并不是一成不变的；“定”，乃安也，与“动”相对，意为固定、不变，即领悟事物的规律性；“序”，乃次第、秩序、规则之意。病机是随疾病阶段有规律地动态变化的，而对应病机的药物治疗也是有序变化的；“贯”，为连续、贯通之意，体现了认识疾病和辨证论治是一个连贯、有序的过程，体现了治疗疾病的辨证、治疗一体化的思想。

以上理论正是三代中医名家不断将中医理论“整体观念”“辨证论治”观念和西方哲学“恒动观”等相结合并不断传承发展的智慧结晶。

（韦舒颖　王李子牛　余　丹）

下　篇

“动-定序贯范氏八法”辨治内科诸症治验

第七章 “动-定序贯范氏八法”辨治内分泌及代谢性疾病治验

第一节 脾瘅

糖尿病前期属于中医“脾瘅”“消瘅”等范畴。目前多数学者认为“脾瘅”“消瘅”是消渴的前驱期，并且一般从消渴的病因病机上认识“脾瘅”“消瘅”。禀赋异常、五脏柔弱、饮食失节、情志失调为脾瘅发生的主要原因。禀赋不足，脏腑娇弱，脾肾亏虚，加之过食肥甘厚味之品，内伤脾胃，生湿蕴热，耗伤阴津，情志不遂，肝郁气滞，气机不畅，升降失调，气血津液运行输布紊乱，痰浊瘀毒内停，气郁化火灼伤津液，发为本病。目前中医界认为糖尿病前期的病机主要包括脾虚、阴虚、燥热、肝郁、痰浊、瘀血、气滞等；病理基础主要有“虚、痰、瘀、热”。

病案举隅一

曾某，女，56岁，发现血糖偏高8年，未服用降糖西药，就诊时空腹血糖5.1mmol/L，餐后2小时血糖9.2mmol/L，血脂升高。症见口干口苦，多食易饥，脾气急躁，二便调。舌暗红，苔黄干，脉弦。

西医诊断：糖耐量异常。

中医诊断：脾瘅。

中医辨证：阴虚燥热血瘀。

治法：养阴清热，活血通络。

处方：石膏（先煎）30g，生地黄 15g，葛根 30g，柴胡 10g，薄荷（后下）10g，白芍30g，连翘10g，牡丹皮15g，赤芍10g，绵茵陈30g，丹参30g，炒白术15g，生甘草5g。每日1剂，水煎分早晚服。

嘱患者加强饮食与运动治疗。

二诊：服药后口干口苦减轻，时有腰膝酸软，舌偏暗红，苔黄干，脉沉细。病机为阴虚燥热，肾虚血瘀。治以养阴清热，补肾活血。患者脾气好转，初诊方去柴胡、白芍、薄荷。加狗脊10g，川续断10g，女贞子20g，墨旱莲20g以平补肾之阴阳；加红条紫草10g以凉血活血。

三诊：仍有多食易饥，腰膝酸软减轻，脾气急躁，舌暗红，苔黄干，脉弦。二诊方加柴胡 10g，白芍 15g 疏肝柔肝，加沙参滋养肝阴，顺应肝体阴用阳的特点；燥热伤阴，胃火亢盛故多食易饥，加麦冬养阴清热；石膏性寒不宜久用，故去之；加神曲 30g 健脾助运。

四诊：腰膝酸软消失，时有口干，舌红，苔黄干，脉弦。血糖控制在正常范围。辨证为阴虚燥热，治以养阴清热，加石斛 10g 养阴清热，益胃生津。瘀象消失，三诊方去丹参、牡丹皮；无腰膝酸软，去狗脊、川续断、女贞子、墨旱莲。

此后患者一直坚持服用中药，每年复查空腹血糖及餐后血糖、血脂均正常，HbA1c 5.8%。

按语

患者为中年女性，糖耐量异常，服用纯中药治疗，并配合饮食、运动治疗，血糖、HbA1c 控制在正常范围，血脂恢复正常。原来临床不适症状较多，经治疗后不适症状也明显改善。糖尿病提倡早期干预治疗，未病先防，既病防变，根据四时阴阳的变化情况“法于阴阳”，并且依据病证的阴阳偏盛偏衰情况，确定治疗原则，在脾瘅阶段，已出现阴阳失衡状态。

范冠杰教授认为本例患者的主要病机为阴津亏损，燥热偏盛，治以养阴润燥清热，选用石膏、连翘、葛根之治阴虚燥热证的常用药串。其中石膏辛、甘、大寒，大寒清热泻火，甘寒生津止渴，入肺、胃经，善清泄肺胃之热；连翘苦微寒，入肺、心、胆经，善清热散结，《医学衷中参西录》云其具升浮宣散之力，能流通气血；葛根甘辛凉，轻扬升散，善升发清阳，鼓舞脾胃清阳之气上升而生津止渴。灵活根据药物四气五味和升降浮沉的阴阳属性选择适当的药物，调整疾病过程中的阴阳失调，使之恢复阴平阳秘的自和状态，从而达到治疗疾病的目的。

二诊出现肾虚证候，《景岳全书·三消干渴》曰：“凡治消之法，最当先辨虚实……若由真水不足，则悉属阴虚，无论上、中、下，急宜治肾，必使阴气渐充，精血渐复，则病必自愈。”范冠杰教授补肾强调平补肾之阴阳，使助阳不过于温燥，补阴而不过于滋腻。常用狗脊、川续断、女贞子、墨旱莲药串治疗肝肾亏虚所致的腰膝酸软。

病案举隅二

黄某，男，45 岁，发现血糖偏高 9 年。就诊时空腹血糖 6.54mmol/L，餐后 2 小时血糖 9.5mmol/L，血脂稍高，症见疲倦，口干口渴，不多饮，睡眠欠佳，纳可，小便调，长期便秘，大便质硬如羊屎，3～5 天一行。舌暗红，有瘀点瘀斑，舌下络脉迂曲，苔白微腻，脉弦滑。

西医诊断：糖耐量异常。

中医诊断：脾瘅。

中医辨证：气阴两虚，湿浊瘀阻。

治法：益气养阴，祛湿活血通络。

处方：丹参 30g，莪术 10g，三棱 10g，川芎 10g，黄芪 30g，生地黄 30g，地骨皮 30g，玄参 10g，绵茵陈 30g，薏苡仁 30g，茯苓 30g，炒白术 15g，夜交藤 15g，生甘草 5g。每日 1 剂，水煎分早晚服。嘱患者加强饮食与运动治疗。

二诊：服药后大便次数增加，每日1～2次，质偏烂，纳可，无腹痛，仍口干，舌暗红，有瘀点瘀斑，苔白微腻，脉弦。辨证同前，患者腹泻，初诊方去滋阴润肠之生地黄、玄参，炒白术加量至30g以健脾渗湿止泻，加山药30g以健脾滋养脾阴。

三诊：患者未再腹泻，大便每日1次，成形，无口干口苦，舌偏暗，无明显瘀点瘀斑，苔薄白，脉弦。复查血糖在正常范围。辨证同前，效不更方。

按语

患者长期便秘，服用多种通便药而功效欠佳，就诊时未使用任何泻下药，何以出现大便次数增多，质地偏烂，便后舒畅的情况?盖“六腑以通为用，以降为顺”，患者就诊时口干不欲饮，舌色暗，舌有瘀点瘀斑，舌下络脉迂曲，一派瘀血阻络之象，范冠杰教授抓住瘀血阻络的核心症状，考虑瘀血阻滞脉络，气机不畅，腑气不通；气不行津，津液输布失常，湿浊内停，更加阻滞气机，形成恶性循环，故治疗上以祛邪治标为先，兼以益气养阴扶正，使用活血化瘀祛湿之法，使瘀去湿除，人体气机恢复通畅，升降适宜，则腑气自降，大便得通。

范冠杰教授认为临床上患者病机复杂，症状繁多，关键在于抓住核心症状，辨明核心病机，去繁就简，抓住主要矛盾，有的放矢，才能做到药到症除，效果显著。丹参、莪术、三棱、川芎为范冠杰教授治疗瘀血阻络的常用药串。

范冠杰教授运用“动-定序贯”理论治疗糖尿病前期患者，能改善患者临床症状，并使血糖恢复正常。其核心症状、核心病机、核心辨证，既相对固定而又动态变化，打破了一病一方一证的中医临床治疗局限，为临床一线医师辨证施治提供了新的思路和方法。

第二节 消 渴

1型糖尿病是由于免疫性因素或不明原因所致患者胰岛β细胞破坏，胰岛素绝对缺乏的一类糖尿病。与2型糖尿病比较，1型糖尿病典型特点是年轻发病（＜20岁）、发病时“三多一少”症状明显或以酮症/酸中毒起病，C肽水平低下并需要依赖胰岛素治疗，血糖脆性大、易波动等。患者常常在发病后5年逐渐出现神经、血管慢性并发症，可表现为视物模糊、视力下降、肢体麻木、下肢溃烂、尿潴留等。因多为年轻患者、需依赖胰岛素治疗等，该病严重影响患者生活质量，并造成严重的心理压力。1型糖尿病患病率虽不及2型糖尿病，但我国人口基数大，是不可忽视的病患群体。范冠杰教授基于哲学中医学术思想，对1型糖尿病的治疗遵循胰岛素治疗为基础，运用中药帮助患者降低血糖波动、治疗并发症、缓解症状、提高生活质量。

病案举隅一

林某，女，30岁，1型糖尿病病史22年。

初诊：2022年10月21日。患者自诉8岁时诊断为1型糖尿病，病程长达22年，从发病起长期使用胰岛素治疗。后逐渐出现视物模糊、小便淋漓不尽、漏尿等症状，曾外院诊断为视神经萎缩，神经源性膀胱，目前需留置尿管。近期患者血糖忽高忽低，高时可达20mmol/L，且频发低血糖，同时因血糖波动导致严重失眠。视力呈进行性下降导致无法正常阅读手机中文字，以及因长期留置尿管随身携带尿袋，严重影响生活质量。症见精神状态尚可，睡眠差，弱视，留置尿管，尿道不适感，大便尚调，月经正常。舌淡红，苔白腻，脉沉紧。

完善相关检查：HbA1c 7.6%，空腹血糖 8.71mmol/L，空腹 C 肽 0.04ng/ml。

西医诊断：1 型糖尿病伴有多个并发症。

中医诊断：消渴。

中医辨证：湿热困遏，瘀血阻络。

治法：清利湿热，活血祛瘀。

处方：苍术 10g，关黄柏 5g，薏苡仁 30g，车前草 30g，茵陈 30g，布渣叶 15g，丹参 30g，连翘 15g，甘草 5g，川芎 10g，莪术 10g，山楂 15g。每日 1 剂，水煎服。

西药维持目前胰岛素治疗方案。

二诊：2023 年 1 月 5 日。服药后血糖已相对稳定，空腹血糖 5～7mmol/L，餐后血糖 6～9.9mmol/L，未再发生低血糖。睡眠改善，视物模糊较前改善，少许尿道不适感。舌淡红，苔白稍腻，脉沉紧。前方加金钱草 15g，白茅根 10g，淡竹叶 10g。服药方法同前。胰岛素剂量由 45U 下调至 40U。

三诊：2023 年 2 月 2 日。血糖控制平稳，空腹血糖 5.2～6.8mmol/L，餐后血糖 6.3～8.7mmol/L，患者自行下调胰岛素剂量。自觉视力明显改善，重影减少，现可轻松查看手机；睡眠恢复正常；尿道不适症状消失。前方去金钱草、白茅根、淡竹叶，加青葙子 10g，木贼 10g。

四诊：2023 年 3 月 30 日。患者血糖、视力、睡眠、泌尿系症状均得到明显改善，大部分症状消失。

按语

范冠杰教授在治疗本例患者过程中，诊疗思维、目标、用药等可以很好地回答和启发临床中常常遇到的一些问题。

1. 中西医治疗谁为先

范冠杰教授在哲学中医思想指导下，认为在临床工作中客观看待问题、实事求是为解决问题的首要原则之一。每个疾病有自身特点和发病规律，客观认识并遵循规律是准确处理临床问题的基础。在临床中，不管是患者还是医生，常常面对治疗方式选择问题，如应该西医治疗、中医治疗或中西医结合治疗？范冠杰教授认为要认清疾病的本质，即发病的核心问题，才能为患者提供最优的治疗方案与选择。本案为 1 型糖尿病患者，胰岛素绝对缺乏而导致糖尿病，当以补充胰岛素为基础治疗，但面对患者血糖波动大、并发症进展、症状多，中药可发挥辅助之力。

2. 坚持人本主义，注重患者感受与生活质量

治病需回归到患者本身，注重患者感受、生活质量。在糖尿病诊疗中，范冠杰教授认为，不应仅以血糖数值为目标，更应关注疾病对患者的影响，如当前症状、远期并发症及诊疗方案是否给患者带来不便等。提高对患者的关注度，立足于人本的诊疗方案，不仅可提升患者依从性，更有事半功倍之效。范教授不仅关注疾病与症状，更觉察到低血糖给患者带来的恐惧，失眠所致的焦躁，视物不清、尿道不适带来的生活不便。

3. 用药要准，才能简

用药准、简的前提是对核心病机的把握。病证同治或辨证论治均以核心病机为基础。本案患者核心病机是气血运行失调。气机失调主因是湿热困遏三焦，气机升降、津液输布失常，清阳不升无以濡养脏腑官窍，浊阴不降，湿浊内生，蕴而化热，故见血糖波动、失眠、视物不清加重、尿道不适。血行受阻是因患者消渴日久，气血脏腑功能失调，久病多瘀阻络，进而发展为消渴目病、消渴筋痹等。故治疗原则以通利三焦血脉为准，以清利湿热，活血祛瘀为法。以布渣叶、薏苡仁、苍术、关黄柏、车前草、茵陈清热祛湿消积、通畅三焦而助开气血津液之道。借连翘清热之功以助分泄邪热之势。川芎、莪术、山楂行气活血祛瘀，助精微通达末梢筋脉以发挥濡养之效。在后续二诊、三诊复诊时，仍抓住核心病机，综合而又有序地解决患者血糖波动、失眠、尿道不适、视力进行性下降等问题，在1型糖尿病的基础治疗中保驾护航，从而提高患者生活质量，助其重获生活的信心。

糖尿病患者容易并发心、脑、肾、周围神经、眼底等多种慢性并发症，同时也常合并高血压、高血脂、高尿酸血症等疾病，多数糖尿病患者用药复杂，尤其是老年糖尿病患者，通常合并使用十余种西药，不仅医疗费用高，而且患者口服多种西药后不良反应多，苦不堪言。

范冠杰教授在治疗糖尿病合并多种并发症时有自己的临证心得，发挥中医中药的最大效应，比如合并高脂血症患者停用降脂药，稳定型心脑血管疾病患者停用抗聚药，糖尿病周围神经病变患者停用止痛药、营养神经药，糖尿病肾病患者停用护肾药等，同时血糖血压用药精简，尽量用中医解决问题，患者不仅各项指标稳定好转，而且冠心病胸闷痛，糖尿病周围神经病变肢麻、疼痛的症状明显减轻，生活质量大大提高。

病案举隅二

姜某，男，75岁，2022年9月23日初诊。

患者2016年3月发现血糖升高，测空腹血糖8.2mmol/L，HbA1c 9.5%，给予利拉鲁肽皮下注射联合二甲双胍等药物治疗，空腹血糖6～10mmol/L，餐后血糖8～15mmol/L，但患者未系统就诊调整药物。

2021年因胸闷不适在外院住院治疗，经完善检查诊断为：①2型糖尿病；②糖尿病肾病；③糖尿病足；④糖尿病周围神经病变；⑤冠心病；⑥心力衰竭；⑦高血压；⑧高脂血症；⑨高尿酸血症；⑩低蛋白血症。建议患者行冠脉造影，必要时行支架植入术，但患者拒绝。调整降糖方案：将二甲双胍和利拉鲁肽加至最大量，并加用达格列净以达到降糖、控制体重、保护心血管的作用。但患者用药不规律，近一年血糖波动于10～18mmol/L。2022年9月3日体检查空腹血糖10.3mmol/L，HbA1c 12.3%，尿微量白蛋白/肌酐2071.6mg/g，白蛋白34.1g/L，尿酸652μmol/L。

患者因糖尿病及其并发症、冠心病平素需口服阿司匹林、硫酸氢氯吡格雷、阿托伐他汀、美托洛尔、呋塞米、沙库巴曲缬沙坦钠片、非布司他、甲钴胺、雷贝拉唑等治疗心肾、周围神经、血压、血脂等内科疾病的药共计16种，胃肠道反应大。

就诊时情况：时觉得恶心，胃痛，大便难解，疲倦，时有胸闷，活动后气促，双下肢浮肿，以及痛风导致的下肢关节红肿疼痛经常发作。舌暗红，苔黄腻，脉弦滑。范冠杰教授查看患者后嘱其要配合饮食及运动的调整。同时西药停用阿司匹林、硫酸氢氯吡格雷、阿托伐他汀等10余种，考虑到患者对多种降糖药有胃肠道反应及存在肾病，降糖药调整为格列喹酮及利格列汀两种，加上降压药共计三种西药。

西医诊断：①2 型糖尿病；②糖尿病肾病；③糖尿病周围神经病变；④糖尿病周围血管病变；⑤冠心病；⑥高血压；⑦痛风。

中医诊断：消渴。

中医辨证：脾肾两虚，湿热瘀阻。

治法：健脾补肾，清热利湿活血。

处方：苍术 10g，关黄柏 15g，薏苡仁 30g，车前草 30g，茵陈 30g，布渣叶 30g，五爪龙 30g，川芎 10g，丹参 30g，莪术 10g，白术 30g，生地黄 30g，甘草 10g，百合 30g，女贞子 15g，狗脊 15g。共 14 剂，每日 1 剂，水煎早晚温服。

二诊：服药两周后患者复诊，下肢浮肿减轻，自觉身体清爽，原来服用西药后的胃肠道不适消失，大便通畅，胸闷、关节疼痛的症状缓解，血糖从原来的空腹约 10mmol/L 下降到 7.2mmol/L。舌象转淡暗，苔微黄腻，脉弦紧。考虑热象减轻，需固护脾胃，上方薏苡仁改为炒薏苡仁 30g。每日 1 剂，共 14 剂。

三诊：已无明显的胸闷、关节疼痛，下肢浮肿基本消失。空腹血糖 6.5mmol/L。舌淡暗，苔薄白，脉弦。考虑标象渐减，进一步益气健脾，原方去五爪龙，加黄芪 15g，山药 15g，隔日 1 剂，共 14 剂。

患者 3 个月后随访，复查 HbA1c 8.1%，尿微量白蛋白/肌酐 1550.1mg/g，尿酸 434μmol/L。患者随后定期到范主任门诊中药调理，后随访，胃肠不适、下肢浮肿、关节疼痛一直没发作，上月体检查 HbA1c 6.6%，尿酸 392μmol/L，尿微量白蛋白/肌酐 568.2mg/g，血浆白蛋白上升到 39.6g/L。

按语

中医认为肾为先天之本，主藏精而寓元阴元阳，消渴病以肾气阴两虚为本，脾气阴亏虚与消渴病发病密切相关。本例患者脾气受损，水湿瘀血内蕴，精微从小便中流失，《素问·玉机真脏论》中曾提出“五脏相通”，提示五脏六腑通过相互资生、相互制约体现脏气相通输移，从而实现脏腑之间的平衡。范冠杰教授在辨治该患者过程中，重视脾、胃、肾的调理，以女贞子、狗脊等补肾，五爪龙、苍术、薏苡仁、白术等健脾利湿，关黄柏、茵陈、车前草等清热祛湿，配以川芎、丹参、莪术等活血破瘀药串，并予生地黄、百合等增液行舟，以求达到梳理脾肾气机、恢复运化功能的作用，随着患者症状、舌脉的变化，序贯地加以黄芪、山药等加强健脾益气之功。在整个过程中，体现了“动-定序贯范氏八法”的“中和”的思维。该观点充分借鉴了道家“平和”哲理，扶正祛浊，以和为顺，使患者受损的脏腑如枯木逢春，以达药到病除之效。

糖尿病是一组由多病因引起的胰岛素分泌和（或）利用障碍所导致的以慢性高血糖为特征的代谢性疾病。糖尿病是常见病、多发病，是严重威胁人类健康的世界性公共卫生问题。糖尿病是由遗传和环境因素的复合病因引起的临床综合征，但目前其病因和发病机制仍未完全阐明。糖尿病的主要症状是“三多一少”，即多饮、多尿、多食和消瘦，可有皮肤瘙痒（尤其外阴瘙痒）、疲乏无力等。糖尿病慢性并发症可遍及全身重要器官，导致大血管病变、微血管病变、神经病变，造成患者生活质量下降。急性并发症不及时处理，严重时可危及生命。

病案举隅三

刘某，男，33岁，因“口干、多食3个月”来诊。既往外院口服多种西药，症状无缓解，血糖控制欠佳。初诊时患者心情抑郁、口干不欲饮、易疲倦，纳欠佳，眠差，体形偏胖，舌偏红，苔薄黄，舌根偏厚腻，脉弦滑。心肺腹查体无异常。近期空腹血糖8～10mmol/L。

西医诊断：2型糖尿病。

中医诊断：消渴。

中医辨证：湿热内蕴，肝气郁结。

治法：清热化湿运脾，兼疏肝理气，酌加养肝阴之品。

处方：苍术10g，黄柏10g，薏苡仁15g，车前草30g，绵茵陈30g，柴胡10g，白芍10g，牡丹皮15g，薄荷15g，五指毛桃15g，生地黄15g，地骨皮15g，葛根15g，甘草5g。

西药方面，二甲双胍缓释片减量；嘱患者加强饮食、运动治疗。

两周后复诊：患者血糖明显下降，诉易疲倦，舌偏红，苔少，脉弦。考虑患者血糖控制可，甚至偶有低血糖发生，嘱停用西药，仅以饮食、运动加中药治疗。考虑气虚较前加重，于前方基础上加倍五指毛桃、生地黄用量。

此后患者坚持规律就诊，根据患者出现的不同兼夹证灵活辨证施治，使得患者血糖控制达标、心情逐渐舒畅，嘱患者改每日1剂中药为每2日1剂。

按语

该青年患者从血糖控制欠佳，到逐渐控制达标，整体身心状况得到改善，其治疗方案经历了“西药降糖→逐渐停药→纯中药治疗→逐渐减少中药剂量”的过程。临证施治中，范冠杰教授在病因上更加强调饮食不节、情志不畅、久坐少动等因素；在病机方面，认为由于时代、环境的变迁，以及人们生活方式及体质的改变，“阴虚燥热”并非消渴病唯一病机，跳出了传统医家论治消渴动辄言必“阴虚燥热”、治以“滋阴清热”之窠臼。

范冠杰教授从患者形体、生活习惯、心理及舌脉分析，从脾、肝论治，认为脾、肝功能失调在本病发病过程中起重要作用，指出其辨证为湿热内蕴，肝气郁结，运用“动-定序贯范氏八法”辨治消渴病的主要药串，如湿热内蕴药串：苍术、黄柏、薏苡仁、车前草、绵茵陈；肝气郁结药串：柴胡、白芍、薄荷、牡丹皮；辨证使用气阴两虚药串：五指毛桃（因湿热为主，黄芪易为五指毛桃）、生地黄、地骨皮。在病情稳定后，继续根据患者症状及舌脉的变化灵活辨证，并关注患者的情志因素，通过减少关注血糖变化来减轻消渴病患者心理压力。

在本案例的辨治中，充分体现了中医整体观念和辨证论治思想，动态把握核心病机，灵活选用与主证相对应的药串或灵活加减化裁整方，不拘泥于经方、成方，正所谓法古不泥古，“动”“定”效益彰。

第三节　消渴筋痹

糖尿病周围神经病变是糖尿病常见并发症之一，是糖尿病足形成的重要原因之一，病情迁延难愈，致残率高，治疗困难。临床多表现为“麻、凉、痛、痿、顽”，现代中医根据其症状特征，命名为“消渴筋痹”。范冠杰教授认为，糖尿病周围神经病变的发生、发展是一个动态演变过程，多因消渴久治不愈发展而来。消渴日久，内热伤阴耗气，气阴两虚，阴损及阳或阳损及阴，脉络空虚，不荣则痛；同时兼夹湿热、痰浊、气郁、瘀血、寒凝等实邪，久病入络，气血不畅，脉络痹阻，不通则痛。病性为虚实夹杂，瘀血阻络始终贯穿于整个疾病发生发展的过程。

病案举隅一

李某，女，64岁，因“反复口干多饮9年，双下肢麻木2年”前来就诊。患者9年前出现口干、乏力、消瘦，血糖升高，诊断为“2型糖尿病”。两年前开始出现双下肢麻木疼痛，遇凉加重，夜间疼痛难眠，查肌电图提示糖尿病周围神经病变，外院予对症止痛治疗后疼痛症状可缓解，但双下肢麻木改善不明显。

初诊症见疲乏无力，双下肢末端麻木，部位较固定，遇凉加重，有虫爬感，四肢不温，口干，不欲饮，消瘦，皮肤苍白，干燥皲裂，怕冷，纳眠可，尿频，大便调。舌暗淡，苔薄白，有裂纹，舌下络脉迂曲，脉弦细。

西医诊断：2型糖尿病周围神经病变。

中医诊断：消渴筋痹。

中医辨证：气血两虚，瘀血阻络。

治法：益气养血，活血通络。

处方：黄芪30g，桂枝15g，赤芍15g，干姜10g，川芎15g，丹参30g，鸡血藤30g，当归15g，淫羊藿15g。共7剂，水煎服，每日1剂。

外洗中药（糖痹外洗方）：花椒20g，乳香30g，没药30g，红花30g，冰片（后下）10g，伸筋草30g，忍冬藤50g。共7剂，水煎至1L，加温水11L，水温控制在39℃，外洗双足30分钟。

二诊：患者服药后双足麻木较前减轻，手足渐温，仍有口干，多饮，皮肤干燥，于上方加生地黄15g，玄参15g，葛根30g。共14剂，水煎服，每日1剂。糖痹外洗方14剂，每日外洗双足30分钟。

三诊：患者诸症较前减轻，继续在范冠杰教授门诊治疗，中药内服、外洗半年，麻木、口干、皮肤干燥诸症消失。

按语

“治病求本”强调辨证应抓准核心症状、核心病机，反映了哲学中医的“恒动观”，疾病的发生发展是不断变化的，但不同阶段的证候具有一定规律性。糖尿病周围神经病变核心症状以肢体麻木、疼痛、缠绵难愈为主，《证治准绳》中提到：“麻者，气之虚也。真气弱，不能流通，填塞经络，四肢俱虚，故生麻木不仁。”提示气血虚弱，血运不畅，则肌肤不仁而麻木。范冠杰教授认为糖尿病周围神经病变的气虚多以脾、肾气虚为主，瘀血阻络贯穿全程，故在运用“动-定序贯范氏八法”治疗本病时，强调抓准主症，把握核心病机，随证治之。

本患者消渴日久，病久耗气，脾气亏虚为先，脾统血，为气血生化之源，脾虚气血生化乏源，进一步影响先天肾气，先后天受损，气机运化失畅，致瘀血内滞，痹阻筋脉发为消渴筋痹。患者病程迁延，病情缠绵，病机相对复杂，根据范冠杰教授的“动-定序贯范氏八法”理论，抓准疾病核心症状，动态辨治。双下肢麻木，部位较固定，口干，不欲饮，舌暗，舌下络脉迂曲，脉弦均为瘀血之象；疲乏无力，四肢不温，怕冷，尿频，提示脾肾阳气虚衰；皮肤苍白，干燥皱裂，为血虚精亏之象。故治疗以“定”为原则，“益气养血，活血通络”大法贯通全程。方中重用黄芪、桂枝益气温阳，和血通经；干姜温中通阳；淫羊藿补肾强筋；赤芍、川芎、丹参、鸡血藤活血通络；当归活血养血。二诊患者怕冷、麻木症状明显好转，阳气亏虚改善；口干多饮，皮肤干燥，阴津渐亏，主要矛盾减轻，次要矛盾凸显，故以“动”为原则，在原核心治法基础上辨证施治，加生地黄、玄参、葛根养阴生津。同时范冠杰教授认为，该病病位在四肢脉络，兼用外治法——糖痹外洗方外洗双足，该药方由活血化瘀通络药串组成，39℃中药外洗，既可防止水温过热导致烫伤，亦可通过温热作用张开腠理，使药力通过肌肤腠理直达患处。守“动定”之律，遵“整体”之观，内调外洗兼治，可事半功倍，祛除病根。

病案举隅二

邱某，女，60岁，2019年12月17日初诊。

初诊：因反复口干多饮2年，手脚刺痛麻木1个月余来诊，呈针刺、灼热感，影响睡眠，大便秘结，小便正常，纳食可，舌淡暗，舌边有瘀点，苔白，脉弦细。体重68kg，身高162cm，BMI 25.91kg/m^2，多伦多评分：8分。

西医诊断：①糖尿病伴有神经并发症；②2型糖尿病。

中医诊断：消渴筋痹。

中医辨证：瘀血阻络。

治法：活血化瘀，通络止痛。

处方：莪术15g，三棱15g，丹参15g，赤芍15g，红花5g，忍冬藤20g，桂枝10g，路路通20g，火麻仁15g，黄芩20g，乳香10g，没药10g，当归10g，酒大黄5g，桃仁10g，甘草5g。共14剂，每日1剂，水煎，分早晚温服。

西药予普瑞巴林75mg，每日2次；甲钴胺分散片0.5mg，每日3次加强止痛、营养神经治疗；同时嘱患者积极控制血糖，血糖控制目标为空腹血糖约6mmol/L，餐后2小时血糖约8mmol/L，每周至少150分钟中等强度运动，包括快走、慢跑、跳健身操、游泳等；加强足部护理，降低患者发生足部溃疡及感染的风险。

二诊：2019年12月31日。患者手脚麻木刺痛减轻，情绪时有焦虑，睡眠不佳，大便干，舌脉基本同前。近期空腹血糖约6mmol/L，餐后2小时血糖约9mmol/L。上方去乳香、没药、当归、酒大黄；加首乌藤20g，牡丹皮20g，薄荷（后下）5g，白芍20g，柴胡10g，共14剂，每日1剂，药物、运动、饮食调护及煎药法同前。

三诊：2020年1月15日。患者手脚刺痛较前明显减轻，仍时有麻木，睡眠欠佳，大便正常，舌淡暗，舌边瘀点较前减少，苔黄稍腻，脉弦滑。多伦多评分：6分。上方加茵陈30g，薏苡仁30g，酸枣仁20g祛湿安神，共14剂，每日1剂，药物、运动、饮食调护及煎药法同前。

四诊：2020年2月16日。患者手脚刺痛缓解，时有麻木，情绪平和，纳眠可，大便干，舌淡暗，舌边瘀点较前减轻，苔黄稍腻，脉弦滑。自测空腹血糖约 6mmol/L，餐后 2 小时血糖约 10mmol/L，多伦多评分：4 分。上方去首乌藤、牡丹皮、薄荷、白芍、柴胡、茵陈、薏苡仁、酸枣仁疏肝安神之品；加黄连 5g，肉苁蓉 20g，白术 20g，茯苓 20g，苍术 10g；予火麻仁、红花、丹参、赤芍加量，加强健脾抑胃、活血通便之力，共 14 剂，每日 1 剂，水煎，分早晚温服。西药方面，停用普瑞巴林，余同前。嘱其规律饮食，避免餐后血糖波动明显。

五诊：2020 年 3 月 16 日。患者精神疲倦，手指末端少许麻木，大便干，余无不适，舌淡暗，舌边散在瘀点较前色淡，苔黄稍腻，脉弦滑。自测空腹血糖约 6mmol/L，餐后 2 小时血糖约 8mmol/L，多伦多评分：4 分。上方去忍冬藤、桂枝、路路通、黄芩、茯苓、苍术；加土茯苓 20g，薏苡仁 30g，太子参 15g，法半夏 10g，黄芪 30g，人参 10g，加强益气祛湿化痰之力。共 14 剂，每日 1 剂，水煎，分早晚温服。停用甲钴胺，运动、饮食调护同前。

随访：患者定期返院至内分泌科门诊就诊，目前无手足刺痛、麻木，睡眠佳，大便可，情绪平和，血糖稳定，治疗糖尿病周围神经病变的西药未再服用，以中药治疗为主，患者表示自己的生活质量得到了很大的提高。

按语

糖尿病周围神经病变的中医病机与瘀血关系密切，由于消渴日久，气阴两虚，气虚推动血液运行无力，阴虚热盛可煎血液，致血行迟缓，血脉瘀阻，不通则痛；同时，气虚则不能载血运行，阴亏则不能荣达肌肤，也会出现肢体麻木不仁等症状。然而，本病日久，伤阴耗气，可致脾肾气虚、肝肾阴亏，临床上常常表现为一派虚实夹杂之象。“动-定序贯范氏八法”强调辨证应抓准核心病机，以核心病机为轴心进行辨证施治，据其主次、轻重、缓急的不同而灵活运用药串进行序贯治疗。疾病的发展有一定的演变规律，决定其证候变化的内部病机必有一定的因果、承接、转化等关系可循。“动-定序贯范氏八法”认为在辨证过程中，应把握这种变化的连贯有序性，注重前后的因果联系来防病治病。

本例患者初诊时，四诊合参，辨证为瘀血阻络，处方以“动-定序贯范氏八法”的活血化瘀药串为基础，配合乳香、没药等通络止痛之品，佐以酒大黄、桃仁润肠通便。经治疗，患者主诉之疼痛较前减轻，但长期疼痛、麻木不仁导致其情绪焦虑，故二诊时加“疏肝药串——柴胡、白芍、薄荷、牡丹皮”以加强疏肝解郁，调畅情志之力。至三诊时，患者手脚刺痛较前明显减轻，睡眠稍差，苔黄稍腻，脉弦滑，考虑前期疏肝化瘀治疗效佳，目前湿热之象内盛，处方加茵陈、薏苡仁、酸枣仁以加强祛湿安神之力。四诊时，患者手脚刺痛缓解，情绪平和，舌质淡，餐后血糖偏高，目前病机为久病脾虚夹瘀，上方减少疏肝安神之品，加白术、苍术、茯苓、黄连以健脾益气，运化精微，并加强润肠通便活血之力，使气血充足，邪有出路，血糖可降，西药方面停普瑞巴林。五诊，患者疼痛、麻木不仁的症状较前明显改善，但时有精神疲倦，大便干，考虑病机为脾虚痰湿，故处方减少活血通络之品，加人参、太子参、法半夏、薏苡仁等加强益气固本、祛湿化痰之力，并停用甲钴胺。

纵观患者诊治的全过程，核心病机——瘀血贯穿始终，《黄帝内经》最早提出了调畅血行、祛除恶血的思想。叶天士对于痹久不愈者，有“久病入络”之说，并倡用活血化瘀治疗。本例患者在发展过程中，肝郁、湿热、痰湿、脾虚等病理演变皆有其阶段性，临床实践证明，糖尿病周围神经病变患者血糖降至正常后，应着力于培元固本，稳定血糖，防止反复，组方用药，时刻兼顾脾胃，裨生化有源，气血充足，肌肉筋脉皆得其养，疼痛麻木不仁等症自可向愈。

第四节 消渴肾病

糖尿病肾病又称糖尿病性肾小球硬化症，是糖尿病常见的微血管并发症之一。临床特征为蛋白尿，渐进性肾功能损害，高血压，水肿，晚期出现严重肾衰竭。初期临床症状多不明显，可见倦怠乏力、腰膝酸软，随着病情进展，可见尿浊、夜尿频多，进而下肢、颜面甚至全身水肿，终至少尿或无尿、恶心呕吐、心悸气短、胸闷喘憋不能平卧。糖尿病肾病因其病情进展快，预后差，严重危害着糖尿病患者的健康和生活质量。西医治疗本病是在降糖的同时，使用 ACEI 及 ARB 类降压药，对部分糖尿病肾病患者有一定降低尿蛋白的作用，但作用有限。

病案举隅一

张某，男，干部，52 岁，因“糖尿病病史 15 年，尿中大量泡沫”初诊。来诊时使用格列喹酮片及甘精胰岛素降糖，当时空腹血糖在 6～8mmol/L，24 小时尿白蛋白总量 1371mg。症见精神稍疲倦，时有头晕，视物模糊，潮热，尿中有大量泡沫，纳眠可，大便调。舌质淡暗，苔薄黄微腻，脉沉。

西医诊断：2 型糖尿病肾病。

中医诊断：消渴肾病。

中医辨证：肾阴亏虚，湿热瘀互结。

治法：滋阴补肾，清热化湿，活血化瘀。

处方：茵陈 15g，丹参 30g，薏苡仁 30g，生地黄 15g，连翘 15g，五指毛桃 15g，地骨皮 15g，莪术 10g，甘草 5g，布渣叶 15g，薤白 10g，牡丹皮 15g，白术 30g，山药 15g，赤芍 15g。21 剂，每日 1 剂，水煎，早晚分服。

二诊：服上药 42 剂后精神好转，无明显头晕及潮热，视物模糊改善，尿中泡沫减少，舌暗淡，苔薄白，脉弦。血糖平稳，24 小时尿白蛋白总量 963.2mg。辨证属肾阴亏虚，脾虚湿瘀。治以益气补肾，健脾祛湿，活血化瘀。

处方：茵陈 15g，丹参 30g，薏苡仁 30g，生地黄 15g，五指毛桃 15g，莪术 10g，甘草 5g，布渣叶 15g，薤白 10g，白术 30g，山药 15g，益母草 15g。14 剂。

三诊：近期因工作不顺心，易疲倦，脾气急躁，偶有胸闷，时觉右胁部疼痛，伴腰酸，尿中有泡沫，精神好转，纳眠可，二便调。近期血糖可，舌暗淡，苔薄白，脉弦。辨证属肾阴亏虚，肝气郁结，脾虚湿瘀。治以疏肝散结，益气补肾，健脾祛湿。

处方：五指毛桃 15g，山药 15g，丹参 30g，薏苡仁 30g，白术 30g，桂枝 10g，布渣叶 15g，薤白 10g，川楝子 10g，牡丹皮 15g，莪术 10g，益母草 15g，茵陈 15g，茯苓 15g，甘草 5g。7 剂。

四诊：神清，精神可，无头晕，无视物模糊，无胸闷胁痛，脾气急躁明显改善，尿中泡沫减少，二便可，血糖控制平稳。舌淡，苔薄白，脉弦。辨证属肾阴亏虚，脾虚湿瘀互结。治以滋阴补肾，活血化瘀，健脾祛湿。

处方：五指毛桃 15g，山药 15g，丹参 30g，薏苡仁 30g，白术 30g，布渣叶 15g，薤白 10g，莪术 10g，益母草 15g，女贞子 10g，墨旱莲 10g，茵陈 15g，茯苓 15g，甘草 5g，红花 5g。7 剂。

按语

《礼记·大学》曰：“致知在格物，物格而后知至。”即是通过对自然界事物的观察体验，进而归纳、类推事物的性理。范冠杰教授创立的“动-定序贯范氏八法”在糖尿病肾病中的应用，主要在于通过对糖尿病肾病发展规律的深入研究，抓住疾病整体发生发展的核心病机，并结合个体的证及疾病发展不同阶段的核心病机，在看似杂乱无章的动态变化过程中，掌握诊疗的有序规律，与“格物致知”这一理学思维方式一脉相承。

范冠杰教授抓住此患者糖尿病肾病整体的核心病机，即“定”为“肾虚”，随着病情变化及经过治疗后，各诊证候均呈动态变化，此为“动”，而不同相兼的证候就以“八法”增减药串。首诊中患者精神疲倦、头晕及视物模糊为脾虚运化无力，清阳不升，浊阴不降所致；舌淡主气虚，舌暗主瘀血，舌苔薄黄微腻为脾气亏虚、运化失调、湿热蕴蒸之象，脉沉主虚。患者消渴病久，渴饮无度，水精下泄，久则必然肾源枯竭。肾虚液涸，则五内干枯，累及肺胃，是故肾虚为本。患者常居岭南湿热之地，人应天地，久则湿与热互结内蕴。又“久病多瘀”，故湿热瘀互结为此诊中的“动”。处方中五指毛桃性平，补中升阳而不温燥；山药甘平，益脾阴固肾而涩精；两药相配，气阴兼顾，亦可健脾益气生津，结合生地黄、牡丹皮、地骨皮而成益气养阴药串，而其“动”则以清热利湿药串——茵陈、薏苡仁、布渣叶等，活血化瘀药串——丹参、莪术等；并加白术以健脾理气。“动”“定”共使益气补肾，健脾清热利湿，运化有度，肾阴生而消渴治。

后几诊患者病机之“定”仍为“肾阴亏虚”，而病机之“动”则随治疗及情绪而有所改变，处方用药也随之而有序地变动。如二诊时阴虚潮热得减，则减地骨皮、牡丹皮等清虚热之品；三诊时因情绪变动，形成肝气郁结之“动”，故予增川楝子、牡丹皮之肝郁药串以疏肝解郁。舌苔由腻转薄，但舌质仍有暗络之征，此为瘀血阻络的症状，方中已有莪术、丹参药串活血化瘀，五指毛桃益气回血，遂加桂枝以温通经脉，使气得路而行。四诊时患者症状明显改善，舌质不暗，脉象不沉，提示肾虚，而血瘀、肝郁症状已减轻，遂减上方肝郁药串。“动”之证已不明显，患者病证变化发展相对稳“定”，遂可予加补肾之药——女贞子、墨旱莲以补益肾阴。

在本案患者的治疗过程中，范冠杰教授运用“动-定序贯范氏八法”，既抓住了患者“肾阴亏虚”的“定”之方面，又从疾病的发展及动态变化中抓住了“动”变化，并以“八法”药串逐一击破。同步应用了“补肾”“滋阴”“健脾”“化瘀”之法。俾阴阳得调，湿热得除，气血和而不涩，则病可愈。“致知在格物”，“动-定序贯范氏八法”正是力求穷尽糖尿病肾病的发生发展及诊治规律，并在规律中寻求疾病的突破点，并最终取得了良好的疗效。

病案举隅二

吴某，男，85 岁，2020 年 10 月 12 日初诊，患者 2 型糖尿病病史 18 年，糖尿病肾病病史 5 年，予门冬胰岛素 50 注射液（早餐前 16U、中餐前 10U）、门冬胰岛素 30 注射液（晚餐前 14U）皮下注射降血糖治疗。查空腹血糖 12.27mmol/L，HbA1c 8.7%，尿常规：尿蛋白 2+，尿葡萄糖+，余正常。肾功能：尿素 9.19mmol/L，肌酐 171μmol/L，eGFR 31.31ml/(min・1.73m^2)，尿白蛋白/肌酐 326.8mg/g。症见口干多饮、多尿、面浮身肿、畏寒肢冷、腰膝酸软、大便溏泄、小便清长、倦怠乏力、胸闷腹胀、肢体困重。舌质淡红，苔薄白，脉沉滑。

西医诊断：2 型糖尿病肾病（Ⅳ期）。

中医诊断：消渴病肾病。

中医辨证：脾肾阳虚，水湿内蕴。

治法：温补脾肾，利水祛湿。

处方：黄芪 15g，党参 15g，山药 20g，茯苓 15g，白术 10g，菟丝子 10g，狗脊 15g，川续断 15g，肉桂 10g，女贞子 20g，墨旱莲 30g，大腹皮 10g，泽泻 15g，猪苓 10g，白茅根 20g，桂枝 10g，甘草 10g。水煎服，每日 1 剂，早、中、晚饭后 30 分钟温服。

二诊：2020 年 11 月 12 日，服上药 1 个月后患者面浮身肿、胸闷腹胀、肢体困重较前减轻，但畏寒肢冷、腰膝酸软、大便溏泄、小便清长未见好转。舌质淡红，苔薄白，脉沉。空腹血糖 9.47mmol/L，肾功能：尿素 8.03mmol/L，肌酐 143μmol/L，eGFR 38.20 ml/(min・1.73m^2)，尿白蛋白/肌酐 279.4mg/g。守上方，减去大腹皮、泽泻、猪苓，加用杜仲 10g，熟附子 3g，服用方法同前。

三诊：2021 年 1 月 13 日，服上药 2 个月后患者诉畏寒肢冷、腰膝酸软、小便清长较前好转，而大便由溏泄转为秘结难行，舌质红，苔黄，脉弦。空腹血糖 8.52mmol/L，肾功能：尿素 5.75mmol/L，肌酐 117μmol/L，eGFR 48.69 ml/(min・1.73m^2)，尿白蛋白/肌酐 226.1mg/g。此时证型为脾肾阳虚兼腑实证，治法：温补脾肾、通腑泻浊。守上方，减熟附子、狗脊、川续断、肉桂，加用治疗腑实证药串大黄 3g，枳实 15g，桃仁 10g。服用方法同前。

四诊：2021 年 3 月 14 日，服上药 2 个月后患者诸症好转，大便调。质淡红，苔薄白，脉弦。空腹血糖 7.36mmol/L，肾功能：肌酐 96μmol/L，eGFR 71.63 ml/(min・1.73m^2)，尿白蛋白/肌酐 105.3mg/g。

再随访患者 3 个月，上述症状未发，血糖控制在正常范围，肾功能、尿白蛋白/肌酐也维持在正常范围内。

按语

该患者病程较长，且已经出现糖尿病肾病并发症，初诊时 eGFR 是 31.31 ml/(min・1.73m^2)，已经达到 2 型糖尿病肾病（Ⅳ期）、慢性肾病（3b 期），此阶段尚无特效西医治疗，而中医药在延缓病情进展到肾衰竭方面有着较好的临床效果。初诊症见口干多饮、多尿、面浮身肿、畏寒肢冷、腰膝酸软、大便溏泄、小便清长、倦怠乏力、胸闷腹胀、肢体困重。舌质淡红，苔薄白，脉沉滑。证属脾肾阳虚，水湿内蕴。治以温补脾肾，利水祛湿。

药串是相当于药对的创新形式，药味可超过两味，无固定定数。黄芪、党参、山药、茯苓、白术共用益气健脾，菟丝子、狗脊、川续断、肉桂温补肾阳，女贞子、墨旱莲滋肾阴，而范冠杰教授“补肾药串（狗脊、川续断、女贞子、墨旱莲）”中的“女贞子、墨旱莲”则是阴中求阳、温而不燥。大腹皮、泽泻、猪苓、白茅根利水祛湿。二诊时水湿内蕴症状缓解，但脾肾阳虚症状改善不明显，故减去大腹皮、泽泻、猪苓，加用杜仲、熟附子。三诊时温补肾阳过甚，出现大便秘结难行、舌质红、苔黄、脉弦等腑实证，故减去熟附子、狗脊、川续断、肉桂以减弱其温燥之性，加用大黄、枳实、桃仁以通腑泻浊。由“水湿内蕴”之兼证，随后因温补过甚转变为“腑实证”，此为“动”之意。而面浮身肿、畏寒肢冷、腰膝酸软、小便清长等脾肾阳虚证为其基本病机，固定不变，此为“定”。针对病情病机的动态变化，选择对应的“药串”进行“有序”的治疗。本病属于慢性疾病，诊治、随访时间超过半年，整个诊治过程连贯、有序。

此验案也正是范冠杰教授“动-定序贯范氏八法”哲学中医创新理论在糖尿病肾病脾肾阳虚证中临床运用的具体表现，该理论是中医理论“整体观念”“辨证论治”观念和西方哲学“恒动观”等观点相结合的产物，使得中医理论进一步升级，能更好地发挥中医药治疗疾病的优势。

第五节 消渴胃痞

糖尿病性胃轻瘫属于糖尿病慢性并发症之一，其主要特点是在没有机械性梗阻的情况下出现胃排空延迟，包括胃排空的极度延缓及与胃排空延迟有关的胃动力障碍。发病机制主要涉及自主神经病变、胃肠道激素失调、微循环障碍等，早期症状以早饱、腹胀、便秘为主，病情甚者可出现反复恶心、呕吐不适，严重影响生活质量甚至诱发糖尿病酮症酸中毒。范冠杰教授以仁爱为本，运用“动-定序贯范氏八法”理论治疗该病，临床每获奇效，现介绍如下。

病案举隅

唐某，男，58岁。确诊糖尿病性胃轻瘫病史3年，近3年多来反复出现胃脘部胀满隐痛，曾在我院行胃镜检查提示“慢性非萎缩性胃炎”。症见眉头紧蹙，心情烦躁郁闷，态度消极，胃脘胀满、嘈杂，时有隐痛，餐后及情绪波动时加重，饮食减少，口干口苦，小便色黄，大便不爽，舌暗红，苔黄厚腻，脉弦。

西医诊断：糖尿病性胃轻瘫。

中医诊断：消渴胃痞。

中医辨证：肝气郁结，湿热中阻，气血不畅。

治法：健脾疏肝，清热祛湿，理气活血。

处方：柴胡10g，白芍30g，薄荷5g，牡丹皮30g，郁金10g，延胡索10g，莱菔子10g，麦芽15g，茵陈15g，薏苡仁30g，苍术10g，黄芩9g，黄连6g。

配合积极的血糖控制，饮食、运动指导。

10天后复诊，诉胃脘胀满、嘈杂、疼痛明显减轻，纳食稍增多，大便偏烂，无口干口苦，舌稍暗红，苔白微腻，脉弦缓。治以健脾疏肝理气。

处方：党参15g，茯苓15g，白术15g，苍术15g，甘草5g，木香（后下）10g，厚朴10g，麦芽15g，柴胡5g，白芍15g，薄荷5g，牡丹皮15g。

服药后患者病情逐渐缓解，后经巩固治疗，随访半年，未见复发。

按语

糖尿病性胃轻瘫患者心理负担重，且其较长的病程也易滋生焦虑、抑郁等各种不良情绪。面对本案患者，范冠杰教授提出要由生物医学模式转变至人文医学模式，重点不是“治病”，而是“帮人”，帮助患者由依赖医生转向自己把握健康。他通过幽默的语言、风趣的对话，构建仁爱、温暖、充满信任的医患氛围，消除患者内心抑郁、焦虑、不安等不良情绪，让患者重拾战胜疾病的信心和勇气。他还从关爱、珍视患者的角度出发，通过有效与共情的沟通，开出了运动指导、饮食指导、心理疏导和健康宣教的活处方，让患者自己也成为疾病治疗的主角，最终达到医患和谐，共同进步。

中药方面，范冠杰教授认为消渴胃痞治疗尤应注重疏肝。胃素喜疏通而恶郁滞，脾胃纳运失调，湿、浊、热、瘀等病理产物积聚凝结，两者又互为病机，故虚实均可致“滞”。治疗本病“通滞”乃核心大法。本案例患者首诊时，主要病机为湿热、肝郁、血瘀实邪阻滞，范冠杰教授用药以清热利湿为主，同时注重理气活血，既调畅脾胃之气，又疏肝解郁理气。肝气的升发调节脾胃的升降，肝疏泄正常，则脾胃升降协调，纳运正常。二诊时主要病机转变至脾胃气虚湿盛，此阶段当标本兼治，注重健脾和胃，祛湿消食化积，辅以疏肝。经过灵活、整体、系统、规范的“动-定序贯”的诊治，取得满意的临床疗效。

第六节　消 渴 癃 闭

糖尿病性神经源性膀胱是一种由自主神经病变引起排尿反射异常和膀胱功能障碍的疾病，是糖尿病常见的慢性并发症之一，临床表现为膀胱平滑肌麻痹，排尿功能异常，以致尿潴留或尿失禁。属于中医学“消渴”“癃闭”范畴。范冠杰教授认为本病是因消渴病治不得法，肝肾亏虚、心脾受伤、经脉失养所致。动定结合、有序连贯的辨治可取得良好的治疗效果。

病案举隅

庞某，男，72 岁，糖尿病病史 18 年。

初诊：精神稍疲倦，乏力，头晕，纳眠可，小便不利，大便调。舌暗淡，苔白，脉沉。查体：小腹未见膨隆，按之柔软，无压痛及反跳痛，叩诊呈浊音。辅助检查：膀胱残余尿 100ml。

西医诊断：①2 型糖尿病；②糖尿病性神经源性膀胱。

中医诊断：①消渴；②癃闭。

中医辨证：脾肾气虚，瘀血阻络。

治法：健脾益肾，活血化瘀。

处方：黄芪 15g，白术 15g，山药 15g，泽泻 15g，苍术 15g，山茱萸 15g，桃仁 10g，熟地黄 10g，红花 10g，赤芍 10g，川芎 10g，制何首乌 10g。10 剂，每日 1 剂，水煎分早晚服。

二诊：患者服药 10 天后，精神稍改善，自觉身体疲乏无力，头晕较前缓解，纳眠可，小便不利症状较前改善，大便正常。查体未见明显阳性体征。舌暗淡，苔白，脉沉。辨证属脾肾阴虚，瘀血阻络。治宜滋阴健脾补肾，活血化瘀。

处方：黄芪 15g，党参 15g，白术 15g，山药 15g，苍术 15g，熟地黄 10g，泽泻 15g，山茱萸 15g，桃仁 10g，红花 10g，赤芍 10g，川芎 10g，制何首乌 10g。10 剂，每日 1 剂，水煎分早晚服。

三诊：患者服药后精神好转，无明显头晕，仍有少许疲倦乏力，舌暗淡，苔薄白，脉沉。辨证属脾肾阴虚，瘀血阻络。治宜滋阴健脾补肾，活血化瘀。

处方：黄芪 15g，党参 20g，白术 15g，山药 15g，茯苓 15g，川芎 10g，熟地黄 10g，制何首乌 10g，甘草 5g，枸杞子 20g，菟丝子 20g，补骨脂 20g，淫羊藿 15g。15 剂，每日 1 剂，水煎分早晚服。

四诊：患者间断至门诊调方，经用药一段时间后自我感觉无任何不适，精神好转，纳眠可，二便调。无明显头晕，无疲倦乏力，舌暗淡，苔薄白，脉沉。辅助检查：膀胱残余尿示阴性。辨证属脾肾阴虚，瘀血阻络。治宜滋阴健脾补肾，活血化瘀。

处方：党参 20g，白术 15g，山药 15g，茯苓 15g，熟地黄 10g，川芎 10g，丹参 15g，甘草 5g，枸杞子 20g，菟丝子 20g，补骨脂 20g，淫羊藿 15g。15 剂，每 3 日 1 剂，水煎分早晚服。门诊间断服用调理治疗。

按语

范冠杰教授运用“动-定序贯范氏八法”中医临床思维治疗糖尿病性神经源性膀胱，根据糖尿病性神经源性膀胱变化的规律，采用辨证结合辨病，抓住“脾肾亏虚，瘀血阻络”的核心病机，根据病情不同阶段进行具体分析，“动-定”变换治疗法则，不同阶段“序贯”治疗，突破既往“单证-单方”“单证-复方”的治疗模式，赋予糖尿病性神经源性膀胱治疗的灵动性。

本例患者首诊时精神疲倦、头晕，为脾虚运化无力、清阳不升、浊阴不降所致；患者常居岭南湿热之地，人应天地，久之侵及人体，湿困中焦，损及正气，脾气亏虚，运化输布功能失调；疲倦乏力，小便不利，脉沉为肾虚之象；气虚则推动鼓舞乏力，血因之而虚，即中医“久病多瘀”之说；造成血瘀的原因，主要是糖尿病患者久病耗伤，阴虚燥热，津亏液少，而使血液循环涩滞不畅，故阴虚血瘀并存。糖尿病日久，阴损气耗，而致气阴两虚，气为血帅，气行则血行，气虚则运血无力，而致血瘀。处方中黄芪甘温，补中升阳；山药甘平，益脾阴固肾而涩精；两药相配，气阴兼顾，健脾益气生津。苍术辛苦温，入脾胃二经，能燥湿健脾，上药共使脾气健旺，运化复常，津回热清，糖降病消。同时加用熟地黄、泽泻有补益脾肾之效。二诊时患者头晕及乏力改善，但未完全好转，增加党参加强健脾助运之力。三诊时患者仍有疲倦乏力，遂加强补肾健脾之力。经过系统治疗，至四诊时患者无不适症状，疲倦乏力好转，小便通利，复查膀胱残余尿未见小便残留。范教授在本案的治疗中着重应用了“运脾”“活血”“补肾”三个方法，既把握了核心病机，又有随症变化之用药，疗效显著。

第七节　消渴脱疽

消渴脱疽是糖尿病的一个慢性并发症，是以初起肢冷麻木，后期趾节坏死脱落，黑腐溃烂，疮口经久不愈为主要表现的脉管疾病。好发于中老年人。相当于西医学的糖尿病足、糖尿病血栓闭塞性脉管炎和动脉粥样硬化闭塞症。本病病程较长，致残率高，治愈后又可复发，严重影响患者生活质量。

病案举隅

庞某，男，60岁，2015年7月5日初诊。

患者糖尿病病史22年，服用瑞格列奈、二甲双胍治疗，空腹血糖控制在6～7mmol/L。1年前开始出现双下肢麻木感，呈对称性，伴间歇性跛行，针刺样疼痛，久站、久行后可见下肢浮肿，伴反复出现双小腿至足背多发自发性破溃，直径0.5～2cm。外院诊断为2型糖尿病、2型糖尿病周围神经病变、2型糖尿病周围血管病变、糖尿病足、冠心病，建议下肢行血管介入手术治疗。患者无手术意愿，来我院求诊范冠杰教授。既往史：患者有长期吸烟史，吸烟史20余年，日均1包，烟瘾较大，多番戒烟均失败。

初诊时，症见精神疲倦，双下肢麻木，小腿至足背可见多发自发性破溃，伴有渗液，双下肢皮肤瘀黑，有黄痰，舌淡暗红，苔黄微腻，脉弦。

西医诊断：①2型糖尿病；②糖尿病足；③2型糖尿病周围神经病变；④2型糖尿病周围血管病变；⑤冠心病。

中医诊断：消渴脱疽。

中医辨证：脾虚湿瘀化热，气阴亏虚。

治法：健脾益气养阴，清热祛湿化瘀。

处方：太子参15g，有瓜石斛15g，车前草15g，茵陈15g，薏苡仁30g，苍术10g，牛膝30g，赤芍15g，甘草5g，莪术15g，三棱15g，桔梗15g，杏仁15g。7剂，水煎服，每日1剂。

范冠杰教授考虑患者消渴脱疽单纯从治疗糖尿病入手不能从根本上解决患者痛苦，烟毒长期反复刺激对其下肢血管损害如不能去除，难以断根。“动-定序贯范氏八法”内涵立足于人与自然、社会三位一体和谐平衡的宇宙观，中医学与哲学也环环相扣，医者仁也，除具备精湛的医术外，人文关怀在治病当中亦格外重要，因此，范冠杰教授查看患者后从仁而治，言明欲治其病先断其烟，遂患者痛下决心戒烟。

二诊：2015年8月23日。服用上方1个月后患者未再吸烟，觉精神及双下肢麻木明显好转，下肢自发皮肤破溃改善，无明显渗液，仍有少许黄痰，脾气急躁，其余无明显不适症状，舌质暗红，苔黄厚腻，脉弦紧。测空腹血糖6.5mmol/L。此诊中，范冠杰教授发现患者性情急躁，了解其平素工作繁忙，压力大，容易生气。道家的“冲气以为和”是“动-定序贯范氏八法”理论中强调的“动态平衡”的基础之一，“平和”是《道德经》所重视和强调的重要哲理之一。“道生一，一生二，二生三，三生万物。万物负阴而抱阳，冲气以为和。”如患者肝郁不解，气血阴阳难以平衡。故而此诊注重肝郁的治疗。

处方：柴胡5g，白芍15g，薄荷（后下）5g，牡丹皮15g，茵陈30g，车前草30g，黄柏10g，薏苡仁30g，三棱10g，莪术10g，丹参30g，甘草5g，鱼腥草30g，黄芩10g，葶苈子10g。7剂，水煎服，每日1剂。

三诊：2015年9月25日。服上方后下肢瘀黑逐渐改善，麻木减轻，近期外感后间断咳嗽有黄痰，脾气改善，舌暗红，苔薄黄，脉弦紧。测糖化血红蛋白6.2%。

处方：牡丹皮15g，茵陈30g，苍术10g，薏苡仁30g，黄柏5g，莪术10g，丹参30g，甘草5g，鱼腥草30g，葶苈子10g，连翘30g，炒白术10g，布渣叶15g，桂枝10g，法半夏

10g。14 剂，水煎服，每日 1 剂。

四诊：2016 年 11 月 22 日。患者间断至门诊调方，经用药一段时间后下肢皮肤自发性破溃较前明显减少，色素沉着、皮肤瘀黑改善，精神好转，纳眠可，二便调，舌暗红，苔薄黄，脉弦。空腹血糖 6mmol/L。

处方：莪术 10g，丹参 30g，甘草 5g，炒白术 10g，布渣叶 15g，法半夏 10g，山药 15g，土茯苓 15g，野菊花 15g，川芎 10g，薏苡仁 30g。7 剂，水煎服，每日 1 剂。

五诊：2017 年 9 月 12 日。现一周服用中药 3 剂，症见神清，精神可，下肢痹痛感减轻，皮肤瘀黑较前改善明显，皮肤无破溃，偶觉胸闷，二便可，无其他不适，舌淡暗，苔薄黄，脉弦紧。

处方：莪术 10g，丹参 30g，甘草 5g，炒白术 10g，布渣叶 15g，法半夏 10g，山药 15g，土茯苓 15g，野菊花 15g，川芎 10g，薏苡仁 15g，茯苓 15g，薤白 10g，7 剂，水煎服，每日 1 剂。

效果：2017 年 11 月 18 日随访患者，现无胸闷，下肢麻木痹痛较前明显改善，皮肤自发性破溃近半年发作较少，下肢皮肤瘀黑情况较两年前初诊时消退七成，糖化血红蛋白 6.5%。

按语

医者直接与人相交，诚如唐代孙思邈《备急千金要方·大医精诚》所言，“见彼苦恼，若己有之”，然后“大慈恻隐”，进而“普救含灵之苦”。这里就蕴含着儒家“仁者爱人”之“仁”的思想。范冠杰教授治疗本例患者先出于仁心言明烟毒之弊，让患者在思想上接受戒烟，从而去除疾病源头的毒瘤。进而在中医理论上着重应用了“运脾”“活血”“清理三焦”三个方法。

此患者舌淡，苔黄微腻，提示患者湿气内盛，困阻三焦，脾失健运，湿气不去，范冠杰教授运用太子参补气生津；苍术辛苦温，入脾胃二经，能燥湿健脾，据著名中医家施今墨先生云：“用苍术治糖尿病，以其有‘敛脾精’的作用。”中医与哲学息息相关，在治疗过程中，除了体现中医哲学儒家的“人文关怀”外，也突出了道家的“形神一体，天人合一”，如郁之不解，则体内瘀血难消，故而“柴胡、白芍、牡丹皮、薄荷”药串在此起到承上启下之效，也体现了“道法自然”的精髓。黄芩、葶苈子、鱼腥草清肺梳理上焦，茵陈、薏苡仁、车前草、黄柏等药串清理中、下二焦，而达到畅运三焦的目的。脾主四肢，脾虚湿困，气血津液无以输布四末，视为“不荣则痛”，再加上湿浊积蓄成瘀，阻塞脉络，视为“不通则痛”，则出现双足麻木、疼痛。“动-定序贯范氏八法”在实际运用当中也与西方主流哲学有殊途同归的火花碰撞，如按结构主义哲学的“关系”特质去看，既看到一种病可以包括几种不同的证，又看到不同病在发展过程中可以出现同一证候，因此临床用药是极个体化的。范冠杰教授在后面几诊中按照患者疾病的变化去调方，在药串的使用上灵活多变，全程穿插使用三棱、莪术、丹参、川芎等破瘀通络之品，治疗后患者上述症状均消失。此处运脾、清理三焦、活血是治疗本病的基本法则，促进患者阴阳平衡恢复。津液生而不枯，气血和而不涩，则病自己，既去除了患者的病根，也免除了患者的手术之苦。

第八节 消渴中风

糖尿病性脑血管病是临床常见的糖尿病慢性并发症。主要以糖尿病小微血管病变为主，包括缺血性脑梗死、脑白质变性，以及相关的认知功能障碍、抑郁焦虑症，属于中医消渴厥、消渴中风（中经络）等范围。临证中，运用“动-定序贯范氏八法”纯中药治疗糖尿病性脑血管病，在纷繁复杂症状中能有效把握重点，切中病机，达到临床缓解，试看以下病案。

病案举隅

张某，女，49岁。既往高血压病史2年余，血压最高达180/100mmHg（1mmHg=0.133kPa），1周前因急性脑梗死住院治疗，查总胆固醇6.82mmol/L。身高162cm，体重78kg，BMI 29.7kg/m^2。外院诊断为“急性脑梗死、高血压3级（很高危组）、高胆固醇血症、肥胖症”。目前规律服用降脂药物，血压波动在(140～145)/(75～85）mmHg，但头晕等症状未能得到改善。患者自觉年纪轻轻病情重，且需终身用药，忧虑重重，故寻求中医治疗。症见神清，形体肥胖，精神疲倦，头晕，睡眠差，多梦，易怒，小便淡黄，大便正常，目前正值经期，月经量少，有血块。舌暗红，舌下脉络迂曲，苔薄黄，脉弦。

西医诊断：①急性脑梗死；②高血压3级（很高危组）；③高胆固醇血症；④肥胖症。

中医诊断：消渴中风。

中医辨证：肝郁血瘀，肝阳上扰。

治法：疏肝解郁，活血化瘀，平肝潜阳。

处方：柴胡5g，白芍30g，薄荷（后下）5g，牡丹皮30g，益母草15g，莪术10g，红花5g，桃仁10g，天麻10g，钩藤15g，酒川牛膝15g，茵陈15g，甘草5g。共14剂，中药于水滚后再煮50分钟，以3000ml煲至2000ml，每日代茶饮。

告知患者目前血压稳定，结合症状分析建议停用降压及降脂药，并联合生活方式干预、调畅情志、控制饮食、加强运动、减轻体重。

二诊：患者已停用降压及降脂西药，采用纯中药治疗。服用中药期间血压波动在130～140/70～80mmHg，体重76kg，BMI 29.0kg/m^2，精神好转，头晕减轻，多梦、易怒好转，月经正常，小便淡黄，大便烂，舌红，舌下脉络迂曲减轻，苔薄黄，脉弦。四诊合参，患者大便烂，故在上方基础上加白术15g健脾燥湿，眠差加淡竹叶10g清心除烦。共14剂，煎服法同前，继续停用西药，仅服用中药治疗。

三诊：患者纯中药治疗，近期血压波动在130/70mmHg左右，体重73kg，BMI 27.8kg/m^2。现精神可，头晕缓解，睡眠差、多梦、易怒明显好转，下肢皮肤时有湿疹，少许瘙痒感，无渗液，小便淡黄，大便正常，舌红，舌下脉络迂曲改善，苔薄黄，脉弦。四诊合参，考虑患者瘀血之象得以改善，减莪术、红花、桃仁。皮肤湿疹考虑为湿热外溢肌肤，在上方基础上加土茯苓30g，白鲜皮30g以清热利湿止痒，并加石菖蒲10g以开窍豁痰，醒神化湿。共14剂，煎服法同前。

四诊：患者坚持纯中药治疗，近期血压控制平稳，体重73kg，BMI 27.8kg/m^2，现精神可，无头晕，稍口干，睡眠及情绪佳，月经正常，皮肤湿疹瘙痒好转，无渗液，二便调，舌红，苔薄黄，脉弦。患者头晕缓解，月经正常，减天麻、益母草；在上方基础上加地肤子 30g，生地黄 30g 以清热利湿止痒，凉血生津。共 28 剂，煎服法同前。

随诊：后续多次门诊复诊随症调方，患者无头晕、湿疹等不适，心情舒畅，月经正常。从首诊开始共治疗 3 个月，体重降至 68kg，BMI 25.9kg/m^2，未再服西药，血压控制在（130～140）/（70～75）mmHg。

按语

临床上不少患者的症状复杂多样，也会伴随其他疾病。范冠杰教授始终强调，医者要有一颗追求真理的心，认清疾病的本质，即可执简驭繁。范冠杰教授采用“动-定序贯范氏八法”理论中“证素–核心病机–药串一体化”辨证模式，以“证素”为辨证的要素，以“核心病机”为靶点，以“药串”动态组合为处方要点，指导临床诊疗实践疗效显著。

该病例以眩晕为主要证素，透过现象看本质，抓住现阶段的主要矛盾即核心病机为肝郁血瘀。追求疾病本质的辨证过程恰恰充分体现了理学提倡的“格物致知”，法随证立，方随法出，根据核心病机确立治法为疏肝解郁、活血化瘀、平肝潜阳，处方采用医者相对固定的药串“柴胡、白芍、薄荷、牡丹皮”以疏肝解郁、调畅气机，体现了“动-定序贯范氏八法”之“定”，即规律性。疾病过程中，瘀象明显，配合益母草、莪术、红花、桃仁以活血化瘀；肝阳上扰，则酌情加用天麻、钩藤、石菖蒲、酒川牛膝以平肝潜阳、开窍豁痰、引火下行；皮肤湿疹时考虑合并湿热，则配合土茯苓、白鲜皮等以清热祛湿止痒。诊治过程中证素发生变化，处方、用药随之改变，体现了“动-定序贯范氏八法”之“动”，即动态的、变化的。后续根据辨证调整处方，维持血压平稳，体现了“序贯”治法之思想。同时范冠杰教授从形体、生活习惯等方面对患者采用生活方式及中药干预，使其高血压得以缓解，月经规律，体重等代谢指标改善，生活质量大大提高。范冠杰教授善望、审闻、慎问、谨切，运用其倡导的“动-定序贯范氏八法”，根据患者不同时期之症状、情志、形体及舌脉的变化，灵活辨证，有效施治，收到满意疗效，实现高血压患者的临床缓解。

第九节　消 渴 胸 痹

冠心病是糖尿病最常见的大血管并发症，心血管事件是糖尿病患者死亡的最主要原因。抗聚稳定斑块类西药是糖尿病合并冠心病的主要药物，但因消化道出血、药物性肝损害等严重副作用限制了其临床应用。范冠杰教授以“动–定序贯范氏八法”治疗糖尿病合并冠心病，能有效控制血糖，改善患者临床症状，减少西药副作用，改善疾病预后。

病案举隅

刘某，男，65 岁。患糖尿病、高血压、高脂血症多年，5 年前因冠心病三支病变行 PCI 术，植入 2 枚心脏支架，外院口服多种西药，曾因药物副作用出现消化道出血，停用抗聚药物后反复发作胸闷。目前使用预混胰岛素早晚各 34U 皮下注射联合阿卡波糖、二甲双胍、西格列汀降糖，阿托伐他汀调脂稳定斑块，缬沙坦、氨氯地平降压。已使用较大剂量的胰岛素治疗，但血糖仍控制较差，空腹血糖 10mmol/L，餐后血糖 18mmol/L，糖化血红蛋白 9.5%，空腹C肽0.58nmol/L。遂至范冠杰教授门诊求诊。

初诊：患者满面愁容，情绪低落，容易疲乏，时有胸闷，口干不欲饮，纳欠佳，眠差，大便干结难解，形体偏胖，舌淡暗，舌体胖大，边有齿痕，舌下络脉迂曲，苔白腻，脉弦滑。身高170cm，体重85kg，BMI 29.4kg/m^2。

西医诊断：①2型糖尿病合并冠心病；②肥胖；③高血压；④高脂血症。

中医诊断：①消渴胸痹；②肥胖。

中医辨证：脾虚湿瘀。

治法：健脾祛湿，活血化瘀。

处方：白术30g，丹参15g，莪术10g，红花10g，薤白10g，瓜蒌皮10g，山楂15g，益母草15g，绵茵陈30g，布渣叶30g，大黄5g。共14剂，水煎服，每日1剂。

西药方面，停用阿托伐他汀等，维持目前降压药物。降糖方案停用胰岛素。改为格列美脲2mg，每日2次；二甲双胍1g，每日2次。嘱患者加强饮食、运动治疗，运动方式以快走为主，积极控制体重。

二诊：患者血糖明显下降，疲乏感减轻，未发作胸闷，纳眠改善，大便通畅，舌淡暗，舌下络脉迂曲，苔白腻，脉弦。考虑瘀象明显，在前方基础上丹参、山楂、薤白用量加倍。

三诊：患者进食辛辣食物后出现口干口苦，口中黏腻感，睡眠欠佳，多梦，大便通畅，小便黄，舌淡暗，舌下络脉迂曲，苔黄腻，脉弦。考虑脾虚湿瘀化热。

处方：苍术10g，黄柏10g，薏苡仁30g，车前草30，淡竹叶10g，绵茵陈30g，丹参30g，莪术10g，红花10g，薤白20g，瓜蒌皮10g，山楂30g，益母草15g。共14剂，水煎服，每日1剂。

四诊：患者口干口苦、口中黏腻感消失，精神好，无胸闷发作，仍感疲乏，活动后气短，睡眠改善，大便通畅，小便不黄，苔黄腻转为白微腻。考虑热去，中药在首方基础上加黄芪、党参益气健脾，扶正固本。

此后患者坚持规律就诊，根据患者出现的不同兼夹证灵活辨证施治。

随访：患者坚持服用中药治疗1年，停用胰岛素，仅少量口服降糖西药，血糖控制达标，空腹血糖6～7mmol/L，餐后血糖8～10mmol/L，体重逐渐下降至72kg，虽停用抗聚药物但胸闷未再发作，中药改为隔日1剂。

按语

2型糖尿病合并冠心病、肥胖属于中医学“消渴胸痹”或“肥胖”范畴，多因饮食不节，过食肥甘厚味，以致脾胃受损，运化失常，聚湿生痰，上犯心胸，阻遏心阳，气机不畅，心脉闭阻，日久痰阻血瘀，而成本病。

“动-定序贯范氏八法”是范冠杰教授融合古今中外哲学思想所提出的中医诊治方法。其核心思想在于，立足疾病发生发展的过程中，证候呈现动态演变、复杂的特点，故治法亦不能一成不变，应随证型改变而动态变化，正所谓“法随证立”，随着病情变化及经过治疗后机体状态的改变，对治法和组方也应做出灵活调整。

本案患者的核心症状为胸闷、疲乏，结合形体肥胖，舌质暗，舌下络脉迂曲，苔白腻，脉弦滑，根据“动-定序贯范氏八法”理论，把握当前核心病机为脾虚湿瘀，治疗以健脾祛湿、活血化瘀为法，予以组成相对固定的活血化瘀中药药串——丹参、莪术、红花、益母草，健脾祛湿药串——白术、布渣叶、绵茵陈。患者进食辛辣之品后出现热象，考虑主要病机已发生变化，中药动态调整，改予清热祛湿药串——苍术、黄柏、薏苡仁、车前草，动定结合，灵活加减。经治疗湿热消退，故减清热祛湿药，而以益气健脾、祛湿活血法治之，扶助正气，固本治病。

在本案的辨治中，充分体现了范冠杰教授坚持守正创新，精准治疗。“守正”，就是要遵循中医的发展规律，尊重和坚守中医“以人为本”的优良传统，正道而行，以解除患者疾病痛苦为己任；“创新”，就是要始终保持“敢为天下先”的勇气和魄力，治疗理念源于临床，高于临床，在现代科学高度发达的背景之下，不断谋求中医理论的突破性发展。范冠杰教授“骨子”里是传统的老中医，一心为患者着想，为患者解决实际问题，同时，“脑子”里又是勇于创新，不拘泥于现代指南共识，在深入学习中医经典理论的基础上，传承多位中医名家的经验，结合自身 30 载的从医经验，开创性提出“动-定序贯范氏八法”的理论。该理论是中医临床诊疗思维的理论创新，为临床认识疾病发生、发展、治疗决策等提供指引和思路，有效弥补中医“辨证论治”的不足，解决中医理论与临床实践脱节的关键问题，架构了中医理论与临床实践的桥梁。“动-定序贯范氏八法”理论，构建了“哲学中医”的临床思维体系，体现了中华优秀传统文化的核心价值观念、原创思维方式，融合了自然科学和人文科学的精华，吸收了儒家、道家乃至佛家文化的智慧，开创了现代中医辨证治疗的新模式，值得临床推广和应用。

第十节 消渴不寐

失眠是临床常见病症之一，可表现为难以入睡，睡中易醒，醒后不易再眠，甚至彻夜不眠等。研究表明，中国成年人失眠发生率高达 38.2%。糖尿病患者亦常常合并失眠，且夜间睡眠质量可直接影响空腹血糖水平，从而导致全天的血糖波动。西医认为糖尿病和失眠属于两个疾病，需分别使用药物治疗。中医注重整体观，强调辨证论治，通过审因辨机，可达到异病同治的效果。

病案举隅

黄某，男，47 岁，自诉入睡困难 3 年，初始每日可睡 4～5 小时，后睡眠时间逐渐缩短，近 1 年需要服用安眠药帮助入睡。平素情绪较抑郁。3 个月前体检发现糖尿病，经当地医院住院治疗，住院期间使用胰岛素泵降糖，出院后未服降糖药物治疗。近期自觉失眠加重，伴少许口干，自测空腹血糖 8.7mmol/L，餐后血糖未监测，遂寻求范冠杰教授治疗。

初诊：患者言语不多，少许口干喜冷饮，入睡困难，睡后梦多，胃纳可，二便调，舌暗红，苔薄黄，脉弦。

西医诊断：糖尿病合并失眠。

中医诊断：消渴不寐。

中医辨证：肝郁化火，瘀血内阻。

治法：疏肝清热，活血化瘀。

处方：柴胡 5g，白芍 15g，薄荷（后下）5g，牡丹皮 30g，赤芍 30g，丹参 15g，生地黄

30g，郁金10g，莪术5g，远志10g，连翘30g，甘草5g。共14剂，每日1剂，水煎分早晚服。

二诊：上症未减，患者近期自测空腹血糖7.8mmol/L，餐后2小时血糖14mmol/L，糖化血红蛋白6.9%。于原方加川芎10g。共14剂，每日1剂，水煎分早晚服。

三诊：患者情绪改善，就诊时话语较前增多，自诉睡眠较前好转，安眠药减量，自测空腹血糖6.8～8.4mmol/L，餐后2小时血糖8～12mmol/L。仍有口干。予前方加淡竹叶10g。共14剂，每日1剂，水煎分早晚服。

四诊：患者就诊时面露笑容，自诉失眠较前明显改善，现已停服安眠药，夜间可自然入睡5～6小时，口干改善，二便调，自测空腹血糖6.5～7mmol/L，餐后2小时血糖8～9mmol/L。舌质暗红较前好转，苔薄黄，脉弦滑。前方加莲子10g，去莪术。共14剂，每日1剂，水煎分早晚服。

随访：患者已停用安眠药1个月，可自行入睡，每日睡眠5～6小时，血糖控制平稳。

按语

“万物负阴而抱阳，冲气以为和”，“和”强调的是整体观，任何疾病的发生都与人的阴阳失衡有关，即“失和”状态，治疗当以达“平和”为原则。范冠杰教授提出的“动-定序贯”思维方式，充分结合了古代哲学的中和观。中和思维是指在观察分析和研究处理问题时，注重事物发展过程中各种矛盾关系的和谐、协调、平衡状态，不偏执、不走极端的思维方法。中医的中和观蕴含两层含义，一是强调天地万物与人之间的和谐统一，二是强调人体内部各个系统的和谐。首先，人与环境是一个有机整体，随着社会的进步，市场与社会竞争激烈，工作及生活压力增加，使现代人长期处于高度紧张状态，高压的环境致使人出现情志不舒、肝气郁结。其次，人是一个有机整体，情志失调影响肝气疏泄，必致气机失畅，郁结不舒，形成失眠；肝郁化火，灼伤津液，导致阴虚内热，诱发消渴；综上，肝郁内热是导致消渴不寐的罪魁祸首。此外，长期的肝郁气滞，气不行则无力推动血液，气滞则血瘀，因而失眠患者常常伴有血瘀，而瘀血阻络又是糖尿病各种慢性并发症发生的主要病机。因此本病“失和”的核心病机为肝郁化火、瘀血内阻。

“动-定序贯范氏八法”理论是以“核心病机”为靶点，以“证素”为辨证的基础，以“药串”动态组合为处方要点，形成“症状-证素-核心病机-治法-药串”一体化的辨证模式。本例患者以失眠为主诉，结合舌质暗红，脉弦等突出证素，范冠杰教授抓住的是“失和”的核心——肝郁、血瘀的核心病机，治疗以疏肝、活血为要，使用疏肝及活血药串。疏肝药串：柴胡、薄荷、白芍、牡丹皮；活血化瘀药串：丹参、赤芍、郁金、莪术，并配合清热凉血之品。本患者服用中药后不寐情况明显改善，随之血糖也控制平稳，所谓“谨察阴阳所在而调之，以平为期”，是因治病求本，阴阳调和则愈。

第十一节　消渴丹毒

丹毒是由溶血性链球菌感染引起的皮肤网状淋巴管及其周围组织的急性炎症，好发于下肢。起病前常有皮肤的破损，病原菌通过伤口入侵引起感染。临床表现为起病突然，局部皮肤红、肿、热、痛，边界清楚，或伴有恶寒发热、纳差等全身症状，病情严重者可出现脓毒血症。治疗多全身使用抗菌药物，然而致病菌可潜伏于淋巴管内，导致病情反复发作，长时间或多次应用抗菌药物会产生耐药。下肢丹毒反复发作，可造成淋巴管阻塞，导致“象皮肿”，给患者带来生活不便和心理压力。糖尿病患者本就抵抗力下降，加之血管、神经病变导致下肢血液循环变差，皮肤皲裂，抗感染治疗效果差，导致丹毒发病率高，容易复发。范冠杰教授秉承道家“动静观”哲学中医思想，运用“动-定序贯范氏八法”整体调治糖尿病合并丹毒，疗效卓著。

病案举隅

林某，女，66岁，糖尿病病史8年余。

初诊：反复右下肢红肿热痛4年，每年发作2～3次，曾先后使用多种抗生素，近1年右下肢逐渐肿胀，皮肤增厚粗糙，按之无凹陷，不慎破皮后，则滋水渗液。患者1周前再次出现右足至右大腿肿胀发硬，表面光亮，按之凹陷，皮肤鲜红，摸之灼手，疼痛难忍，伴恶寒发热，体温最高38.6℃，食欲不振，烦躁失眠，口干喜冷饮，大便黏滞不爽，舌紫红，苔黄厚腻，脉滑数。患者空腹血糖8.3～10.2mmol/L，餐后2小时血糖11.0～16.4mmol/L。糖化血红蛋白8.7%。

西医诊断：糖尿病合并丹毒。

中医诊断：消渴丹毒。

中医辨证：湿热毒蕴，气血两燔。

治法：清热利湿，凉血解毒。

处方：金银花20g，连翘20g，紫花地丁20g，蒲公英15g，茵陈15g，苍术15g，黄柏15g，车前草30g，牛膝15g，牡丹皮20g，赤芍20g，玄参20g，紫草15g，薏苡仁30g，大黄10g。共7剂，每日1剂。

四黄水蜜膏外敷右下肢，每日3次，每次30分钟。考虑患者丹毒急性活动期，血糖较高，先予以门冬胰岛素30（早20U，晚16U）联合二甲双胍缓释片（每次0.5g，每日2次）控制血糖。

二诊：诉服药后热势下降，2天即退热，刻下右下肢疼痛明显减轻，皮温稍热，皮肤松软，肤色略暗红，肿胀稍减轻。精神、食欲好转，夜可安眠，少许口干不欲饮，大便调。舌红，苔黄白微腻，脉弦滑。空腹血糖5.6～7.8mmol/L，餐后2小时血糖6.5～10.7mmol/L。前方去紫草、大黄、蒲公英、紫花地丁；加泽兰15g，泽泻15g，茯苓15g，防己10g，14剂，服药方法同前。患者血糖下降，调整胰岛素用量。

三诊：患者右下肢无热痛，肤色暗，右大腿肿胀消退，有皮纹，右小腿仍有肿胀，按之无凹陷，舌质暗红，苔白腻，脉弦。自诉血糖控制达标。

处方：益母草30g，当归15g，赤芍15g，车前草15g，黄芪15g，苍术15g，白术15g，茯苓15g，络石藤30g，泽兰15g，桑枝30g，牛膝15g，薏苡仁20g。14剂，每日1剂，水煎服，药渣煎水外洗。

遂嘱患者停用胰岛素，单用二甲双胍缓释片（每次0.5g，每日2次）口服降糖。

四诊：右小腿轻度肿胀，晨轻暮重，舌淡红，苔白，脉弱。前方续服14剂，后随访，右小腿完全正常，未再发作。近期查糖化血红蛋白6.5%，血糖控制达标。

按语

《道德经》曰：“道生一，一生二，二生三，三生万物。万物负阴而抱阳，冲气以为和。”“道”是天地之始，万物之母，变化之本，无所不包。阴阳交感，互为其根，推动宇宙万物保持永恒无尽的运动，其运动遵循着一定规律，最终达到相对的静止和稳定。“动-定序贯范氏八法”借鉴了道家的动静哲学观，证候是疾病某一阶段病位、病性等本质的高度概括，具有相对稳定性，同时随着疾病的进程转化，它也是动态变化的。

本例患者平素嗜食肥甘厚味，形体肥胖，加之久病，肝气郁结，损伤脾胃气机，运化失常，湿浊内盛，湿邪重浊趋下，易攻阴位，故见下肢肿胀；湿性黏滞，蕴久化热，相互胶结，伏于体内，使丹毒迁延难愈，易复发。肝郁湿阻，气滞化火，热入血分，水不归正化，津液耗伤，发为消渴。初诊时为丹毒急性活动期，外感湿邪火毒与内蕴湿热相合，毒热搏结，郁阻经络肌肤，使局部皮肉红、肿、热、痛；气血不畅，邪毒入血，故见高热、烦躁失眠等。此期以火毒为甚，而湿邪次之，因此应以清热解毒为主要治疗原则，祛邪外出，防邪深入，控制病情进展，故重用清热解毒药物，配合活血、利湿药物。金银花、连翘、蒲公英、紫花地丁有清热解毒、消痈散结之功；黄柏、苍术、茵陈、车前草、薏苡仁有分解湿热，调畅三焦之功；牡丹皮、紫草、玄参、赤芍凉血养阴；牛膝可引诸药及火热下行。

二诊时热毒大部分已解，以湿邪为主，故治疗上偏重健脾利湿，兼以清热、活血。去紫草、蒲公英、大黄、紫花地丁等苦寒之味，避免阻遏脾胃之健运，不利于经络气血疏通。

三诊、四诊时为丹毒慢性迁延期，久病耗伤气血，血行不畅，正虚邪伏，湿聚生痰，阻滞经络，血不利则为水，泛溢肌肤，可见肢体水肿。治疗上应注重益气健脾，补血活血，温通经脉，辅以利湿、清热。本患者病机乃湿、毒、瘀互结，不同阶段核心病机的变化主导着疾病的发展，范冠杰教授“定”于靶点“证候”，精准动态施治，从而巧除顽疾。

第十二节 痛　风

痛风近年来发病率逐渐增长，古文说痛风发作“如虎噬骨”，可见痛风发作疼痛之剧。目前，西医方面对痛风性关节炎的治疗有秋水仙碱、非甾体消炎药、激素类药物等，但患者往往因为害怕药物不良反应而畏于服药。范冠杰教授采用“动-定序贯范氏八法”治疗痛风性关节炎，临床屡获良效。

病案举隅一

何某，28岁，2020年7月8日就诊。

患者痛风病史5年，血尿酸（UA）最高650μmol/L，每年发作3～4次，需口服依托考昔、秋水仙碱等，近1年发作频率较前增加，每2～3个月发作1次，且口服西药效果不理想。

昨日踢球后，与朋友聚餐，饮啤酒数瓶，夜间出现双足第一跖趾关节红肿疼痛，疼痛难忍，口干口苦，纳眠差，小便黄，大便未解。舌暗红苔黄腻，脉滑数有力。今日至门诊就诊，查体：双足第一跖趾关节肤色发红，肤温升高，局部压痛明显，活动受限。体重80kg，身高

165cm，BMI 29.38kg/m^2。查 ESR 92mm/h，CRP 70mg/L，UA 508μmol/L。

西医诊断：痛风性关节炎。

中医诊断：痛风。

中医辨证：湿热瘀阻。

治法：清热除湿，活血通络。

处方：土茯苓 30g，土贝母 15g，薏苡仁 30g，忍冬藤 15g，牛膝 15g，虎杖 30g，百合 50g，苍术 15g，黄柏 20g，车前草 30g，蚕沙 10g，红花 5g，泽兰 15g，丹参 10g，甘草 5g。共 3 剂，每日 1 剂。

此外，范冠杰教授亲自指导患者的饮食、运动、体重控制方案，并配合其独创的“4321”中药煎煮方法，“4321”即具体如下：以 4L 药煲，加 3L 水，煮剩 2L，一天内多次频服。

二诊：患者自诉服一剂药后，关节疼痛明显减轻，三剂药服完，红肿热痛均已缓解，来诊时行走如常，黄腻苔仍明显。大便通，小便不黄，纳眠可，舌红苔黄，脉弦紧。考虑血瘀之象改善，湿热并重，原方去泽兰、丹参；加茵陈 30g，牡丹皮 15g；百合减量至 30g，14 剂，每日 1 剂，水煎服。

三诊：来诊时诉无关节红肿、疼痛不适，口干口苦，纳眠可，二便调。舌红苔黄，脉弦紧。上方去黄柏防止损伤阳气，予 28 剂继续服用。嘱下次复诊完善相关检查。

四诊：来诊时患者精神可，自诉无明显不适症状，近期未有痛风再发。查 UA 326μmol/L，ESR、CRP 正常；患者要求继续服药巩固。舌淡红，苔白，脉弦细；考虑目前湿热瘀象明显改善，清热利湿、活血化瘀等药可精简，并适当加以固本之品。

处方：土茯苓 30g，土贝母 15g，忍冬藤 15g，薏苡仁 30g，忍冬藤 15g，牛膝 15g，苍术 15g，百合 30g，党参 20g，茯苓 20g，白术 15g，山药 10g。14 剂，水煎分早晚服，2 日 1 剂。

随访：经近 3 个月的治疗，病已告愈，痛风未再发作。另外，患者配合范冠杰教授中药治疗，随访 6 个月，体重降至 65kg，完全达标！

按语

范冠杰教授对急性痛风的临床诊治深刻体现其“动-定序贯范氏八法”中医原创理论，其抓住急性痛风的特有证素，以急性起病为特点，突出表现为关节红肿热痛，舌红苔黄腻，脉滑有力，强调“湿热瘀阻”为痛风急性发作期的主要病机，用药上，范冠杰教授使用土茯苓、土贝母、百合、薏苡仁、车前草、忍冬藤、牛膝、丹参、苍术组成的药串作为基础药串治疗，体现“动-定序贯”之“定”，而临证又根据不同地区、不同时令、不同患者随证加减，体现“动-定序贯”之“动”。对于该病的治疗，多 3 剂药见效，无须依靠西药治疗。后续针对高尿酸血症的治疗，根据临床患者的情况随证调整，一般 2～3 个月可使血尿酸水平下降至正常。

范冠杰教授的“动-定序贯范氏八法”临床思维与传统中国理学文化思想如出一辙。理学的思维方式讲究“格物致知”，即通过对自然界事物的观察体验，进而归纳、类推事物的性理。范冠杰教授治病亦是如此，其强调治病求本，“本”即抓住疾病的核心病机，因为疾病是动态变化的，抓住核心病机才可把握全局。在复杂的病变中，常有主次标本的不同，治疗上，又需要根据病情的不同，动态加减调整，以获得最佳疗效。

血尿酸超过其在血液或组织液中的饱和度可在关节局部形成尿酸钠晶体并沉积，诱发的局部炎症反应和组织破坏，即为痛风。痛风急性发作期所带来的疼痛及关节活动障碍，让众多患者苦不堪言，而反复发作的特性不仅增加了患者的心理负担，同时也严重影响其生活质量。

范冠杰教授运用“动-定序贯范氏八法”中医原创理论治疗痛风性关节炎方面疗效显著。在临床诊疗过程中，范冠杰教授提出兵贵神速谓之“动”、中病即止谓之“定”、“序贯”治疗防复发的理念，即在急性发作期，遣方用药应动如脱兔，快速反应，直达病灶，为患者消除痛楚，病情变化及时调整中药种类、剂量及方剂寒热温凉属性，以避免过犹不及损伤正气，逐步向缓解期的规律治疗平稳过渡，避免病情反复。现将临床医案介绍如下。

病案举隅二

张某，男，52岁，长期高尿酸血症、痛风性关节炎发作病史，反复于当地医院就诊，服用消炎止痛药、中药汤剂众多，病情迁延难愈。1个月前外院查血尿酸580μmol/L。现因左下肢踝关节红肿疼痛来诊，症见左下肢踝关节红肿热痛，口干口苦，舌红，苔黄腻，脉沉紧。

西医诊断：痛风。

中医诊断：痛风性关节炎。

中医辨证：湿热蕴结。

治法：清热祛湿止痛。

处方：土茯苓30g，土贝母10g，百合100g，车前子（包煎）30g，茵陈30g，忍冬藤30g，虎杖30g，薏苡仁30g，生地黄30g，牡丹皮30g，赤芍30g，金银花30g，野菊花30g，蒲公英30g。共7剂，加入3000ml水煎至2000ml，每日代茶饮。

嘱患者禁食海鲜、动物内脏、菇类、老火汤，禁饮啤酒，少食肉类，每日多饮水，多食蔬菜水果。

二诊：服用初诊中药2剂后下肢关节肿痛明显缓解，小便色黄，大便偏烂，口淡口干，舌红稍淡，舌薄白，脉沉紧。复查血尿酸552μmol/L。

处方：土茯苓30g，土贝母10g，百合90g，车前子（包煎）30g，茵陈30g，忍冬藤30g，虎杖30g，生地黄30g，牡丹皮30g，金银花30g，野菊花30g，山药20g。共14剂，煎煮及服法同前。

电话随诊：服用二诊药物14剂期间无关节疼痛。患者由于工作原因未回院复诊，但于当地药房守方取二诊中药14剂继续服用。2个月后电话随访：近2个月间断服用二诊中药，平均一周服用2～3次，其间关节肿痛未再发作，二便正常。复查血尿酸：384μmol/L。

按语

《孙子兵法》云：“兵之情主速。”临床遣方用药犹如战场调兵遣将，关键在于快速抓住核心病机，投以药味直捣黄龙，解除病痛。范冠杰教授首创“动-定序贯范氏八法”理论，以“证素”为快速、准确辨证基础，提出以“核心病机”为靶点，以“药串”动态组合为组方思路，形成了“证素-核心病机-药串一体化”中医临床思维体系，为临床医生提供了快速、准确、有效的诊疗模式，达到兵贵神速的治疗效果。

本患者初诊时“口干口苦，关节红肿疼痛，舌红，苔黄腻，脉沉紧”体现了医者自身临床实践总结出的痛风急性发作期最常见的证型是“湿热蕴结”，为此阶段核心病机，治疗上尤重清利湿热，投以医者经过长期临床实践自身总结的相对固定的药串“土茯苓、土贝母、百合、车前子、茵陈、忍冬藤”等，证素-核心病机-药串一一对应，体现了“动-定序贯范氏八法”之“定”，即规律性，诊治思路清晰。同时，把握痛风发病的特点及规律性（“定”之思想），独创“4321 煎服法”，嘱患者煎煮至 2000ml，频频服用，疗效显著，也体现了理论与实践相结合、“知行合一”的心学思想，用药后患者关节肿痛症状快速缓解。

“和为贵”，出自《论语》，是儒家思想所倡导的重要道德行为准则，大可以治国安家，小可以治病救人。“动-定序贯范氏八法”理论的提出深受儒家思想的启发，认为治病应有法，治人应有度，上医用药应根据病情收放自如，既要“动”如脱兔般攻逐邪实，更要“静（定）”若处子般中病即止，“动”“定”相宜才能获得最优疗效。所以，二诊患者湿热之象已明显改善，中焦脾胃虚象初现，故予百合减量，去薏苡仁、赤芍、蒲公英，加山药顾护中焦并制其余药味之寒凉，达到攻补兼施、阴阳平和之稳态，体现了“动-定序贯范氏八法”之“动”，即动态的、变化的。该病例标本兼顾，疾病后期注重健脾调理，防止痛风复发，体现了“序贯”治法之思想。

范冠杰教授巧用“动-定序贯范氏八法”治疗痛风性关节炎，治疗中变中有守、定中有动地动态把握疾病核心病机的演变规律，根据对既固定又演变的核心病机的把握，从而有规律地施予相应的药串，运用变化、发展的眼光看问题，通过动态的临床思维，准确抓住病程变化的阶段性转折点，谨守疾病病机的演变，辨证施治，不仅快速缓解痛风急性发作，同时也减少了痛风的复发频率，从而取得最佳临床疗效。

第十三节　肥　　胖

肥胖目前在全世界呈流行趋势。世界卫生组织（WHO）将肥胖定义为可能导致健康损害的异常或过多的脂肪堆积，其病因未明，被认为是包括遗传和环境因素在内的多种因素相互作用的结果。肥胖既是一个独立的疾病，又是 2 型糖尿病、心血管病、高血压、卒中和多种癌症的危险因素，被 WHO 列为导致疾病负担的十大危险因素之一。

范冠杰教授认为同一疾病，由于不同发病阶段和个体反应，会产生不同的病理机制，因此，论治时不仅要观察局部的病证，还要看整体乃至于人与自然界的联系，才能把握疾病的本质。范冠杰教授运用“动-定序贯范氏八法”理论治疗肥胖，屡获奇效。

病案举隅一

张某，女，23 岁，2016 年 5 月 14 日初诊。

主诉：体重增加 10 年余。

患者于 2003 年起体重逐渐增加，现患者体形肥胖，一直未重视及就诊治疗，近期觉肥胖影响自身形象，特来就诊。诊时症见神志清，易觉疲累，纳佳，运动较少，平素工作紧张，性情急躁，近期月经不调，经期不定，月经色暗且夹有血块，二便调。舌偏暗，苔黄腻，脉弦滑。查体：体重 90kg，身高 165cm，BMI 33.06kg/m^2，腹围 98cm。

西医诊断：肥胖。

中医诊断：肥胖。

中医辨证：肝郁脾虚，湿热瘀阻。

治法：疏肝健脾，清热祛湿活血。

处方：柴胡 10g，白芍 15g，薄荷（后下）10g，牡丹皮 15g，五指毛桃 15g，白术 10g，苍术 10g，薏苡仁 30g，车前草 30g，茵陈 30g，丹参 15g，泽兰 15g，莪术 10g，甘草 5g。共 7 剂，每日 1 剂，水煎服。此外，加强生活方式宣教。

二诊：2016 年 5 月 21 日。患者服上药 1 周，体重即减少 2.7kg。时有饥饿感，但能控制不加餐，药已对症，效不更方，继服 2 周。

三诊：2016 年 5 月 28 日。患者体重共减轻 6.5kg，自诉感觉轻松，疲乏感减轻，食欲减少，食多反觉不适，舌暗红，苔黄厚腻，脉弦滑。范冠杰教授调整中药，加用布渣叶 30g，荷叶 10g 祛湿消脂轻身。

后续患者一直在范冠杰教授门诊调理，服用中药 3 个月时，患者体重共减轻 10kg，精神可，进食较治疗前减少约一半食量，但不觉有饥饿感，诉精神可，无疲劳感。近期随访，患者目前体重稳定在 70kg，体重基本达标，月经规律。

按语

范冠杰教授临证施治肥胖，在病因上，更加强调饮食肥甘厚味、情志不畅、久坐少动等因素；在病机上，认为由于社会的发展变迁，以及人们生活方式及体质的改变，“脾虚痰湿”并非肥胖唯一病机，跳出了传统医家论治肥胖动辄言必“脾虚痰湿”、治以“健脾祛湿”之窠臼；在用药上，范冠杰教授动态把握核心病机，灵活选用与主证相对应的药串或灵活加减化裁整方，不拘泥于经方、成方。

该青年女性患者平素工作紧张，性情急躁，易觉疲累，运动较少，并有近期月经不调，经期不定，脉弦，可推测患者乃肝郁而致脾更虚，肝木乘脾也，健脾更需运脾。再有月经色暗且夹有血块，舌质偏暗，可推测患者兼夹有血瘀证。因此，综合患者形体、饮食习惯、心理及舌脉进行分析，其辨证当为肝郁脾虚，湿热瘀阻，认为脾肝功能失调在本病发病过程中起重要作用。治法从脾、肝论治，运用“动-定序贯范氏八法”辨治肥胖的主要药串，如疏肝行气药串：柴胡、白芍、薄荷、牡丹皮；健脾益气药对：五指毛桃、白术；清热化湿药串：苍术、薏苡仁、车前草、茵陈；配合活血化瘀药串：丹参、泽兰、莪术。经过前期一周治疗初见成效，继续根据患者症状及舌脉的变化灵活辨证，并关注患者的情志因素，减轻肥胖患者心理压力。

综上所述，本案肥胖患者胖在身上，虚在脾上，病位在于肝脾两脏，病机为肝木克土，范冠杰教授治疗上从肝论治，通过调畅气机从而促进脾土运化，治疗上抓住了核心病机，辨证施药，最后取得满意疗效。

病案举隅二

梁某，男，27 岁，2022 年 1 月 6 日初诊。

主诉：形体肥胖，平素工作压力大，应酬多，饮食不节制，喜肥甘厚味，平素运动时间少，因肥胖、工作压力等原因时常情绪不佳。身高 173cm，体重 138kg。就诊时症见形体肥胖，情志不畅，胃纳好，眠一般，二便如常，舌红，苔黄腻，脉沉紧。

西医诊断：肥胖。

中医诊断：肥胖。

中医辨证：湿热内阻。

治法：清热祛湿。

治疗措施：

1）生活方式宣教，保持每日运动，循序渐进增加运动量。

2）制订治疗目标：标准体重=身高-105，即 68kg。

3）中药

苍术 10g，黄柏 15g，薏苡仁 30g，车前草 30g，绵茵陈 30g，丹参 30g，牡丹皮 30g，赤芍 30g，白术 30g，野菊花 30g，虎杖 30g，甘草 5g。共 14 剂，每日 1 剂。煎服法：用 4L 药煲，放 3L 水，煮 1 小时，剩 2L 药液，频频代茶饮。

二诊：2022 年 2 月 17 日。服用上方后体重下降 14.5kg，情绪较前好转，纳眠可，小便可，大便质烂，无黏滞，舌淡红，苔黄微腻，脉沉紧。

考虑湿热减轻，气血运行得复，但为免祛湿伤津，故加生地黄 30g 生津润燥。共 14 剂，每日 1 剂，煎服法同前。加强生活方式干预治疗，鼓励患者增加运动量。

三诊：2022 年 3 月 3 日。体重继续下降，共减重 18.5kg，减重后情志舒畅，恢复自信，纳眠可，二便如常，舌红，苔薄黄微腻，脉沉紧。

病机不变，上方加柿蒂 10g 降胃气调畅气机。共 14 剂，每日 1 剂，煎服法同前，维持生活方式干预治疗。

随访：患者定期在范冠杰教授门诊治疗，服用中药半年，维持饮食及运动治疗，体重下降至 96.5kg，共减重 41.5kg。嘱患者继续坚持治疗，目标体重控制在 68kg 以下。

按语

肥胖是心血管疾病、2 型糖尿病等疾病的高危因素，对健康产生了严重的危害。目前西医治疗以生活方式干预为主，但缺乏针对病因提出个体化治疗方案。中医以整体观念、辨证论治为指导原则，在治疗肥胖方面理论丰富、疗效显著，近年来受到越来越多的关注。肥胖的发病并非单一因素，临床病因病机存在复杂性，且在诊治过程中病机时常出现变化。因此临床治疗要扣准肥胖的直接病因、关键病机，抓住病因、病所、病机即可把握现阶段的主要矛盾。

范冠杰教授治疗肥胖临床经验丰富，并提出“动-定序贯范氏八法”，强调运用多维度、多层面及动态视角去观察、辨析、把握、干预复杂恒动的疾病特征，要变中有守、定中有动地动态把握疾病核心病机的演变规律。根据对既固定又演变的核心病机的把握，从而有规律地使用相应的药串来治疗。

本案患者长期过食肥甘，胃纳太过，脾运不及，壅滞中焦，形成中满，湿浊内停，加之情志不畅，郁而化热，形成湿热内阻。发病的关键是饮食不节，因此首先要与患者积极沟通、宣教，制订科学、执行性强的生活方式干预方案，并确定治疗目标，即范冠杰教授常用的“双规”方法，在规定时间内降低规定的体重，这不仅让患者有治疗的方向，同时也是对患者的强化管束，避免长期治疗中患者懈怠引起体重的反弹。

中医对肥胖的辨证治疗立足于核心病机——湿热内阻。中药处方以苍术、白术健脾燥湿，黄柏、薏苡仁、车前草、茵陈、野菊花、虎杖清热利湿解毒，丹参、牡丹皮、赤芍凉血活血，甘草调和诸药。在后续的治疗中，紧抓核心病机，根据患者证候的变化，动定结合，序贯辨证调整治疗药串。本案患者关键环节是湿浊内停，郁而化热，“审因论治”，治疗首要解决湿的问题。三焦是水液代谢通道，其运转需要上焦宣发、中焦运化、下焦通利温煦。因此在治疗过程中范冠杰教授鼓励患者加强运动，目的是通过运动达到上焦宣发的作用，配合代茶饮的方法服用中药健脾清热利湿，使湿浊从二便分消而去。通过三焦水液代谢运转，使内停之湿浊渐去。格物致知，审查病因病机，抓住主要矛盾，围绕核心病机实施饮食、运动及中药治疗，多管齐下，实现长程有效的体重控制。

范冠杰教授强调肥胖的临床辨证治疗必须要坚持遵循疾病变化的自身规律，动态把握病机特点，采用科学、简便易行且与核心病机对应的治疗方法，有步骤、有计划地执行个性化的整体诊疗方案和长期的疾病管理措施，从而达到满意的临床疗效。

第十四节 肝 癖

脂肪肝，顾名思义肝脏被脂肪包裹，是指由于各种原因引起的肝细胞内脂肪堆积过多的病变。本病的病因大多与饮食不节、情志失调、素体痰湿、外感湿热等相关。脂肪肝属于代谢性疾病，常合并高血脂、高血糖、肥胖等。多与“三高”相伴。肝脏脂肪的堆积会加重心脑血管疾病的发生发展，危害人体健康，近年来得到越来越多人的关注。范冠杰教授以“动-定序贯范氏八法”治疗脂肪肝有良好的疗效。

病案举隅

罗某，男，30岁，平素工作压力大，精神紧张，性情急躁，口干口苦，胁肋胀痛，体形偏胖。自诉脂肪肝病史5年，现未服用药物治疗，平素无抽烟、饮酒嗜好。近期外院查腹部彩超提示：中度脂肪肝；血脂偏高。肝功能、肾功能正常。

西医诊断：非酒精性脂肪肝。

中医诊断：肝癖。

中医辨证：肝郁脾虚，湿热瘀阻。

治法：疏肝健脾，清热祛湿，活血化瘀。

处方：柴胡10g，白芍30g，薄荷（后下）10g，牡丹皮30g，绵茵陈30g，车前草30g，苍术10g，薏苡仁30g，关黄柏15g，莪术10g，丹参30g，甘草5g，布渣叶15g，连翘15g，淡竹叶10g。共14剂，每日1剂，以3000ml水煲至2000ml，每日代茶频服。

同时嘱患者加强饮食与运动治疗，每日坚持运动1小时。

二诊：服14剂药物后，精神好转，口干口苦、胁肋胀满减轻，脾气急躁稍减，大便偏烂，舌质暗，舌尖偏红，苔黄腻，脉弦紧。肝气郁结稍减，原方薄荷减量至5g；易丹参为赤芍加强祛瘀兼清郁热之功；大便偏烂，口干，去布渣叶、淡竹叶；加葛根升阳止泻，生津止渴；加白术加强健脾利湿之功。共 14 剂，每日 1 剂，以 3000ml 水煲至 2000ml，每日代茶频服。

三诊：共服 28 剂药物后，复诊症见精神好转，倦怠乏力、口干明显减轻，口苦消失，无明显胁肋胀满，纳眠可，二便调。病机同前，续服前方。

此后患者仍坚持服药近 3 个月，性情急躁减轻，余无特殊不适，体重共下降 5kg，复查腹部彩超提示脂肪肝消失，血脂正常。

按语

本案例患者为青年男性，平素精神紧张、思虑过度、饮食失节，脂膏留积于肝，导致肝脏功能失调、疏泄不利，发为肝癖。本病病位在肝，兼夹湿、热、瘀。治以标本兼治为则，以疏肝解郁，清热祛湿，活血化瘀为法。运用“动-定序贯范氏八法”，选用“疏肝、清湿热、活血”的中药药串。即柴胡、白芍、薄荷、牡丹皮疏肝解郁；绵茵陈、车前草、苍术、薏苡仁、关黄柏、布渣叶清热利湿；莪术、丹参活血化瘀。并根据“法随证立，方由法出”的原则，用药也随相应证型呈动态变化而调整。

“动-定序贯范氏八法”根植于传统中医理论，心学作为理学的重要分支，也是中国传统文化的瑰宝。其中“知行合一”思想是心学的重要组成部分。王阳明认为：“知是行的主意，行是知的功夫；知是行之始，行是知之成。”其内涵就是理论指导实践的另一种说法。脂肪肝属代谢性疾病、生活方式疾病，良好的生活方式转变是治疗疾病的基础，因此范教授在治疗过程中，在药物治疗基础上更突出健康宣教的作用，同时范教授在日常生活中也注重自我健康管理，健康饮食，规律运动，以身作则倡导患者进行积极的生活方式管理，将医生的健康宣教知识体现在日常生活中，更好地进行医患互动，关爱患者，即心学中“知行合一”的体现。

第十五节 脂 浊

血脂异常对人体的损害具有渐进性、全身性，可导致动脉粥样硬化、增加血液黏滞度、诱发微血管病变。调控血脂对防治心脑血管事件发生及各种疾病的治疗均有重要意义。后世医家多认为中医“膏”和“脂”的相关概念与之相对应。膏脂为津液之浊者，津从浊化为膏，凝则为脂，其正常生理有赖于五脏调和，津液输布畅达。若脏腑功能失调，则气血运行不畅，津液不归正化，从浊生脂聚痰，浸淫脉道，以致气滞、血瘀、痰凝，痹阻脉络，形成错综复杂的临床表现。临证中，运用“动-定序贯范氏八法”，可在纷繁复杂症状中有效把握重点，切中病机，试看以下病案。

病案举隅

李某，女，53 岁，2020 年 4 月 13 日初诊。

诉患血脂异常、高血压、2 型糖尿病及脂肪肝，曾服用调脂西药治疗，服用厄贝沙坦、吲达帕胺降压，血压控制尚可。刻下见疲倦乏力，胃纳差，纳后腹胀，夜间时有潮热汗出，夜尿 3 次/晚，大便正常，舌淡红，有裂纹，舌底络脉迂曲，苔薄白腻，脉弦，尺脉沉细。2020

年4月5日抽血检查提示总胆固醇7.35mmol/L，甘油三酯5.96mmol/L，尿酸386μmol/L，空腹血糖9.1mmol/L，糖化血红蛋白6.92%，腹部彩超提示轻度脂肪肝，身高163cm，体重61kg，腰围86cm，体重指数22.96kg/m^2。

西医诊断：①高脂血症；②脂肪肝；③高血压；④2型糖尿病。

中医诊断：脂浊。

中医辨证：肾气亏虚，气滞血瘀。

治法：补益肾气，行气活血。

处方：狗脊10g，续断10g，女贞子30g，墨旱莲30g，黄芪30g，生地黄30g，柴胡10g，白芍20g，薄荷（后下）10g，益母草30g，甘草5g。每日1剂，水煎温服。

嘱患者停服调脂西药，注意控制饮食，加强运动。

二诊：2020年7月22日。诉每日坚持步行1小时，刻诊见精神改善，仍有潮热汗出，腹胀减轻，胃纳可，睡眠一般，夜尿2次/晚，大便调，舌淡红，有裂纹，舌底络脉迂曲，苔薄黄，脉弦，尺脉沉细。辨证考虑存在化热之象，故在上方基础上加牡丹皮15g以清热凉血活血。

三诊：2020年11月11日。刻诊见精神稍倦，纳后腹胀消失，仍有潮热汗出，夜尿2次/晚，大便调，舌淡红，舌底络脉迂曲，有裂纹，苔薄白，脉弦，尺脉细。辨证考虑肾阳渐充，阴虚内热之象显露，故在上方中去狗脊、续断，加青蒿10g，地骨皮15g以清退虚热。

四诊：2021年3月24日。刻诊见精神可，潮热多汗减轻，口干，大便偏烂，小便调，舌淡红，舌底络脉迂曲，有裂纹，苔白微腻，脉弦，尺脉细。辨证考虑上焦仍有郁热，肠腑蕴湿，故在上方基础上加连翘以轻宣郁热，布渣叶以消导积滞。

此后随诊，患者精神可，一直坚持每日步行1小时，无口干口苦，纳寐可，二便调，一直未服用调脂西药。于2021年6月10日抽血复查示总胆固醇4.58mmol/L，甘油三酯1.5mmol/L，空腹血糖6.38mmol/L，糖化血红蛋白6.0%，体重59kg，腰围83cm，体重指数22.21kg/m^2。

按语

《孙子兵法》写道：“先知者，不可取于鬼神，不可象于事，不可验于度，必取于人，知敌之情者也。”针对血脂异常，范冠杰教授在多年临证中，总结出其基本病机为本虚标实，本虚为脾肾亏虚，标实为湿热、痰瘀、气滞。本虚具有相对稳定性，变化较慢，构成疾病的不同阶段；标实则在疾病传变、发展过程中不断变化，推动着证候的演变。

运用之妙，存乎一心。验案中患者年过五旬，肾中精气渐亏，加之久病，气滞血瘀。首诊以补肾为主，兼以行气活血，选用狗脊、续断、女贞子、墨旱莲平补肾中阴阳；黄芪、生地黄益气健脾养阴，补后天以助先天；柴胡、白芍、薄荷疏肝柔肝；益母草活血调经；二诊因久病入络、瘀热互结，治疗以凉血防瘀郁生热为原则，化瘀孤其热势，伍入牡丹皮凉血活血，化瘀通络；三诊针对阴虚内热，加青蒿、地骨皮以清退虚热；四诊根据上焦郁热，肠腑蕴湿，加连翘轻宣郁热，布渣叶消导积滞。整个诊疗过程，融合了整体观与恒动观，体现了有序性与连贯性，故取佳效。

古语有云：良将乃“国家安危之主”，良医为“苍生之司命”。范冠杰教授治学严谨，潜精积思，深稽博考，承启诸家，兼收并蓄，守正创新。他在长期实践中深刻思考了中医思维发展的哲学脉络，开创性地提出了“动-定序贯范氏八法”。该中医原创理论，以中国传统文化及古代哲学为根基，同时汲取了自然哲学的精华，不但清晰梳理了中医思维发展的内在规律，而且为中医理论与临床实践建立了沟通桥梁，构建了完整的中医临床创新思维体系，让中医文化在新时代散发出璀璨光辉！

第十六节 瘿 瘤

甲状腺结节是指异常生长的单发或多发性甲状腺组织团块，多由体检或意外发现，行甲状腺超声检查确诊。在各个年龄段的人群中均可发生，但较多见于中年女性。多数患者可无明显症状，部分可见颈前肿块突出。在病理性质上有良性与恶性之分，其中恶性结节主要是甲状腺癌，其发生率占全部结节的5%～15%。对于无症状的甲状腺良性结节，通常不需要特殊治疗，可定期每半年或一年复查评估一次即可。如有局部不适或者压迫症状，可及时评估和确定是否需要行保守干预或者手术治疗。

中医学对甲状腺结节有着较丰富的认识，并形成了较为系统的辨治经验，目前主要归属于“瘿病”范畴，强调其发生病因有水土不宜、饮食失衡、情志失调和先天禀赋等，其中情志内伤是该病十分常见的重要原因。长期忧思积虑或愤郁恼怒，最易致肝失疏泄，气机逆乱；如肝旺乘脾，脾失健运，则脾主水谷津液的运化及输布失常，以致津液停聚，或因寒凝或因火炼而交结成痰，甚至日久阻碍血脉，则痰瘀互结，凝聚于颈前，而发为“瘿病”。范冠杰教授“动-定序贯”辨证论治思想强调动态把握疾病的规律和变化特点，紧扣病机核心，有序施治，临证应用于瘿病辨治，亦收效显著，不胜枚举。

病案举隅

李某，女，59岁，2020年12月22日初诊。

主诉：发现甲状腺结节6年余。既往未行系统诊治，现自觉易疲倦乏力，余无不适，纳欠佳，大便偏溏，小便调，眠可。

查体见舌淡暗，苔白腻，舌底脉络瘀暗，脉沉细略弦。甲状腺Ⅱ度肿大，左侧明显可触及多个结节状改变，质软，活动可，无压痛。既往月经规律，偶有痛经、血块，现已绝经。无头颈部放射史，无其他特殊病史。行甲状腺功能及相关抗体检查无异常。2020年12月15日彩超提示甲状腺多发结节，其中较大者左侧19mm×12mm×10mm（低回声，形态规则，边界清，内可见少许血流信号，TIRADS分级为3级）。

西医诊断：多发性甲状腺结节（倾向良性变）。

中医诊断：瘿瘤。

中医辨证：肝脾失调，痰瘀互结。

治法：益气健脾，疏肝理气，化痰消瘿。

处方：黄芪15g，党参10g，白术10g，茯苓15g，炒麦芽15g，炒薏苡仁30g，北柴胡10g，佛手10g，山慈菇10g，浙贝母10g，牡蛎（先煎）20g，桂枝10g，川芎10g，当归5g，丹参15g，知母10g，甘草10g。14剂，水煎服，1剂分2天服，每日1次。

另加丹棱散结膏外敷颈前甲状腺区。

嘱保持心情舒畅，规律作息，清淡饮食。

二诊：2021 年 1 月 22 日。服上方 14 剂后，自觉疲倦较前明显好转，胃纳好转，二便调，眠可。查体见舌暗稍淡，苔白微腻，舌底脉络瘀暗，脉沉略细弦。患者痰湿较前减轻，瘀血阻滞之象仍较突出，于前方去茯苓；炒薏苡仁减至 15g；加三棱 10g，莪术 10g 增活血化瘀之力。再服 14 剂，煎服法同前。继续予丹棱散结膏外敷甲状腺区。

三诊：2021 年 2 月 23 日。上方服后已无疲倦乏力不适，纳眠可，二便调；舌稍暗，苔薄白，舌下脉络瘀暗较前减轻，脉沉细滑。气虚好转，于前方去黄芪，继服 14 剂，同前煎服。

四诊：2021 年 3 月 22 日。患者自述无特殊不适，纳眠可，二便调，察舌淡红，苔薄白，舌底脉络瘀暗较前明显减轻，脉细滑。复查甲状腺彩超，提示左侧结节较前明显缩小（10mm×6mm×7mm），余基本同前。予三诊处方，去三棱、莪术以免过剂伤正。再服 10 剂。此后继续间断复诊，处方稍作增减。3 个月后随访，自觉状态良好，建议复查甲状腺彩超，回复未见异常结节声像。

按语

范冠杰教授的“动-定序贯范氏八法”理论核心之一即“恒动观”，强调人体罹患疾病是一个正邪斗争的动态变化过程，因此随病情的不断变化，治疗方法也应根据疾病的不同特点和所处阶段而要进行灵活变化的调整，即“应变而动”。甲状腺结节是一类发展相对缓慢的疾病，初期多以肝郁为主，治疗上首当其冲以疏肝理气为主要治法；但随着治疗干预的影响，肝郁减轻，气机渐畅；而后期，痰热瘀血仍存，或渐成主要矛盾；或现正虚邪恋，虚实夹杂的特点。但无论疾病变化如何，坚持范冠杰教授强调的“谨察核心症状，紧扣核心病机，灵活处方用药”辨治原则，就可以执简驭繁，不落窠臼。

本案例患者为中老年女性，甲状腺结节病史 6 年余，颈前肿大，伴自觉疲倦乏力，纳差，便溏，既往月经偶有痛经、血块，结合舌脉，辨证为脾虚痰瘀互结兼有肝郁，治疗以益气健脾、疏肝理气、祛痰化瘀、软坚散结为法。方中黄芪、党参、白术、茯苓、炒薏苡仁益气健脾祛湿；炒麦芽开胃；北柴胡、佛手疏肝理气；山慈菇、浙贝母、牡蛎化痰散结；桂枝、川芎、当归、丹参活血化瘀而不伤正；知母泻阴火；甘草调和诸药，并予丹棱散结膏外敷甲状腺区以加强活血化瘀散结之力。随诊中根据患者就诊情况调整用药。由于患者病史较长，就诊时已有疲倦乏力等脾气虚表现，故先以益气扶正、健脾疏肝为先，待正气有所恢复后再使用破血化瘀、散结峻猛之剂，且中病即止，精准做到祛邪不伤正，并辅助丹棱散结膏局部外治、情绪疏导和饮食调节等多种手段外治、内调结合，使患者各方面症状得以逐步好转，结节渐趋缩小，邪去正安，疗效显著。

综上，范冠杰教授强调疾病在发生发展的过程中其病机关键并不是一成不变的，而是处于动态变化之中的“恒动观”。故针对甲状腺结节发生发展演变过程中，肝郁、痰热、瘀血、脾虚等核心证候的个体化演变规律，适时抓住关键病机，坚持泻实补虚有机结合，而以扶正为本的序贯辨治原则，则指日康复。

第十七节　瘿　　痛

亚急性甲状腺炎（简称亚甲炎）是最常见的疼痛性甲状腺疾病，主要临床表现是颈前肿痛、发热、心慌、多汗、肌肉疼痛等。亚甲炎患者常常因午后发热及夜间发热，同时伴有颈前疼痛，严重时牵连牙齿、头部，严重影响生活，而需要药物治疗。西医主要给予消炎止痛药或激素治疗，但药物副作用大，且有些患者停药后容易复发，病情反反复复。范冠杰教授以唯实求真态度，运用“动-定序贯范氏八法”理论治疗亚甲炎有较好的疗效。

病案举隅

张某，青年女性，平素工作紧张，脾气急躁，1 周前不慎受凉，出现怕冷、低热等感冒症状，自行服用“感冒药”后好转。2 天前出现左颈部疼痛，伴发热，咽痛、流涕、乏力，口干口苦，进食少，睡眠一般，大便干结。舌尖红，舌黄，脉弦数。甲状腺彩超考虑“亚甲炎”可能，甲状腺功能检查提示甲亢，血沉增快。

西医诊断：亚甲炎。

中医诊断：瘿痛。

中医辨证：风热邪毒夹肝火痰热上扰。

治法：疏风清热，疏肝化痰散结。

处方：金银花 10g，连翘 15g，菊花 10g，广紫花地丁 10g，栀子 5g，生地黄 10g，蒲公英 20g，牛蒡子 12g，黄连 10g，柴胡 10g，薄荷（后下）5g，白芍 20g，甘草 5g。每日 1 剂，早晚各 1 次。

取适量药汁，局部外敷，清淡饮食，注意休息。

1 周后患者复诊，已无发热，仍有左侧颈前疼痛，口干，无咽痛。舌质红，苔微黄干少津，脉数。考虑为表邪已退，口干为热邪伤津，遂减去金银花、菊花等疏风解表药物，加用玄参、知母以养阴生津。继续服用中药 1 个月后，症状全部消失，复查甲状腺功能、血沉正常。后随访 3 个月病情未再反复。

按语

本病例患者平素情绪急躁，肝气不畅，外感风温火毒，以致痰气交凝，瘀而化热，发为颈部肿痛。纵观疾病全程，“定”的是风、热、毒、郁四种病理产物，疏风、清热、解毒、解郁贯穿疾病治疗的全过程。“动”的是患者用药后的变化及范教授对疾病转化的预知，当发热好转时加强养阴药物，以防疾病转变。同时结合甲状腺功能、血沉等实验室指标评估疾病的疗效及转归，及时调整药物及停药。另外，配合中药外治法，内外结合，可以迅速改善患者发热、疼痛等症状，避免使用激素等西药，减少药物副作用，更利于后期甲状腺炎症的改善，减少甲状腺功能减退的发生。

实证主义哲学认为：“一切知识都应该建立在统一的、可靠的科学基础之上。”“动-定序贯范氏八法”理论建立在实证主义哲学基础上，强调分析中医所长，结合现代科学技术诠释中医，在疗效评价及疾病转归方面应坚持唯实求真的态度。如在本例患者中，既要根据中医理论分析患者的脉症，也要结合甲状腺功能等实验室结果，才能保证辨证用药的安全及疗程的确定。

第十八节　瘿病：鹘眼凝睛

甲状腺相关眼病（TAO）是甲状腺功能亢进症的一种常见并发症，不但极大影响患者的外貌，影响患者日常生活与社交，其严重者尚可导致视神经受压或角膜损伤造成失明。因为甲状腺相关眼病的发病机制尚不明确，故其治疗仍是一项世界性难题，目前现代医学的治疗方式主要为糖皮质激素冲击疗法或放射治疗、手术治疗，其疗效不稳定且存在较大的毒副作用。甲状腺相关眼病主要以双眼突出，眼睑肿胀，羞明怕光，迎风流泪等为主要表现。其主要体征为单眼或双眼的眼球突出，眼睑增厚，眼裂增宽，结膜充血水肿并且瞬目减少。

中医古籍《证治准绳·杂病》记载：“状如鱼脬、气胀、白睛浮壅。”因本病双眼状如鹘鹰之眼，故此中医学将本病称为“鹘眼凝睛”，《世医得效方》云：“轮硬而不能转侧，此为鹘眼凝睛。”中医药在甲状腺眼病的治疗中有其独特作用，以其“简便廉验”的特点，充分发挥中医辨证论治的优势。

范冠杰教授以“肝经瘀热，化风上攻”立论，从甲状腺相关眼病证素出发，把握相对恒定的核心病机，灵活组合多种药串，治疗有序，辨证连贯。在西药控制甲状腺功能亢进症基础上，纯中药治疗甲状腺相关眼病，疗效确切。

病案举隅

麦某，男，32 岁，2021 年 5 月 25 日初诊。

自诉 2020 年 10 月发现原发性甲状腺功能亢进症，一直使用甲巯咪唑治疗至今，目前用药总量为：每次 5mg，每日 1 次。本次因双眼突出就诊，就诊完善相关检查提示：甲状腺功能 5 项，促甲状腺素（TSH）4.99mU/L，余项正常。促甲状腺素受体抗体（TRAb）7.16U/L。症见双眼突出，炯炯有神，眼裂增宽，眼睑红肿，球结膜轻度充血肿胀，伴腹泻。舌红，苔薄黄，脉弦。

西医诊断：①原发性甲状腺功能亢进症；②甲状腺相关眼病。

中医诊断：①瘿病；②鹘眼凝睛。

中医辨证：肝郁风热证。

治法：疏肝清热，祛风活血。

处方：柴胡 5g，白芍 15g，薄荷（后下）5g，牡丹皮 30g，赤芍 30g，生地黄 15g，青葙子 10g，谷精草 10g，全蝎 5g，蜈蚣 10g，僵蚕 5g，炒白术 15g，猪苓 30g，甘草 5g。共 28 剂，每日 1 剂，分两次服用。

西药处方：调整甲巯咪唑用量，单数日 5mg/d；双数日 2.5mg/d。

调护处理：4 周后复诊，复诊前完善甲状腺功能 5 项、TRAb、全血分析、肝功能检查。同时加强与患者沟通，消除其对疾病的焦虑情绪，嘱规律饮食及休息。

二诊：2021 年 7 月 6 日。突眼同前，腹泻好转。复查甲状腺功能 5 项，TSH 5.969mU/L，余项正常；TRAb 6.20U/L。肝功能、血常规未见明显异常。舌淡红，苔薄黄，脉弦滑。处理：舌红提示血热稍退，故中药前方去赤芍、生地黄，减牡丹皮至 15g；腹泻好转去炒白术。西药方面：患者 TSH 偏高，现患者 T_3、T_4 正常，故调整甲巯咪唑用量为 2.5mg/d，隔日 1 次。

三诊：2021 年 8 月 24 日。自诉眼突好转，仍有腹泻。复查甲状腺功能 5 项，TSH 3.054mU/L，余项正常；TRAb 5.68U/L。肝功能、血常规未见明显异常。舌红，苔薄腻，脉弦滑。处理：舌红，提示血热复来，故中药前方加赤芍 30g，倍牡丹皮至 30g；腹泻加炒白术 30g，配合山楂 15g 调理肠胃功能；眼突好转故去全蝎、蜈蚣，以免过于攻伐伤正。西药方面维持甲巯咪唑用量。

四诊：2021 年 9 月 28 日。眼突好转，近期饥饿感加重，时有呃逆，腹泻同前。复查甲状腺功能 5 项，TSH 1.813mU/L，余项正常；TRAb 4.73U/L。肝功能、血常规未见明显异常。舌淡红，苔薄白，脉弦。处理：中药前方去赤芍，去猪苓，减牡丹皮至 15g；改山楂为山药 30g；眼突好转去僵蚕，加木贼 10g 祛风明目，退翳；加柿蒂 10g 以降气止呃。西药方面维持甲巯咪唑用量。

五诊：2022 年 1 月 18 日。眼突较来诊时明显好转，偶有反酸嗳气。复查甲状腺功能 5 项，TSH 2.550mU/L，余项正常；TRAb 4.33U/L。肝功能、血常规未见明显异常。舌淡红，苔薄腻，脉弦滑。处理：中药前方去柿蒂，加煅瓦楞子 15g 制酸，莪术 10g 活血化瘀。同时中药改为隔日 1 剂。

近期随访：2022 年 9 月 27 日。患者眼突已基本缓解，复查甲状腺功能 5 项，TSH 2.268mU/L，余项正常；TRAb 2.14U/L。患者 T_3、T_4 及 TSH 均正常，TRAb 逐步下降，肝功能与血常规未见明显异常，故继续维持甲巯咪唑目前用量，中药每周两剂。首诊至随访治疗 1 年 4 个月眼突已基本缓解，眼部状况稳定。

按语

甲状腺相关眼病与甲状腺功能异常密切相关。《素问·金匮真言论》曰：“东方青色，入通于肝，开窍于目。”《灵枢·脉度》曰：“肝气通于目，肝和则目能辨五色矣！”肝是甲状腺功能亢进与甲状腺相关眼病的共同发病病位。溯本求源，高速发展的社会，对个体的精神适应能力与心理承受能力造成重大挑战，工作与生活的压力倍增，极易导致心理障碍或心身疾病。肝气不舒，气机不运。目为肝之窍，肝经上输于目。肝气郁结则目气不利，气有余就是火，肝气化火，火旺化风，上冲头目发为本病。

《黄帝内经》有言“治病必求于本”，“动-定序贯范氏八法”将“本”进一步细化为核心病机。临床论治甲状腺疾病，有的患者症状繁多，遍布一身上下，如心烦易怒，怕热多汗，心慌心悸，失眠少寐，月经不调等；也有患者无明显不适，仅表现为甲状腺功能异常，或眼突，或心慌，或烦躁等一两个症状。前者因症状过多而导致无处下手，后者又因症状过少而无证可辨。

清代沈金鳌在《杂病源流犀烛·瘿病》中曰：“瘿之为病，其症皆属五脏，其源皆为肝火。”可见尽管甲状腺疾病症状繁多，但其根源都在肝火。《儒门事亲》亦指出：“目不因火则不病。”更是阐明目病中火邪的重要地位。火性炎上，风性轻扬，袭人阳位，故头目高巅之处，非风火不能达。加之患者眼睛红肿疼痛，眼皮肿胀，均是火热之象。故其核心病机为肝经瘀热，化风上攻。风性善动多变而不居，夹火吹遍全身，故症状繁多。如肝风平息，火热扑灭则诸证自消。而核心病机贯穿疾病始终，故围绕核心病机，处方用药，就能起到提纲挈领之功，毕其功于一役。

证从病出，法随证立，“疏肝、清热、祛风、活血”为针对核心病机的治法。“疏肝”以疏肝理气药串（柴胡、白芍、薄荷、牡丹皮）治疗；“清热”以清热凉血药串（牡丹皮、赤芍、生地黄）治疗；祛风以疏风明目药串（青葙子、谷精草）治疗；活血以活血散风药串（全蝎、蜈蚣、僵蚕）治疗。最后患者频繁腹泻，考虑与甲状腺功能亢进症导致胃肠道兴奋性升高，肠道蠕动增强有关，故加炒白术以益气健脾，渗湿收敛止泻，合并清热利湿之猪苓，取“利小便以实大便”之意，此外猪苓还可配合清热凉血药串以清透肝热，导热从小便下泄。

甲状腺相关眼病的发生发展是多种病因综合作用的结果，决定了疾病的病机不是单一与不变的。范冠杰教授辨治甲状腺相关眼病，脱离传统单一病机且治疗一证一方到底的窠臼。

“动”体现在辨证论治之动，尊重病机变化的客观事实。证随病机而辨，法以证候而立，药串随之组合。患者舌脉变化，提示患者体内气血浮动，但其核心病机不变，故继续维持原法，在处方基础上，灵活加减用药。

“定”体现在将人体-自然-社会进行系统化归纳，把握人体生理-病理-病机间的规律性。治疗拨云见雾，删繁就简，归纳演绎核心病机，消除疾病外在的假象，直达恒定不变核心病机。“序贯”体现在辨治甲状腺相关眼病中，注意前后疾病变化的因果关系，有序分析阶段之间的前后联系，贯通疾病发生发展的内外逻辑。

“动-定序贯范氏八法”于甲状腺相关眼病的治疗，其根本原则：动指动态执掌疾病发病中各种病因，综合评估患者核心病机；定指紧紧围绕不变的核心病机，始终以针对核心病机的治疗为中心；序贯指连续把握疾病发展过程中每个阶段的疾病特征，病变初期以疏肝、祛风、破瘀为主；后期随诊邪退正虚，治法逐步过渡至柔肝、健脾、明目。同时结合现代医学治疗方法，需要注意本病的治疗，原发性甲状腺功能亢进的西药治疗是治疗的基础，眼病治疗的全程均需要维持西药的抗甲状腺功能亢进治疗，定期复查甲状腺功能与 TRAb 以指导西药的使用。最终达到阴平阳秘，气血平和之境。

第十九节　瘿病：虚劳

甲状腺功能减退症又名“甲减”，是一种以甲状腺激素合成或分泌降低引起低代谢为主要临床表现的病症，临床表现为乏力、畏寒、记忆力减退、反应迟钝等，严重者可出现非凹陷性水肿（称为黏液性水肿），甚至可出现黏液性水肿昏迷。现代医学的治疗手段主要使用以左甲状腺素等为代表的甲状腺激素补充剂来治疗甲状腺功能减退症。本病在中医并无专属对应病名，根据其临床表现相当于中医的“五迟”“虚劳”“水肿”“瘿病”范畴。

范教授在辨治甲状腺功能减退症的过程中，坚持“动-定序贯”的辨治思想，强调疾病的治疗是一个有序、连贯、应变的过程，在临床治疗中屡获良效。

病案举隅

患者，女，49 岁，患者 2 年前因疲倦乏力明显，头晕，在当地医院诊断为“甲状腺功能减退症”，目前服用左甲状腺素钠片 50μg，每日 1 次治疗，近期复查甲状腺功能正常。症见眠差，烦躁易怒，面色萎黄，二便常，纳可。舌暗红，舌底络脉迂曲，苔白厚腻，脉弦紧。

西医诊断：①甲状腺功能减退症；②睡眠障碍。

中医诊断：①瘿病；②虚劳；③不寐。

中医辨证：肝郁化热，瘀血阻滞。

治法：疏肝清热，活血破瘀。

处方：柴胡 10g，白芍 30g，薄荷（后下）10g，牡丹皮 30g，川芎 10g，丹参 30g，三棱 10g，莪术 10g，首乌藤 30g，连翘 15g，川牛膝 15g，郁金 10g，茵陈 30g，甘草 5g。

二诊：患者睡眠改善，性情急躁易怒基本同前，大便正常，面色萎黄减轻，舌暗红，舌底脉络迂曲，苔白厚腻，脉弦紧。病机同前。舌苔白厚腻，湿浊仍偏重，前方去茵陈、甘草，加布渣叶以化湿消滞。

处方：柴胡10g，白芍10g，薄荷（后下）10g，牡丹皮30g，川芎10g，丹参30g，三棱10g，莪术10g，首乌藤30g，连翘15g，川牛膝15g，郁金10g，布渣叶15g。

三诊：患者睡眠、性情急躁易怒较前明显改善，偶有胸闷，大便正常，面色萎黄好转，舌暗红改善，舌底脉络迂曲，苔厚腻改善，脉弦紧。目前血瘀之象明显，前方加赤芍以活血，薤白以宽胸行气。

处方：柴胡10g，白芍30g，薄荷（后下）10g，牡丹皮30g，川芎10g，丹参30g，三棱10g，莪术10g，首乌藤30g，连翘15g，郁金10g，布渣叶15g，薤白10g，赤芍15g。

四诊：2016年8月9日。患者睡眠、性情急躁等不适症状较前明显好转，大便调，胃纳可，舌红，苔微腻，脉弦。牡丹皮减量，余守前方。

处方：柴胡10g，白芍30g，薄荷（后下）10g，牡丹皮15g，川芎10g，丹参30g，三棱10g，莪术10g，首乌藤30g，连翘15g，郁金10g，薤白10g，布渣叶15g，赤芍15g。

按语

范冠杰教授在临床诊治中重视疾病的不断变化，其强调同一个疾病在不同阶段其主要矛盾可发生改变，甲状腺功能减退症的主要病机可为虚实夹杂，实证主要为肝郁、湿邪、瘀血，虚证主要为脾肾两虚。但主要病机中仍有主次，疾病初始可以肝郁为主，故疏肝理气治法首当其冲，随着病程的进展及药物的干预，肝气郁结之证候减轻，此时本虚可升级为主要矛盾，故治疗上在疏通气机的基础上要兼顾本虚的情况。总之，疾病在发生发展的过程中其主要矛盾非一成不变，始终处于运动变化，范教授坚持“动-定序贯范氏八法”的辨治思想，应用于甲状腺功能减退症的治疗中，临床也屡获良效。

第二十节　瘿病：肝郁证

甲状腺功能亢进症（简称甲亢）是指由多种病因导致体内甲状腺激素分泌过多，引起神经、循环、消化等系统兴奋性增高和代谢亢进为主要表现的疾病。甲亢本身可引起肝功能异常，其主要机制是由于甲状腺激素增加，加重肝脏代谢负担，这种高代谢状态，会损伤肝细胞，使肝脏相对缺氧、缺血，造成肝损害，可引起肝功能异常、肝大，甚至发生黄疸、肝硬化等，称为甲亢性肝损害。

本病属中医“瘿病”范畴，由情志内伤、饮食和水土失宜引起，并与阴虚体质有密切关系，“气、痰、瘀”三者合而为患。甲亢性肝损害属于“瘿病”“胁痛”“黄疸”等范畴，病机方面与正气亏虚、情志不遂、饮食不节、外感六淫及湿热疫毒等因素密切相关。中医强调整体观念，将辨证与辨病相结合于临床施治。以下为运用“动-定序贯范氏八法”诊治甲亢性肝损害验案一例。

病案举隅

李某，女，36岁，2021年3月23日初诊。

近期因心悸、心烦、心情郁闷、失眠、耳鸣、下肢轻微水肿就诊，心率 118 次/分。甲状腺功能 5 项：TSH＜0.008mU/L，T_3 3.82nmol/L、FT_3 11.69pmol/L、T_4 144.91nmol/L、FT_4 30.87pmol/L。甲状腺过氧化物酶抗体（aTPO）＞1300U/ml。促甲状腺素受体抗体（TRAb）未查。肝功能：ALT 78U/L，AST 42U/L。血常规未见异常。舌红，苔薄黄，脉弦数。

西医诊断：①原发性甲状腺功能亢进症；②肝功能不全。

中医诊断：瘿病。

中医辨证：肝郁证。

治法：疏肝理气。

处方：柴胡 5g，薄荷（后下）5g，白芍 15g，牡丹皮 15g，赤芍 15g，丹参 15g，绵茵陈 30g，鸡骨草 30g，田基黄 30g，化橘红 10g，白术 15g，生地黄 15g，甘草 5g。

上述药物水煎至 500ml，早、晚分服。加强与患者沟通，消除其对疾病的焦虑情绪，嘱规律饮食及休息。建议：完善 TRAb 检测，定期复查肝功能、血常规。

西药处方：硫脲类抗甲亢药物、β 受体阻滞剂。

二诊：2021 年 3 月 30 日。辅助检查：甲状腺功能 5 项大致同前，TRAb＞40U/L；ALT 69U/L，AST 38U/L。心悸、心烦、耳鸣改善，眠差，二便尚调；心率 96 次/分。舌淡红，苔薄黄，脉弦数。病机为肝郁气滞，脾失健运，痰湿阻滞，浊毒内生。前方去生地黄、赤芍、甘草，加茯苓 15g、虎杖 30g。中药水滚后再煮 50 分钟，以 3000ml 煲至 2000ml，每日代茶饮。西药方案不变。

三诊：2021 年 4 月 20 日。辅助检查：甲状腺功能 5 项：TSH 0.012mU/L、FT_3 8.67pmol/L、FT_4 23.28pmol/L，余项正常。TRAb 26.44U/L。肝功能：ALT 43U/L，AST 正常。大便次数稍多，余同前；心率 88 次/分。舌淡红，苔薄白，脉弦数。西药予停服 β 受体阻滞剂，硫脲类抗甲亢药物减量治疗。复查甲状腺功能及肝功能均明显改善，病机同前。前方去丹参，原方白芍、牡丹皮、白术、茯苓均加量至 30g，加山药 30g。煎服法同前，继续代茶饮。

四诊：2021 年 5 月 21 日。辅助检查：甲状腺功能 5 项，TSH 0.098mU/L，余项正常。TRAb 10.75U/L。肝功能及血常规均无异常。患者心情显著改善，无明显不适症状。

按语

中医学是中国古代哲学和传统文化的“活化石”。《素问·阴阳应象大论》言：“黄帝曰：阴阳者，天地之道也。万物之纲纪，变化之父母，生杀之本始，神明之府也。治病必求于本。”何谓“本”，“核心病机”是也！辨证思路是从核心症状入手。临床上，核心症状就是贯穿病程始终，每次就诊变化不大的症状，如“心悸、心烦、心情郁闷、失眠、脉弦”，其核心病机为肝郁气滞。在与患者交流中，可明显感觉患者存在情绪焦虑、易紧张的特点。故范冠杰教授认为本病的临床辨治，应“定”于“肝郁气滞”的核心病机。《黄帝内经》曰：“徇蒙招尤，目冥耳聋，下实上虚，过在足少阳厥阴，甚则入肝。”又云：“肝者，罢极之本，魂之居也。”肝乃将军之官，故为罢极之本；肝为刚脏，喜条达而恶抑郁。基于此，在本病辨治过程中，“疏肝理气”成为核心治法，“柴胡、白芍、薄荷、牡丹皮”可作为固定药串。患者二诊时，心悸、耳鸣改善，心情抑郁有所缓解，转氨酶亦较前下降，提示用药对症，效可。

同时，“本”于中医治未病及脏腑传变之“序贯”变化，注重评估“肝-脾”运化、升降、调达功能。“肝属木，脾属土，木旺则乘土”“见肝之病，知肝传脾，当先实脾”，而方中部分寒凉药味亦可损伤中焦，故在大便次数有所变化时，予白术、茯苓加量，重用山药以固护脾胃，体现了动态观察病情变化的理念。《黄帝内经》有云：“苍天之气清净，则志意治，顺之则阳气固，虽有贼邪，弗能害也，此因时之序。故圣人抟精神，服天气，而通神明。”强调调畅气机、“动-定”有序，则能通达神明，病害弗能近身。

《素问·至真要大论》曰：“谨守病机，各司其属……必先五脏，疏其血气，令其调达，而致和平，此之谓也。”“动-定序贯范氏八法”于甲亢性肝损害的治疗，其根本原则就是令脏腑、气血调和，阴平阳秘。以八法兼顾标本，见病思辨，把控动定，掌握疾病发生发展之序，结合先进医学，故能药到病除。

第二十一节　脏　　躁

围绝经期指妇女绝经前后的一段时期，包括血清激素水平显示绝经趋势的变化，一直到最后一次月经后1年结束。因卵巢功能衰退，引起机体内分泌失调、免疫力低下和自主神经功能紊乱的症候群，即为围绝经期综合征，临床症状可见月经紊乱、潮热汗多、烦躁易怒、焦虑不安、心烦失眠、性交疼痛、排尿困难等。这些不适症状不仅让患者苦不堪言，还严重影响了个人生活和家庭的和谐。目前，围绝经期综合征西医治疗主要以激素治疗（MHT）为主，而大部分患者因为存在对激素制剂的误解和用药后可能出现的不良反应的恐惧心理，使患者的依从性降低而影响疗效，在一定程度上也限制了临床推广。中医重在治本，具有副作用小的优势，让越来越多的围绝经期综合征患者更期待中医治疗。范冠杰教授对于围绝经期女性的治疗，以治肝为本，以使肝木条达为目的，以疏肝为基本原则，同时辅以补肾健脾、活血化瘀通络，临床均取得良好的效果。

病案举隅

黄某，女，49岁。

初诊：因阵发性潮热多汗伴面部烘热1年余，伴情绪急躁，易怒，眠差，口干口苦，腹胀，腰部酸痛，纳可，夜尿1次，大便干结。舌尖红，舌苔薄白干，脉沉细。

西医诊断：围绝经期综合征。

中医诊断：脏躁。

中医辨证：肝肾阴虚，虚火上炎。

治法：滋肾清肝。

处方：狗脊10g，川续断10g，女贞子30g，墨旱莲30g，绵茵陈30g，黄芪30g，生地黄30g，连翘30g，夜交藤30g，淡竹叶15g，远志10g，枳实10g，地骨皮30g，大黄10g，莱菔子10g，甘草5g。每日1剂，水煎温服。

嘱患者注意生活应有规律，注意劳逸结合，保证充足的睡眠，解除思想负担，保持豁达、乐观的情绪，适当运动，增强身体素质。

二诊：患者潮热较前明显减轻，自诉服药后急躁易怒改善，睡眠好转，睡眠时间延长，口干口苦减轻，腹胀减轻，大便较前易解。仍有腰部酸痛，舌体偏大，舌质淡红，舌苔薄白，脉沉细。考虑为肝肾得养，虚火之邪减轻，效不更方，守方继用。上方每日 1 剂，水煎温服。患者一直遵医嘱坚持规律服药。

三诊：患者阵发性潮热症状基本消失，心情觉舒畅，睡眠较前明显改善，劳力后偶有腰部酸痛，无口干口苦，纳可，二便调。舌体稍大，舌质淡红，舌苔薄白，脉沉细。辨证考虑肝肾之阴得养，心肝之火得泻，减竹叶为 10g；加柴胡 10g，白芍 30g 疏肝柔肝、调达肝气。

四诊：患者无明显潮热、多汗、面部烘热，腰酸痛缓解，面挂笑容，可与家人、朋友开玩笑，纳眠可，二便调。舌质淡红，舌苔薄白，脉沉细。患者不适症状基本消失，生活质量明显提高。

按语

此患者病机为肝肾阴虚、虚火上炎，肝肾阴虚为本，阴虚致虚火上炎，故烦躁易怒；肾阴虚故腰痛、阵发性潮热不适；肾阴亏虚于下，无以上资心阴，心肾不交，热扰心神，故眠差；虚火上炎于面部故面部烘热。治以滋肾清肝，在滋养肝肾之阴的同时清泻心肝之火，宁心安神。药物选用黄芪益气健脾化气，狗脊、川续断、女贞子、墨旱莲补肾，生地黄、地骨皮滋阴清虚热，淡竹叶、夜交藤、远志清心火、宁心安神、改善睡眠，大黄、莱菔子、枳实泄热行气、消胀通腑，连翘清郁热，使补中有泻，既扶正顾护正气，又祛邪治标，标本兼治。后期虚火已清，为避免滋阴及泻火之品阻碍肝气调达，加用柴胡、白芍疏肝敛阴，根据病情变化，谨守病机，动态调整。且服药的同时，强调七情致病，嘱患者注意生活规律，劳逸结合，保证充足的睡眠，解除思想负担，保持豁达、乐观的情绪，并适当运动增强身体素质。全方面干预疾病各个影响因素，故疗效显著。

第八章 “动-定序贯范氏八法”辨治内科疑难杂症治验

第一节 鼻 渊

鼻渊，即西医所称“急慢性鼻炎”。急性鼻炎多由外感引起，初起以鼻塞流涕、发热、咳嗽等为主要症状，因失治误治转化为慢性鼻炎，表现为反复的鼻塞流涕，或遇花粉、冷空气等刺激因素而诱发。《医学纲目》曰：“运气鼻鼽有二，一曰火攻，肺虚鼻鼽。二曰金助，肺实鼻鼽。”《景岳全书》曰：“凡由风寒而鼻塞者，以寒闭腠理，则经络壅塞而多鼽嚏。此证多在太阳经。”金代《河间六书》曰：“鼽者鼻出清涕也。”“嚏，鼻中因痒而气喷作于声也。”李杲（号东垣）认为鼻渊属虚属寒，李氏在《东垣十书》中曰：“肺者肾之母，皮毛之元阳本虚弱，更以冬月助其令。故病者善嚏，鼻流清涕，寒甚则浊涕、嚏不止，比常人大恶风寒，小便数而欠，或引行小便色清而多，大便不调，夜寒无寐。”

总之，归纳起来，鼻鼽的病理机制可因外感风寒、风热犯肺、素体肺气虚弱复感风寒、饮食不节损伤脾胃、先天或久病肾气虚弱致肺、脾、肾三脏功能失调而致肺窍闭塞、肺失肃降、宣降失司、运化失司、肺气不足、摄纳无权、寒水上犯，致津液水湿聚于鼻窍而发为鼻鼽。其中医学治疗的总原则是扶正固本，急则治标，缓则治本。即急性发作期以改善缓解症状为主，缓解期以扶助正气、调理体质为主。临床具体治疗思路则仍以辨证论治为主，有学者在临床上将本病辨证分为肺脾气虚型、肺气虚寒型、肺肾两虚型。

在鼻渊的临床诊治中，范冠杰教授中医辨治有起效快、不易复发的优点，于此尝试总结范教授辨治鼻炎的经验，从津液代谢的角度探讨中医认识急慢性鼻炎的病机，进一步阐述“动-定序贯范氏八法”的内核。

病案举隅

刘某，男，3岁，2021年1月15日初诊。

主诉“反复鼻塞流涕半年余，再发加重2天”，既往多次出现鼻塞流涕后很快出现发热咳嗽，尝试使用多种抗生素治疗，治疗周期长，疗效慢，遂来诊。

症见患儿神清，精神好，鼻塞流涕，鼻涕量多色白，无汗出，无怕冷，无口干多饮，胃纳稍差，二便正常，脉浮稍紧稍数，舌淡红，苔白稍腻，以舌中部厚腻明显。

西医诊断：急性上呼吸道感染。

中医诊断：鼻鼽。

中医辨证：风寒表证。

治法：解表，兼顾健脾化湿。

处方：麻黄 5g，桂枝 10g，连翘 10g，金银花 10g，白术 10g，薏苡仁 15g，炙甘草 10g，苍耳子 10g。共 2 剂，水煎服。

二诊：患儿仍有鼻塞流涕，但未出现既往的发热咳嗽等症状，舌苔腻较前减退，脉象无明显变化，守方 3 剂继服。

三诊：鼻塞流涕症状明显改善，偶有咳嗽，舌苔稍腻，脉缓，改健脾化湿的思路，拟二陈汤加减收尾。

1 个月后随访，患儿慢性鼻炎明显改善，发作频率较前明显减少。

按语

“动-定序贯范氏八法”是范冠杰教授总结前贤治疗消渴病的学术思想所创立的思维方法，主要内容是分辨疾病的核心症状和核心病机，把握既固定又演变的核心病机，从而有规律地施以相应的药串。该学术思想的主要内容是辨识核心症状和核心病机，认为证候不断演变，兼夹症也不断变化，但是核心病机是相对固定的，要变中有守、定中有动地动态把握疾病核心病机的演变规律，从而有规律地施予相应的药串。近年来，随着临床实践加深，“动-定序贯范氏八法”的内涵也在不断丰富，不仅仅局限于消渴病的中医治疗，也不断扩展到其他临床领域，在银屑病、痛风性关节炎、咳嗽变异性哮喘、抑郁症等疾病的认识及临床治疗方面取得满意的疗效并积累了宝贵的经验。

范冠杰教授治疗急慢性鼻炎强调把握疾病的核心病机。《素问·经脉别论》曰：“食气入胃，散精于肝，淫气于筋。食气入胃，浊气归心，淫精于脉。脉气流经，经气归于肺，肺朝百脉，输精于皮毛。毛脉合精，行气于府。府精神明，留于四脏，气归于权衡。权衡以平，气口成寸，以决死生。饮入于胃，游溢精气，上输于脾。脾气散精，上归于肺，通调水道，下输膀胱。水精四布，五经并行，合于四时五脏阴阳，揆度以为常也。”在外感风寒的急性期，首先影响人体最外的“皮毛”，即造成“肺”对津液代谢的问题，肺开窍于鼻，故最常见的症状为鼻塞、流涕等症状，此即所谓“肺窍闭塞”证；若风寒进一步入里，影响肺气宣降，则出现咳嗽的症状，肺气若宣降失司则进一步影响肺的津液代谢，出现咯痰的症状，此即“肺失宣降”证；若误治，由于肺的津液不恢复正常，不仅鼻塞流涕的症状迁延不愈，而且进一步影响津液的来源“脾”。由于肺输布正常津液不足，脾则代偿增强自身代谢，时间长则出现脾虚的问题，即“肺脾气虚”证；水湿长期郁而化热，即“肺脾湿热”证。由此我们可看到，疾病是“动”的：不同阶段有不同的证型、不同的症状；但疾病的发展过程也是“定”的：贯穿其中的核心病机津液的代谢问题是相对固定的，是有规律可循的。

第二节 不寐

不寐，即西医所称“失眠”，是临床常见病证之一，是指以频繁而持续的入睡困难和（或）睡眠维持困难并导致睡眠感不满意，不能满足日间生理需要为特征的一类病证。可表现为难以入睡、睡中易醒、醒后不易再眠，或寐而不畅，频繁早醒，甚者彻夜不寐等。失眠虽然不属于危重疾病，但长期的睡眠障碍会影响到人们的正常生活、工作、学习、社会活动，并能加重或诱发心悸、胸痛、眩晕、头痛、中风、抑郁、焦虑等病证，从而影响健康。

中医对于治疗不寐经验丰富，且疗效确切，一般对不寐的病因病机可归纳为两个方面，一是其他病证影响，如咳嗽、呕吐、腹满等，使人不得安卧；二是气血阴阳失和，使人不能入寐。如《景岳全书·不寐》中对不寐的病因病机及其辨证施治总结为：“寐本乎阴，神其主也，神安则寐，神不安则不寐。其所以不安者，一由邪气之扰，一由营气之不足耳。”不寐病因繁复，病机多变，以各种因素所致的脏腑气血阴阳失调为根本，因气血、营卫失和，阴阳失交，阴不纳阳，阳不入阴，兼有瘀血与痰浊阻滞，相互交结而发病。其病位主要责之于心，并与肝、胆、脾胃、肺、肾等密切相关，病性多虚实错杂。

病案举隅一

廖某，女，49 岁，因“睡眠质量变差 11 个月”前来就诊。患者自诉服用阿普唑仑无明显改善（具体用法不详）。

症见日间疲倦乏力，时有胸闷气短，善太息，情绪抑郁，睡前自觉发冷，睡时自汗出，汗湿衣襟，醒后汗出自止，夜间梦多，纳一般，便调。舌暗红，苔薄微黄，舌下脉络迂曲，左关脉滑，寸尺脉弱。

西医诊断：睡眠障碍。

中医诊断：不寐。

中医辨证：肝郁脾虚，肝火内扰。

治法：疏肝理气解郁，清热健脾安神。

处方：砂仁（后下）10g，炙甘草 10g，生龟甲（先煎）30g，黄柏 15g，知母 15，牡丹皮 15g，地骨皮 15g，柴胡 10g，煅牡蛎（先煎）60g，煅龙骨（先煎）60g，首乌藤 30g，郁金 15g。共 7 剂，每日 1 剂，水煎分早晚服。

二诊：患者服 7 剂药物后，精神好转，胸闷气短、汗出减轻，仍眠差，纳一般，大便偏烂，排不尽感，舌暗红，苔薄白，舌下脉络迂曲，左关脉滑，寸尺脉弱。病机为肝郁脾虚。于前方中去寒凉之牡丹皮、知母；加熟附子（先煎）10g，人参 10g 以温阳益气，加茯苓 20g 健脾安神。每日 1 剂，水煎分早晚服。1 个月后电话随访，患者告知服用二诊方 14 剂后不寐未作。

按语

患者首诊时疲倦乏力、纳不佳为脾虚运化无力，气血生化不足所致；胸闷气短、善太息是肝失疏泄，肝气郁结所致；夜间睡前自觉发冷乃肝气郁结、气机不畅、阳气布散受阻，加之夜间阳气内藏所致；自汗出为肝郁化火、肝火内扰所致。患者平素情志抑郁，情志为病，多累及肝，肝失疏泄，肝气郁结，气机不畅，营卫失和，阴阳失调，导致不寐。肝郁不解，横逆犯脾，脾气亏虚；肝气郁久不散则可化火，肝火内扰，心神不宁，津液不能自藏而外泄。处方中柴胡疏肝解郁；郁金行气开郁；煅牡蛎、煅龙骨相配，重镇安神、收敛固涩；牡丹皮可清泻肝火，与地骨皮相配清热除蒸；黄柏、知母相配滋阴清热，配以砂仁健脾温中；首乌藤养心安神；炙甘草调和诸药。上方抓住患者目前眠差、汗出两个主症，谨守肝郁、肝火的核心病机，治疗以疏肝、清肝为要，同时虽然脾虚症状不明显，仍不忘护脾。

二诊时患者精神好转，胸闷气短、汗出的症状减轻，考虑肝气郁结、肝火内扰之证得以减轻，同时患者出现大便烂，纳一般，脾虚之证加重，原因是寒凉之品伤脾，予加强脾胃的调理，前方去性寒之牡丹皮、知母，同时加熟附子温阳，人参补脾益气，茯苓健脾安神，体现了范冠杰教授动定结合、有序连贯的辨治特色。

现代人生活压力大，社会竞争激烈，情志多有不遂，情志失调已然成为现代人不寐的主要病因。七情虽由五脏分别主司，但肝主疏泄，是调节体内气机升降出入的重要脏器，与情志密切相关。若肝失疏泄，五脏情志会随之改变，气机的调畅也会受到影响，如朱丹溪所言：“气血冲和，万病不生，一有怫郁，诸病生焉。”情志失调，气机不畅，导致脏腑功能紊乱、阴阳失调、气血失和，进而导致不寐。另脾胃为后天之本，且同居中焦，是气血生化之源、营卫产生之所，为气机升降之枢，是各项生命活动的保障，脾胃受损，百病由生。心主神志，心神需要心血的濡养，脾胃功能失常，气血生化乏源，心神失其所养，必然神乱不安而生不寐。营气、卫气由脾胃化生水谷精微所成，营卫的协调是目瞑而寐的基础，脾胃受损，营卫二气运行失常，引起不寐。气机枢纽之脾胃受损，气机升降失常，亦会导致不寐。故《素问·逆调论》有云：“胃不和则卧不安。”虽然不寐的病因繁多复杂，多数最后都是因为影响到气机的调畅，而使阴阳失调所致，所以气机不畅，阴阳失调可谓是不寐的核心病机，脏腑定位则以肝、脾、胃为主。因此，临床辨治不寐时，可多从肝脾入手，抓住病机的主要矛盾，不忘理气调肝，健运脾胃。

病案举隅二

汪某，女，54岁。

甲亢碘-131治疗后出现甲减，长期服用左甲状腺素补充治疗。近来出现失眠，每日可睡3～4小时，夜间入睡困难，睡后梦多，醒后头晕，时有烘热，烦躁，少许汗出，纳一般，二便调。舌质红有齿痕，苔薄黄，脉沉弦。

西医诊断：①睡眠障碍；②甲状腺功能减退症。

中医诊断：不寐。

中医辨证：肝气郁结，枢机不利。

治法：疏肝解郁，调畅枢机。

处方：柴胡10g，白芍15g，牡丹皮15g，薄荷（后下）5g，茯苓20g，法半夏10g，生牡蛎（先煎）30g，生龙骨（先煎）30g，甘草5g，竹茹10g，黄芩10g，黄连10g。共14剂，每日1剂，水煎分早晚服。

二诊：服上方后睡眠改善，头晕减轻，烘热症状减少，时有心悸，无明显汗出，舌淡红有齿痕，苔薄黄，脉沉弦。在前方基础上增加桂枝 10g 以温振心阳，安神定悸；加葛根 30g 清热除烦，共 14 剂。

三诊：睡眠较前改善，无头晕，无汗出，无烘热等不适，舌淡红，苔薄白，脉沉弦。患者舌苔变白，无齿痕，考虑热象好转，前方基础上去黄连、竹茹；加川牛膝 10g，女贞子 15g，墨旱莲 15g 以补肾养阴。服 14 剂后，未再发失眠。

按语

每一种疾病从发病、进展到结局是一个不断发展变化的过程，但这些发展演变又具有共性的规律，也具有内在的连续性，“动-定序贯范氏八法”理论就体现在认识疾病全局和把握疾病核心上，强调把握其病因、病位、病机的演变规律，根据病机与主证之间的因果关系确定治则，并给予相应的治疗药串。

现代人生活压力大，社会竞争激烈，情志多有不遂，情志失调已然成为现代人不寐的主要病因。七情虽由五脏所分别主司，但肝主疏泄，是调节体内气机升降出入的重要脏器，与情志密切相关。若肝失疏泄，五脏情志会随之改变，气机的调畅也会受到影响，如朱丹溪所言：“气血冲和，万病不生，一有怫郁，诸病生焉。”情志失调，气机不畅，导致脏腑功能紊乱，阴阳失调，气血失和，导致不寐。

本案例中，根据“动-定序贯范氏八法”理论，抓住患者肝气郁结，少阳枢机不利的核心病机，故治疗过程“疏肝解郁，调畅枢机”总体大法未变。抓住核心症状辨证后，治法也随之清晰，具体用药上，以疏肝药串——柴胡、白芍、牡丹皮、薄荷和解少阳枢机；患者烦躁、不寐，以生牡蛎、生龙骨重镇安神；少阳枢机不利，郁久则化热，故见烘热汗出，舌红，苔薄黄，故遣方用药时加黄连、黄芩、竹茹清热安神；加茯苓、法半夏健脾燥湿化痰，预防肝郁乘脾导致脾病。二诊时患者睡眠好转，时有心悸，加桂枝以温振心阳，合桂枝甘草龙骨牡蛎汤之意，取安神定悸之效。三诊时患者热象改善，考虑患者有甲减，甲减患者常常为肝肾不足，生化乏源，故病证结合，予加川牛膝、女贞子、墨旱莲以补益肝肾。

综上，气机不畅，阴阳失调是不寐的核心病机，脏腑定位则以肝为主。因此，临床辨治不寐时，可多从肝入手，气机得畅，阴阳气血平衡，则不寐可治。

病案举隅三

周某，女，67 岁，长期从事教育工作，2021 年 5 月 14 日初诊。

诉 1 年余前出现失眠，甚至整夜难眠，伴胸闷、心悸、头痛、咽部异物感等不适。曾行中西医结合治疗，胸闷心悸可缓解，但仍有睡眠欠佳，难以入睡，眠后易醒，醒后难以重新入睡，每晚只能睡 3～5 个小时。刻下见情绪焦虑，难以入睡，眠后易醒，颈前区异物感，无头晕头痛，无胸闷心悸，纳可，二便调。舌略暗，舌底络脉迂曲，苔白，脉弦，尺脉偏沉。

西医诊断：睡眠障碍。

中医诊断：不寐。

中医辨证：气阴两虚，气滞血瘀。

治法：益气养阴，理气活血，安神助眠。

处方：太子参 15g，茯神 30g，浮小麦 30g，女贞子 30g，墨旱莲 30g，柴胡 10g，白芍

20g，郁金 15g，磁石（先煎）30g，首乌藤 30g，紫苏叶 30g，厚朴 15g。

患者服用上方 7 剂后，基本上可以从 23 点睡至次晨 5 点。患者感叹道：“像这样一觉睡 6 个小时，中途没醒，没梦，在过去老是睡不好的一年里是极少有的。”此后一段时间，虽然也会半夜三四点醒来，但醒后一般能入睡，每晚基本能保证 5～6 小时睡眠。

二诊：2021 年 8 月 13 日，近 1 周常凌晨 2～3 点醒来，醒后难以再入睡，多梦，每晚睡 4～5 小时，且时常动则满身大汗。纳可，小便调，大便排解不畅。舌略暗红，舌底络脉迂曲，苔黄微腻，脉弦细，尺脉偏沉。中医辨证：气阴两虚，血热夹湿。治法：益气养阴，凉血祛湿，镇潜安神。

处方：太子参 15g，茯神 30g，山药 15g，乌梅 15g，牡丹皮 10g，厚朴 15g，荷叶 15g，龙骨（先煎）30g，牡蛎（先煎）30g，磁石（先煎）30g，首乌藤 30g。患者服用此方后，自觉心神安定，即使偶尔难眠也不会烦躁不安，一般每晚能睡 5～6 小时。

三诊：2022 年 9 月 27 日，近期难寐，多是凌晨 2～3 点后方可入睡，入睡片刻又醒来，以致白天非常疲倦，视物欠清，口干，间有胸闷，腰酸，双膝酸痛。舌略暗，舌底络脉迂曲，苔白，脉细，尺脉偏沉。中医辨证：气阴两虚，气血虚滞。治法：益气养阴，养血活血，明目安神。

处方：太子参 15g，生姜 5g，大枣 10g，百合 15g，女贞子 15g，桑寄生 15g，丹参 15g，牛膝 15g，浮小麦 30g，磁石（先煎）30g，桑叶 15g，菊花 15g，枳壳 10g，炙甘草 5g。

患者就诊后当晚一觉睡到第二天早上 6 点。此后每日能睡 6 小时左右，心静神安。

数月后随诊，患者睡眠较安稳，整体感觉舒适，精神状态良好。

按语

失眠是普通而常见的睡眠障碍，也是经常烦扰患者的不适症状。失眠以频繁而持续的入睡困难和（或）睡眠维持困难，导致睡眠感不满意为特征，临床主要表现为入睡困难、易醒、早醒及醒后再难入睡等。失眠属中医“不寐”“目不瞑”“不得眠”“不得卧”等范畴，病因与饮食不节、情志失常、劳逸失调、病后体虚相关。

纵观古今诸多医家辨治失眠，治法处方众多，初学者不易理清思路。导师范冠杰教授所创“动-定序贯范氏八法”中医理论思维，能化繁为简，使诊疗思路更为清晰。其中，“定”为安也，道也，指根据疾病的主要病机和演变规律，使用相对固定的药味、药串；“动”为变也，辨也，指根据疾病不同阶段，不同病机，或相同阶段因时、因地、因人不同，采取不同的治疗方法，以达治疗目的；“序”指次第、秩序、规则之意，在治疗疾病时，应找出主症发展的一般规律，并注意兼症变化的特殊规律；“贯”指连续、贯通之意，体现了治疗疾病的辨证、一体化思想；“范氏”指由范冠杰教授开创性提出；“八法”借八卦变化无穷之意，提示临证中可据实际情况，演变为万千治法。“动-定序贯范氏八法”强调“动”与“定”有机结合，动中有定，定中有动，有序连贯，循序渐进。

《灵枢·大惑论》曰：“卫气不得入于阴，常留于阳。留于阳则阳气满，阳气满则阳跷盛，不得入于阴则阴气虚，故目不瞑矣。”由此可见，针对失眠，病机总属阴虚不能纳阳，或阳盛不得入阴，阴阳失交。肾为真阴之根，统五内之精，肺为元气之本，司百脉之气。于本患者而言，长期从事教育工作，劳心劳力，加之年近七旬，气阴两虚，肝肾亏损，贯穿始终，视为“定”的部分。用药上给予太子参、茯神、山药、百合等益气养阴，女贞子、墨旱莲、桑寄生等补益肝肾。此外，清代叶天士指出：“久发、频发之恙，必伤及络，络乃聚血之所，久病必瘀闭。”且患者舌底络脉迂曲，亦为血瘀见证，故治疗上，理气活血亦是辅助恒法，以柴胡、白芍、郁金、枳壳等疏肝理气，牡丹皮、牛膝、首乌藤等活血化瘀。每次复诊，症状有所出入，随症佐以紫苏叶理气宽胸，龙骨、牡蛎、磁石重镇潜阳，浮小麦固表止汗，桑叶、菊花润燥明目，均为“动”的体现。平调阴阳的最终目的均是希望恢复“昼精夜寐”的“和为贵”状态。

“动-定序贯范氏八法”强调从全局视角，抓住疾病发展相对固定的内在规律，动态把握核心病机，可谓于游刃变化中紧扣“动”“定”之理，于起承转合中暗含“序”“贯”之机。其简明而不笼统，细致而不琐碎。既源于临床，又用于临床，更高于临床。“动-定序贯范氏八法”不但展现了哲学中医的强大生命力，而且将在大浪淘沙的时代洗礼中更添魅力！

第三节　黧　黑　斑

黧黑斑，西医称为黄褐斑，是一种临床上较为常见的皮肤病。因其发于颜面部，严重者可明显影响美观，给患者的日常社交造成明显困扰，甚至导致情绪、心理负担。随着近年来黧黑斑发病率逐渐上升，引起了越来越多的医生与患者的关注和重视。

现代医学治疗黄褐斑的方法有很多，整体治疗口服维生素C、维生素E等药物；局部治疗外用物理及化学脱色剂、遮光剂；物理治疗如激光治疗、微针导入、无针水光等。这些治疗方法均有治疗效果，但亦有不足，如局部刺激及创伤，因此有一定局限性，且大多数手段无法根治疾病，常常复发。

中医认为黧黑斑病因既有内因，即“忧思抑郁”“水亏”“血弱”“痰饮”为患，又有外因，多因“风邪”客于皮肤。如《诸病源候论·卷二十七·面体病诸候·面皯䵟候》记录黧黑斑曰：“人面皮上，或有如乌麻，或如雀卵上之色是也。此由风邪客于皮肤，痰饮渍于腑脏，故生皯䵟。”《外科证治全书·卷一·面部证治·面尘》载：“面色如尘垢，日久煤黑，形枯不泽。或起大小黑斑，与面肤相平。由忧思抑郁，血弱不化。”中医药有多种方法治疗黧黑斑。在整体辨证中，其证型可分为肝气郁滞、肝肾不足、脾虚湿蕴、气滞血瘀。针对不同的证型采用不同的治则、治法及处方，不仅治疗局限性面部色斑，而且对全身其他各脏器健康状况也有明显的改善，达到了整体治疗、标本兼治、动定有序、序贯有方的效果，从而改善患者自身体质，防止复发。中医治疗黧黑斑疗效确切，安全性高，少有或无副作用，故多数患者更容易接受。

病案举隅

董某，女，48岁，2020年9月10日初诊。

因“双侧耳前皮肤颜色发黑2年余”前来就诊。患者2年余前出现双侧耳前皮肤颜色发黑，后皮损面积逐渐增大，最大直径超过6cm，颜色逐渐加深，无流脓、红肿、瘙痒、鳞屑、发热、疼痛等，自诉使用激素、外用药膏等皮肤情况均无明显改善。

症见双侧耳前皮肤颜色发黑，直径约5cm，面部皮肤晦暗枯槁，伴明显口干、目干，时有全身皮肤瘙痒脱屑，日夜均作，夜间尤甚，久则情绪烦躁，胃纳差，入睡困难，月经量少，色暗，二便正常。舌质暗红，舌中少许裂纹，苔少，脉弦细。

西医诊断：黄褐斑。

中医诊断：黧黑斑。

中医辨证：阴血亏虚证。

治法：补益肝肾，养血滋阴。

处方：熟地黄30g，山萸肉15g，怀山药30g，党参15g，白术30g，茯苓30g，牡丹皮10g，丹参30g，白芍15g，麻黄5g，桂枝10g，黄柏5g，墨旱莲20g，甘草5g，当归10g，柴胡10g，枳壳15g。共14剂，每日1剂，水煎服。

二诊：患者诉干涩感明显减轻，皮肤瘙痒减轻，大便稍稀，每日3次，便后自觉舒畅。余症同前。治法同前，原方加麦冬30g增液，熟酸枣仁补肝阴、助眠。共14剂，服法同前。

三诊：患者皮肤瘙痒明显减退，黑斑明显变淡，直径约3.5cm，面色稍显红润而光泽，偶有目干、口干，月经量较前增加。饮食、睡眠、二便正常。舌淡红，无明显裂痕，苔少，脉细。考虑滋补有效，守方再服14剂，每日1剂，水煎服。

四诊：患者面部皮肤色素明显减淡、缩小，直径约1cm，面色有光泽，情绪、精神、睡眠可，无其他不适。二便正常。舌淡红，苔薄，脉稍弱。考虑瘀血大去，阴液得补，脏腑调和，原方去牡丹皮、丹参减轻活血之力，免伤正气，情志如常可去柴胡、枳壳精简药方，余继服前方21剂。

按语

本例患者以双侧耳前皮肤颜色发黑为主症，其色黑而沉着，聚于耳前至脸颊之间，色暗而无光泽，以其症状当属黧黑斑，正如《医宗金鉴·外科心法要诀》云：“黧黑斑，初起色如尘垢，日久黑似煤形，枯暗不泽。”范冠杰教授认为该病起于耳前，位置属肾，色黑亦属肾，其色重无光泽提示病位深，故综合病机为耗肾伤津所致。且患者七七天癸竭，肝肾阴液亏虚，阴不制阳，虚火内生故见烘热汗出、情绪烦躁；肾水亏虚，不能上承于心，故见心烦不宁、脉弦细；女子以血为用，阴亏则精血来源不足，故见经少。舌红少苔，脉细数为阴虚内热之象。故范冠杰教授首方中以补益肝肾、滋阴生津为主法，并序贯整个疾病诊疗中，此为“动-定序贯范氏八法”中“定”的体现，配伍清热、活血、疏肝、解郁等药串，巩固八方，面面俱到。疾病后期病势大减，则去除活血、疏肝等药串以减轻攻伐之势，以免力重伤正，此为“动-定序贯范氏八法”中“动”的体现。诊治前后动定有序，主法贯穿前后，遣方有理，用药有道，故能收到良好效果。

第四节　郁　　证

郁证，西医称为抑郁症（depression），是一种慢性精神疾病。以持续情绪低落和认知功能障碍为主要临床特征，常伴焦虑、激动、无用感、自杀观念、意志减退、精神运动性迟缓及各种躯体症状等，病情反复难愈，严重影响患者生活质量。根据WHO最新报告，预计到2030年，抑郁症或将在世界疾病负担中居于首位，而且我国抑郁症患病率呈明显上升趋势。

目前西医针对抑郁症的治疗仍然以抗抑郁药为主，治疗抑郁症有一定的治疗效果，但有病情反复、需要长期服用且容易导致依赖等明显缺点。中医强调辨证论治，在治疗本病中起到积极作用，可明显改善患者的症状，提高患者对生活的信心及生活质量，具有独特的优势，受到广泛欢迎。

病案举隅

吕某，女，56岁，2016年11月14日初诊。

患者诉2型糖尿病病史5年，抑郁症病史4年，现口服阿卡波糖片、盐酸二甲双胍片、磷酸西格列汀片控制血糖，血糖时有波动。

症见性情急躁易怒，后疲倦乏力，大便秘结，胃纳差，睡眠欠佳，舌暗红，苔黄腻，脉弦滑。

西医诊断：①2型糖尿病；②抑郁症。

中医诊断：消渴病郁证。

中医辨证：肝郁化火，湿热瘀阻。

治法：清肝解郁，清热利湿，凉血活血。

处方：柴胡5g，白芍30g，薄荷（后下）5g，牡丹皮15g，白术30g，生地黄30g，连翘10g，淡竹叶10g，益母草15g，莪术10g，丹参30g，首乌藤15g，甘草5g，三棱10g，黄柏5g。每日1剂，水煎温服。

与患者沟通过程中，嘱其注意控制饮食，加强运动，并鼓励其多参加社交活动，增强治疗信心。

二诊：症见睡眠改善，情绪好转，诉时有头痛，大便每2～3日1行，质地偏硬，舌淡红，苔黄微腻，脉弦细。空腹血糖8.7mmol/L，餐后血糖9.0mmol/L，瘀象减轻，气机欠畅，脾胃仍未恢复，故在上方基础上去首乌藤、莪术，以免过用活血而伤正气；加乌药10g，陈皮6g理气消胀，石菖蒲5g，郁金10g开窍散郁醒神，并嘱患者配合每日快走以协助调畅气机。

三诊：患者自觉情绪波动、疲倦乏力较前明显改善，睡眠尚可，头晕减轻，大便顺畅，小便色清，舌淡红，苔黄，脉弦。空腹血糖6.9mmol/L，餐后血糖8.4mmol/L，考虑气机宣通，热象不著，邪去正虚，故守方加五爪龙15g，山药15g以益气健脾，助气血生化之源。

四诊：患者性情趋于平和，睡眠、胃纳改善，二便正常。抽血查空腹血糖6.4mmol/L，HbA1c 6.4%。

按语

中医认为，郁证多起于情志失调，致肝失疏泄，肝气郁结，甚则郁久化热，上扰心神；或先天肾阳不足，或久病、久虚损及肾气，肾阳亏虚，阴邪丛生，久则化瘀化热，损耗神志；或素体虚弱，无法振奋情志，致情志不畅，抑或情志损伤日久，肝郁克伐脾土，伤及中阳，甚则脾肾阳虚等，五脏损伤，日久由实转虚，或见虚实相兼，成瘀成滞，夹阴夹阳，致人体气机失调，从而产生郁证。这也是郁闷临床诊治错综复杂，起落汤药难下的原因。

抑郁症常常非独立发病，多伴有其他基础疾病，其中糖尿病合并抑郁症临床十分常见，其易患因素与年龄、性别、经济、职业、肥胖、家庭状况、并发症密切相关，两者具有一定的生物学相关性，可相互影响、相互作用，使病情复杂化，增加治疗难度，如抑郁症可以引起神经内分泌调节紊乱，干扰神经免疫系统，增加糖尿病并发症及心血管事件的发生风险；而高血糖影响患者的认知功能，不正确的认知导致情绪波动，引发抑郁症。

糖尿病合并抑郁症可对应“消渴病郁证”，是指消渴病日久发为郁证，或郁证日久出现消渴，或多种因素作用，导致消渴病、郁证同时发病。中医有“喜怒，善忘，善恐者，得之忧饥”（《灵枢·癫狂》）、“消渴者……耗乱精神，过违其度……之所成”（金代张从正《儒门事亲·三消论》）等对于消渴病郁证的丰富诊疗论述。消渴病与情志失调、郁证的发病相互关联，本病例患者病性总属虚实夹杂，但病情处于不断动态变化中，首诊辨证为肝郁化火，湿热瘀阻，治以清肝解郁、清热利湿、凉血活血。二诊因久病气机郁滞，证变治亦变，故治疗标本兼治，以佐通为用，增行气开郁药。三诊劳累正虚，故注重益气培元，固护中土。患者以肝气郁结为核心病机，故以疏肝理气法贯穿始终，乃取自“动-定序贯范氏八法”中“定”的精髓。随着治疗的深入，据症状变化出入活血、开窍、健脾等法，是在谨守核心病机、把握本病的确定性和规律性的基础上，有序承接、连贯治疗，循序渐进。而且每诊均注重与患者良性互动，调适其心理状态，强调全程生活方式干预，故收到满意疗效。

第五节 粉　　刺

痤疮，中医称“肺风粉刺”“酒刺”“风刺”等，是一种与内分泌功能失调有关的毛囊、皮脂腺慢性炎症性皮肤病。本病好发于青少年颜面部位，临床上以面部的粉刺、丘疹、脓疱或结节、囊肿为特征，易反复发作。本病主要好发于青春期人群中，发病率为30%～50%。中医认为，颜面有肺经、胃经、大肠经所过，故历代医家主要从肺、胃、大肠的脏腑辨证着手。例如，现行《中医外科学》教材将痤疮辨证分型为肺经风热证、肠胃湿热证、痰湿瘀滞证等，其病因多认为是先天素体肾之阴阳平衡失调，肾阴不足，相火天癸过旺，阴虚内热，冲任不调；加之后天饮食生活失调，肺胃火热上蒸头面，血热郁滞而成。若病情反复发作，日久气滞血瘀痰凝，则出现结节、囊肿和瘢痕。中医治疗多以滋阴泻火，清肺解毒，凉血活血，调理冲任为法。在治疗方法上应内治和外治相结合，内外合治，标本兼顾，才能收到较好的治疗效果。对于严重的痤疮，采用中西医结合的方法治疗，可明显提高疗效。

病案举隅

黄某，女，25岁，2011年6月20日初诊。

初诊：患者诉全面部新起丘疹。症见全面部可见散在红色丘疹，伴小脓疱，面部油腻，鼻头皮肤干燥脱屑，口干，LMP：2011年4月25日，3天干净，时有痛经，量少，有血块。大便干结，小便色黄，纳眠可，舌红，苔黄，脉细数。

西医诊断：痤疮。

中医诊断：肺风粉刺。

中医辨证：肺胃血热伤津。

治法：清泄肺胃，生津。

处方：地骨皮 30g，玄参 30g，柴胡 10g，牡丹皮 10g，黄芩 5g，知母 20g，黄柏 10g，桑白皮 15g，白芷 5g，连翘 30g，车前子 15g，麦冬 30g，白术 30g，茯苓 10g，墨旱莲 15g，天花粉 30，炙甘草 10g。共 7 剂，每日 1 剂，水煎，频频当茶饮。

嘱患者加强饮食与运动治疗。

二诊：患者服用 7 剂药后复诊，面部痤疮减少，少许新起丘疹，面油有所减少，无皮肤干裂脱屑，大便烂，小便调，纳眠可，舌尖红，舌苔黄微腻，脉濡。病机为肺胃血热夹湿，阻碍津液生成分布，肺胃之热较初诊减轻，但湿瘀明显，故上方去黄芩、连翘、玄参、白芷等清热解毒之药；加用薏苡仁 30g，滑石 30g，丹参 30g 等清热利湿化瘀之药；并加用杏仁 5g 开宣肺气。每日 1 剂，水煎分早晚服。

三诊：患者服用 14 剂药物后复诊，仅额部、下颌可见新起丘疹，数量、大小较前改善，口干好转，大便干结，小便调，纳眠可，舌尖红，苔微黄，脉细滑。原方加用皂角刺 15g 消肿托毒、排脓；枳壳 15g 行气通便。

四诊：患者服用 7 剂药物后复诊，额部、下颌丘疹，口干，大便调，纳眠可，月经已至，轻微痛经，舌尖红，苔厚腻，脉滑。

处方：皂角刺 15g，甘草 5g，茯苓 10g，连翘 15g，黄芩 10g，桑白皮 15g，车前草 15g，薏苡仁 15g，法半夏 15g，滑石 30g，冬瓜皮 30g，北杏 10g，枳实 15g，大黄炭 5g，玄参 10g。

五诊：患者服用 10 剂药后复诊，局部肿疖减轻，大便调，纳眠可。舌尖红，舌苔黄微腻，脉浮滑。此患者在服药 2 个月后，病情已缓解，皮疹潮红减轻。服药 4 个月，新疹已不再出，皮损大部分变淡，部分皮疹吸收，面部油腻减轻，再服药 1 月余皮疹吸收，自觉症状消失。

按语

范冠杰教授在多年的临床实践中发现寻常型痤疮之发病，其本在于“肾阴阳天癸平衡失调，相火妄动”，其标在于“肺胃积热、血热瘀滞”。面部皮肤主要由肺经和胃经所司。《素问·五脏生成》说：“肺之合皮也，其荣毛也。”五行理论中，肺属金，肾属水，肾阴不足不能上滋于肺，可致肺阴不足。肺与大肠相表里，若饮食不节，过食肥甘厚味，大肠积热，上蒸肺胃。肺胃血热，则可见面生粉刺。本证型主要症状特点：面部见红色或暗红色丘疹、粉刺，或小脓疱、结节、瘢痕，舌红苔黄或苔少，脉细弦或弦数；月经前皮疹加重、月经前乳房胀痛、月经不调，血块多，或口干、口苦、耳鸣、心烦、失眠、多梦、大便干、小便黄。治法：滋阴泻火，清肺凉血生津。代表方剂：消痤汤。消痤汤中女贞子、墨旱莲滋肾阴；知母、黄柏泻肾火，调整肾之阴阳平衡；石膏、地骨皮泻肺胃之火；生地黄、丹参凉血化瘀清热。舌质根部苔黄腻厚，可加龙胆泻肝丸口服。加减法：大便秘结不通，加大黄（后下）、枳实通腑泄热；大便稀烂不畅、舌苔厚浊去生地黄，加土茯苓、茵陈清热解毒；失眠多梦加合欢皮、茯苓宁心安神；肺胃火热盛者加生石膏、地骨皮清泻肺胃之火。

范冠杰教授集皮肤病治疗经验之精华，根据“法随证立，方由法出”的原则，随着病情变化及证候加减，其治则及药物加减也随之变化，体现了“动-定序贯”思想。

第六节 湿 温 病

岭南地区因其独特的气候特点，很多疾病或不适症状都可能由湿热邪气导致，这类病症主要临床表现为口干不欲多饮、纳食不多、头重如裹、昏蒙眩晕、脘腹胀满、身体困重、大便黏腻不爽等，严重情况下可引起发热症状，所以广东百姓经常讨论的话题就是“如何清热祛湿”。临床上清热祛湿的中药方剂很多，其中“三仁汤”是治疗湿温病的经典名方，出自古籍《温病条辨》。范冠杰教授创立“动-定序贯范氏八法”理论思想，著《哲学中医——“动-定序贯范氏八法”与中医临床思维》一书，指导“三仁汤”的临床使用，疗效明显。

病案举隅

王某，女，30岁，因“剖宫产术后1周，发热腹泻5日”来诊。

患者于1周前于外院在腰-联合麻醉（脊髓麻醉和硬膜外麻醉的联合技术）下行“子宫下段剖宫产术”，术后情况稳定。5日前出现发热，体温最高达39.9℃，伴寒战，腹泻，水样便，每小时1次，伴气短、乏力、纳差。当地医院给予抗感染治疗，配合退热及地衣芽孢杆菌活菌、双八面体蒙脱石等对症治疗。治疗后发热改善不明显，最高体温可达39.3℃，仍每日水样便10余次，遂来我院就诊。

症见精神疲倦，乏力，发热，体温38.2℃，无恶寒，无肌肉酸痛，无鼻塞流涕，无咽痛咳嗽，胃纳差，睡眠一般，小便调，水样便10次/日，舌红，苔白腻，脉滑。

西医诊断：发热。

中医诊断：发热。

中医辨证：脾虚湿热内蕴，湿重于热。

治法：健脾清热祛湿。

处方：薏苡仁30g，川朴30g，法半夏10g，通草10g，淡竹叶15g，白扁豆15g，诃子15g，陈皮10g，茯苓20g，白芷15g，藿香15g，炙甘草10g，生姜10g，白蔻仁15g，怀山药30g。每日1剂，水煎温服。

服药第2天腹泻明显改善，大便次数减少，略呈糊状，晨起体温38℃。服药3剂后未再发热，腹泻症状消失，疲倦、乏力症状明显缓解。

二诊：患者于家中进食温补食材较多，6日后再次出现午后发热，体温最高达38.5℃，伴有微恶寒，余无不适，二便正常，舌红，苔灰厚腻，脉滑数。中医诊断：发热（脾虚湿热毒蕴，湿热并重证），治以健脾祛湿，清热解毒。

处方：藿香15g，茵陈15g，滑石30g，通草5g，苍术15g，白蔻仁15g，薏苡仁30g，北杏仁15g，法半夏10g，川朴10g，甘草15g，黄芩15g，连翘30g，柴胡30g，浙贝母10g，薄荷（后下）10g，僵蚕10g，蝉蜕5g。

服用3剂发热消退，午后最高体温37℃，灰腻苔消失，舌红苔薄黄。服药1周后体温正常，诸症皆愈。后随访未再出现发热。

按语

范冠杰教授在《哲学中医——“动-定序贯范氏八法”与中医临床思维》中指出，“动-定序贯范氏八法”的诊断思维是融合了西方哲学的“溯因推理”“模型推理”的科学认知方法及逻辑方式，其推理规则是基于中医学“司外揣内”的方法，以临床表现为依据，通过分析、综合、推求疾病的病因病机，由果及因，从而获得中医诊断，指导下一步的处方治疗。同时，立足于中医哲学“天人合一”的思想，构建出“仰观天、俯察地，远取诸物，近取诸身”的中医模型系统，通过多层次、多角度模型推理，在错综复杂的临床症状中抽丝剥茧，分析出主次要证型，从而指导临床诊断及治疗。

正是基于“动-定序贯范氏八法”的理论思维，范冠杰教授认为在使用“三仁汤”治疗湿温病时，“定”的思想体现在抓住核心证素，推导出核心病机，只要辨证分析疾病存在湿、热邪实内蕴病机导致的核心症状，均可灵活使用本方。关键在于需要临床医生通过洞悉患者在临床症状、体征及舌脉的细微差异，注意环境、情志、饮食等影响因素，溯源分析、推理及辨别“湿”“热”两者的孰轻孰重，动态考量邪之所属，病之浅深，因证施方，辨候施药，以期达到临床良效。

范冠杰教授在初诊时发现，患者在外院住院期间均为下午发热明显，晨起可无发热或热势较低，与中医学的“午后发热”相似。初起见寒战，为邪正交争之象，提示该患者虽是产后气血耗损，但正气仍存。患者术后卧床，脾胃肠道功能受影响，中焦运化功能不足。术后曾服用补中益气汤之类的温补药味，虽有甘温除热之效，更有助湿助热、闭门留寇之嫌。患者此时出现的舌苔白腻即为湿邪壅盛的特征表现。以上证候及舌象表明，患者此时的病机符合湿温发热的特点，邪在气分，湿重于热，故投以三仁汤。结合患者产后体质特点，方中去滑石以避免寒凉损伤脾阳，服用 1 剂中药后腹泻明显改善，3 剂后腹泻、发热症状消失。

患者二诊时发热，诱因为进食过多温补食物，符合中医“食复”特点。就诊时舌苔灰厚腻，提示体内湿热之象明显，已是湿热并重、热毒之邪渐盛。根据吕老的“以虚定型，以实定候”理论，此时“湿”“热”两“候”的轻重已经较前发生变化，此时虽然仍投以三仁汤处方，但方中以滑石、薏苡仁等清热利湿药物为主药，使三仁汤的整体药性偏于寒凉，有助于加强清热之力，再加上甘露消毒丹之清热解毒功效，服药 3 剂后热势下降，灰腻苔消失，患者病愈。

第七节 哮 病

哮证是一种发作性的痰鸣气喘疾患，发作时以喉中哮鸣有声、呼吸急促困难为特征，甚则喘息不能平卧，是肺系疾病中的常见病、多发病、难治病。宿痰伏肺，遇诱因或感邪引触，以致痰阻气道，肺失宣降，痰气搏击引起发作性痰鸣气喘。哮证的证候复杂多样，基于“动-定序贯范氏八法”理论，范冠杰教授强调治疗哮证只有把握核心病机，确立以主证为中心的治疗方案，才能取得满意疗效。

病案举隅

陈某，女，60 岁。

平素喜食甜腻之品，10 余年反复气促、咳喘，长期口服解痉平喘药及激素吸入控制哮喘。

每逢天气变冷或家中大扫除时，咳喘症状加重。10 余年间反复发作，多次求医，未见改善。症见气促，呼吸困难，喉间痰鸣，咳少喘多，可咯出白色黏痰，大便干结难解。舌暗红，苔白厚腻，脉弦滑。

西医诊断：变异性哮喘。

中医诊断：哮证。

中医辨证：脾肺两虚，痰浊闭肺，湿瘀内阻。

治法：健脾补气，宣肺化痰，祛湿化瘀。

处方：麻黄 5g，桂枝 10g，金银花 15g，连翘 15g，葶苈子 10g，桔梗 15g，薏苡仁 15g，白术 30g，火麻仁 30g，红花 5g，绵茵陈 15g，甘草 5g，大枣 3 枚，生姜 10g。每日 1 剂，用大药煲，取 3000ml 水煎取药液 2000ml，煎药时间约 45 分钟，频频服用。一者可以使中药成分更好被煎出，减少翻煎的烦琐；二者让患者频频服用，可以让药效更加持续。

同时考虑患者平素喜食甜腻之品，肥甘厚腻易碍脾生痰，范冠杰教授告知患者清淡饮食；每逢天气变化，注重添衣避寒；避免接触污染多尘环境；适当运动，微冒汗为宜。

二诊：服药 7 剂后复诊，患者气促、咳嗽减轻，呼吸困难改善，口干，大便难解同前，舌暗红，苔白腻，脉弦滑。予原方加生地黄 30g，大黄（后下）10g，芦根 15g 以生津通腑。

三诊：服药 14 剂，患者大便通畅，气促、咳嗽基本缓解，自觉疲乏，邪实渐去，本虚明显，续予上方加五指毛桃 30g 以补气健脾，扶正固本。

随后定期复诊，中药内服两个月后，患者诸症明显改善，逐渐停用口服解痉平喘药。后随访，哮病未再发作。

按语

《素问·阴阳应象大论》提出“治病必求于本”。范冠杰教授认为病机的变化决定了疾病的发展，此为“动”；但无论病机如何变化，其中必有一定规律可循，此为“定”。临床辨证，须“动-定结合”，抓住病机的内部发展规律，才能知常达变，准确辨证。

患者平素饮食不节致脾失健运，母病及子，肺失宣降，脾为生痰之源，肺为贮痰之器，痰湿宿伏于肺，复感外邪诱发哮病，结合其哮喘病史 10 余年，久病入络，舌脉提示有血瘀存在，故范冠杰教授认为该患者的核心病机为脾肺两虚，痰浊闭肺，湿瘀内阻，病位在肺、脾，病性属本虚标实，本虚以肺脾两虚为主，标实以痰为主，兼夹血瘀。治疗上，抓准核心病机，体现“动-定序贯”的辨治思维。

初诊患者咳喘痰盛，病机以痰浊闭肺，湿瘀内阻为主，治疗以祛邪为先，予麻黄宣肺平喘，桂枝降气平喘止咳，两者相配，共奏解肌平喘止咳之功；麻黄、桔梗、葶苈子相伍，一宣一肃一泻，恰合肺性，条达肺气。经过治疗，痰去喘止，容易疲倦，结合病史多年，脏腑正气已虚，故予加用五指毛桃，配伍白术、薏苡仁、绵茵陈，培土生金，扶正固本，以达益气健脾，祛湿化浊，涤痰除垢之效，病邪不易复发。同时范冠杰教授强调治疗要以人为本，注重整体观。患者大便难解，腑气不通，《黄帝内经》所谓“肺与大肠相表里”，治肺之余，兼治大肠。方中加大黄泻下，生地黄、火麻仁润肠，芦根生津，四药同用，推波行舟，增水助澜，使肠中积屎一去不返，同时金银花配连翘，清轻升浮，并走于上，宣太阴肺经之气，通阳明大肠之腑，以助前述诸药之力，从而使肺气得复，哮喘得止，体现了“上下同治”之妙。嘱患者适当运动，微冒汗，通过汗孔开合调节肺之宣发功能，体现了“表里同治”。用药之余，传授防病经验，体现人文关怀。

范冠杰教授在辨治过程中，强调本而不孤，重视生物、心理、社会、自然环境对人的影响。详细讲述用药方法，为患者答疑解惑。嘱患者调饮食，避风寒，躲尘污，降低患病易感因素。以人为本，把握核心病机，故药到病除，效如桴鼓。

第八节 咳　　嗽

咳嗽变异性哮喘尤其具有阶段性特点，其主要分为急性发作期及缓解期。急性发作期以邪实为主，表现为恶寒，咽痒咳嗽，痰白，脉浮，多为风邪外袭，引动伏痰，肺失宣肃而致咳嗽，治疗上主要需解表祛风，化痰止咳。缓解期多为虚实夹杂，此时就需要分析哪个为主证，哪个为次证。例如，患者平素容易感冒，自汗，就诊时咳嗽，痰少色黄，舌红苔黄腻，脉稍滑数，既有肺气亏虚，又有痰热扰肺，病性属本虚标实，然而当下主证应为痰热扰肺，当以清热化痰止咳为主要治法。经治疗一段时间后，痰色转白，舌淡红苔白，右寸无力，此时痰热已去，以肺气亏虚为主证，当以补益肺气为主。

病案举隅

患者，女，职员，52 岁，2014 年 10 月 28 日初诊。

半年前因不慎受凉感冒后出现咳嗽，夜间尤甚，胸片未见明显异常，曾于呼吸科完善肺功能检查后诊断为咳嗽变异性哮喘，然服用茶碱、糖皮质激素等药物对症治疗后咳嗽仍反复发作。刻下症见面色稍萎黄，时有咽痒咳嗽，夜间及清晨尤甚，咯少许黄黏痰，无喘息气促，纳可，口干，小便调，大便偏干，舌红苔黄腻，脉细滑。

西医诊断：咳嗽变异性哮喘。

中医诊断：咳嗽。

中医辨证：痰热犯肺，兼有肠道湿热。

治法：宣肺化痰，清热利湿。

处方：麻黄 5g，桂枝 10g，杏仁 10g，桔梗 10g，黄芩 10g，桑白皮 30g，鱼腥草 15g，葶苈子 10g，北沙参 15g，生地黄 15g，土茯苓 15g，茵陈 15g，白术 15g，甘草 5g。7 剂，每日 1 剂，水煎分两次温服。

二诊：2014 年 11 月 4 日。咳嗽已减半，大便仍偏干，余症同前，舌红苔黄厚腻，脉细滑，于前方加苍术 10g，黄柏 10g，车前草 30g，薏苡仁 30g。7 剂。

三诊：2014 年 11 月 11 日。咳嗽明显减少，夜间可安睡，四肢皮肤偶有红疹，瘙痒明显，二便调，舌红苔微黄，脉浮细滑，于前方去苍术、黄柏、车前草；加薄荷 5g，防风 10g，白鲜皮 30g。7 剂。

后以三诊方随症稍作加减巩固治疗 3 个月，随诊 1 年咳嗽、皮肤瘙痒等症状未见反复。

按语

咳嗽，夜间尤甚，不少医者单以寒热辨证，容易以夜咳为寒立方，一味投以温肺之药。范教授始终强调要把握核心病机，不以一症一候定论。

该患者因受凉后余邪未清落下病根，咳嗽虽夜间尤甚，然痰为黄黏，口干便燥，舌红苔黄，可见有痰热在里。患者面色稍萎黄，有脾虚之象，脾为生痰之源，肺为贮痰之器，脾虚水湿运化失常而内生痰饮，久则化热，上归于肺，肺失宣肃，发为咳嗽。方以麻黄、桂枝温宣肺气，杏仁、葶苈子降气，一升一降，调理气机，又以黄芩、桑白皮、鱼腥草清化肺部痰热。肺与大肠相表里，便燥苔腻为大肠湿热之象，以北沙参、生地黄润燥生津，土茯苓、茵陈清热利湿。脾虚面黄，又以白术、甘草健脾益气。范教授考虑核心病机为痰热犯肺，兼有大肠湿热，首方予7剂后咳嗽减半，可见辨证准确。后续诊治坚持动态辨证，序贯治疗原则，二诊仍有便干，苔黄厚腻，可见大肠湿热明显，故加强清热利湿之力，加入利湿四味。三诊肠道湿热之象明显减退，又现皮肤痒疹，肺气通于皮毛，考虑表虚风邪客于皮毛所致，加入祛风之品，并以白鲜皮引药至病所。咳嗽一病，证候纷繁复杂，范教授始终坚持辨证论治，动态把握核心病机，未投一味敛肺止咳药物，而将咳嗽夙根清除。

范教授强调治疗咳嗽变异性哮喘必须抓住核心病机，风痰之邪是发病的主要原因，久则合并肺脾肾亏虚。治病不可僵化地以一证一方治疗，必须坚持“动-定序贯”思维，动态辨证，序贯治疗，用药方面，须兼顾病位特点及脏腑关系，药物根据程度选用，避免不足与太过，如此才能获得满意的临床疗效。

第九节 蛇 串 疮

带状疱疹是由水痘-带状疱疹病毒感染所致的急性疱疹性皮肤病，中医称为蛇串疮、缠腰火龙。带状疱疹好发于老年人、体质虚弱、免疫功能低下者，糖尿病患者由于免疫力下降，更易罹患及复发，难以治愈。其临床表现为在身体或面部一侧出现带状分布的成簇水疱，伴局部阵发性或持续性剧烈灼痛、刺痛或刀割样疼痛，影响睡眠和日常生活，常伴焦虑、抑郁、烦躁易怒等情绪异常，虽然本病很少危及生命，但严重影响患者的生活质量。由于其发病机制不完全明确，现代医学尚未有疗效确切、长期治愈的方法，范冠杰教授秉承“动静观”哲学中医思想，运用“动-定序贯范氏八法”整体调治糖尿病合并带状疱疹，疗效卓著，彰显出独特的优势。

病案举隅

黄某，女，61岁，糖尿病13年余。

1个多月前左侧肩颈部出现疱疹，伴灼痛，外院诊断为带状疱疹，曾口服泛昔洛韦片及外涂阿昔洛韦软膏，疱疹较前稍减少，仍有疼痛。现症见：左肩颈部可见数个红色瘪陷小疱疹，大部分疱疹已破裂，形成鲜红色糜烂面，周围皮肤发红，持续性灼热刺痛，左手稍抬高即加重，坐卧不安，烦躁易怒，口苦，夜不能寐，纳差，小便黄，大便可。舌红，苔黄腻，脉弦滑数。

西医诊断：带状疱疹。

中医诊断：蛇串疮。

中医辨证：肝郁化火，湿毒蕴肤证。

治法：清肝泻火，祛湿解毒，凉血止痛。

处方：柴胡10g，白芍15g，薄荷10g，赤芍15g，郁金15g，牡丹皮30g，白鲜皮15g，土茯苓20g，栀子15g，连翘15g，金银花15g，珍珠母15g，络石藤15g。10剂，每日1剂，水煎分服。

二诊：左肩颈部无新发疱疹，皮损多上覆淡黄色痂壳，皮损糜烂面及周围皮肤灼热红痛减轻，夜间较重，情绪明显好转，口干喜冷饮，盗汗，无口苦，纳眠改善，小便可，大便稍干。舌稍红，有剥苔，脉弦细。患者湿热火毒减轻，阴虚血热较盛。辨证为肝郁血热，阴虚血瘀。治法：疏肝清热，养阴活血。

处方：柴胡 10g，白芍 15g，薄荷 10g，赤芍 15g，牡丹皮 30g，连翘 15g，玄参 15g，络石藤 15g，麦冬 15g，五味子 15g，生地黄 20g，地骨皮 15g，仙鹤草 30g。10 剂，每日 1 剂，水煎分服。

三诊：左肩颈部仍有疼痛，皮损多愈合，表面留有色素沉着，局部肤温肤色正常，少许乏力，腹部胀闷，无盗汗，无口干，纳一般，眠可，二便调。舌偏暗，苔白腻，脉弦。辨证为肝郁脾虚，气滞血瘀。

处方：柴胡 10g，白芍 15g，薄荷 5g，延胡索 20g，党参 20g，白术 20g，山药 15g，茯苓 15g，厚朴 15g，青皮 10g，僵蚕 12g，全蝎 3g。

服药后 15 天随访，局部疼痛消失，无明显不适。

按语

“动-定序贯范氏八法”包含动态思维、定律观、序贯思维三大核心理论，基于“气一元论”哲学思想，秉持天地万物包括疾病、症状不断变化的动态思维，强调从全局视角，抓住疾病发展的相对固定的内在规律，动态把握核心病机，从而将疾病不同阶段整体有序串联，并用相对固定而又动态变化的药串组方，施以连贯性的辨证治疗。

患者久病消渴，湿热内蕴，加之居住岭南湿热之地，内外合邪，湿毒火热积聚，气血凝滞，经络阻塞，不通则痛。患者久痛难舒，情绪抑郁，见脉弦、烦躁、口苦等肝郁化火之象，加重病情，故病程迁延。初诊时重在疏肝泻火，除湿解毒止痛。用柴胡、白芍、薄荷、牡丹皮、郁金、赤芍条达肝气，凉血以清热毒，珍珠母凉肝息风，金银花、连翘透营泄热，栀子、白鲜皮、土茯苓除湿解毒，辅以络石藤“以藤达络”。二诊时患者疱疹结痂，皮肤灼热红痛减轻，表明湿邪得清，肝郁热毒稍减，湿热火毒伤阴，故患者有皮肤热痛夜间加重、口干等表现，故去栀子、白鲜皮、土茯苓、珍珠母等祛湿、凉肝之品，加用生地黄、麦冬、玄参、五味子等甘寒之品，以养阴凉血，促进疮面收敛愈合。三诊时患者疱疹已消，但仍遗留局部皮肤疼痛，为机体内伤、肝郁脾虚之本显现，正虚无力，邪毒残留，气血阻于络脉，“不通则痛”，故用茯苓、厚朴等健脾祛湿之品，加用全蝎、僵蚕虫类药攻毒散结，加强调畅气机、通络止痛之功。

本病患者消渴日久，素体内伤为其发病核心及体质基础，机体气血阴阳失调，继发客邪外入，内外相引，疾病迁延难愈。疾病过程中可多种证型同时出现且不断变化，使得病情错综复杂，范冠杰教授细察病源，抓主症，定证型，圆机活法，从而全面把握病机，寻得疾病所生之根本。病有数证，将对应药串化裁组方，并随证候变化而灵活变通，使治疗承接了辨证的整体观、动态观，最终达到机体阴阳平衡，气机血流通畅，诸症可消。

第十节 关　　格

慢性肾功能不全发生在各种慢性肾脏疾病的基础上，肾实质遭到严重破坏，缓慢地出现肾功能减退直至衰竭，最终发展至终末期肾病。临床上以肾功能减退、代谢废物潴留及机体水、电解质、酸碱等内环境失衡为主要表现。初期临床症状多不明显，可见倦怠乏力、腰膝酸软，随着病情进展，可见尿浊、夜尿频多，进而下肢、颜面甚至全身水肿，终至少尿或无尿、恶心呕吐、心悸气短、胸闷喘憋、不能平卧。慢性肾功能不全随着病情进展，预后差，严重危害着患者的健康和生活质量。范冠杰教授采用“动-定序贯范氏八法”治疗慢性肾功能不全疗效尤佳。

病案举隅

林某，女，58岁。

因“口干多饮20余年，泡沫尿5年余”入院。入院查24小时尿白蛋白总量2521mg，肾小球滤过率36ml/min。症见精神稍疲倦，时有头晕，视物模糊，潮热，尿中有大量泡沫，纳眠可，大便调。舌质淡暗，苔薄黄微腻，脉沉。

西医诊断：①慢性肾功能不全；②2型糖尿病肾病（Ⅳ期）。

中医诊断：①消渴；②消渴肾病。

中医辨证：肾阴亏虚，湿热瘀互结。

治法：滋阴补肾，清热化湿，活血化瘀。

处方：茵陈15g，丹参30g，薏苡仁30g，生地黄15g，连翘15g，五指毛桃15g，地骨皮15g，莪术10g，甘草5g，布渣叶15g，薤白10g，牡丹皮15g，白术30g，山药15g，赤芍15g。21剂，每日1剂，水煎，早晚分服。

二诊：服上药42剂后精神好转，无明显头晕及潮热，视物模糊改善，尿中泡沫减少，舌暗淡，苔薄白，脉弦。血糖平稳，24小时尿白蛋白总量953.2mg。辨证属肾阴亏虚，脾虚湿瘀。治以益气补肾，健脾祛湿，活血化瘀。

处方：茵陈15g，丹参30g，薏苡仁30g，生地黄15g，五指毛桃15g，莪术10g，甘草5g，布渣叶15g，薤白10g，白术30g，山药15g，益母草15g。14剂。

三诊：近期因工作不顺心，易疲倦，脾气急躁，偶有胸闷，时觉右胁部疼痛，伴腰酸，尿中有泡沫，精神好转，纳眠可，二便调。近期血糖可，舌暗淡，苔薄白，脉弦。辨证：肾阴亏虚，肝气郁结，脾虚湿瘀。治以疏肝散结，益气补肾，健脾祛湿。

处方：五指毛桃15g，山药15g，丹参30g，薏苡仁30g，白术30g，桂枝10g，布渣叶15g，薤白10g，川楝子10g，牡丹皮15g，莪术10g，益母草15g，茵陈15g，茯苓15g，甘草5g。7剂。

四诊：神清，精神可，无头晕，无视物模糊，无胸闷胁痛，脾气急躁明显改善，尿中泡沫减少，二便可，血糖控制平稳。舌淡，苔薄白，脉弦。辨证属肾阴亏虚，脾虚湿瘀互结。治以滋阴补肾，活血化瘀，健脾祛湿。

处方：五指毛桃15g，山药15g，丹参30g，薏苡仁30g，白术30g，布渣叶15g，薤白10g，莪术10g，益母草15g，女贞子10g，墨旱莲10g，茵陈15g，茯苓15g，甘草5g，红花5g。7剂。

按语

《礼记·大学》曰：“致知在格物，物格而后知至。”即是通过对自然界事物的观察体验，进而归纳、类推事物的性理。范冠杰教授创立的“动-定序贯范氏八法”在糖尿病肾病、慢性肾功能不全中的应用，主要在于通过对糖尿病肾病发展规律的深入研究，抓住疾病整体发生发展的核心病机，并结合个体的证及疾病发展不同阶段的核心病机，在看似杂乱无章的动态变化过程中，掌握诊疗的有序规律，与“格物致知”这一理学思维方式一脉相承。

范教授抓住此患者糖尿病肾病、慢性肾功能不全整体的核心病机，即“定”为“肾虚”，随着病情变化及经过治疗后，各诊证候均呈动态变化，此为“动”，而不同相兼的证候就以“八法”增减药串。首诊中患者精神疲倦、头晕及视物模糊为脾虚运化无力，清阳不升，浊阴不降所致；舌淡主气虚，舌暗主瘀血，舌苔薄黄微腻为脾气亏虚、运化失调、湿热蕴蒸之象，脉沉主虚。患者消渴病久，渴饮无度，水精下泄，久则必然肾源枯竭。肾虚液涸，则五内干枯，累及肺胃，是故肾虚为本。患者常居岭南湿热之地，人应天地，久则湿与热互结内蕴。又“久病多瘀”，故湿热瘀互结为此诊中的“动”。处方中五指毛桃性平，补中升阳而不温燥；山药甘平，益脾阴固肾而涩精；两药相配，气阴兼顾，亦可健脾益气生津，结合生地黄、牡丹皮、地骨皮而成益气养阴之主药串，而其“动”则以清热利湿药串——茵陈、薏苡仁、布渣叶等，活血化瘀药串——丹参、莪术等；并加白术以健脾理气。动定共使益气补肾，健脾清热利湿，运化有度，肾阴生而消渴治。后几诊患者病机之“定”仍为“肾阴亏虚”，而病机之“动”则随治疗及情绪而有所改变，处方用药也随之而有序地变动。如二诊时阴虚潮热得减，则减地骨皮、牡丹皮等清虚热之品；三诊时因情绪变动，形成肝气郁结之“动”，故予增川楝子、牡丹皮之肝郁药串以疏肝解郁。舌苔由腻转薄，但舌质仍有暗络之征，此为瘀血阻络的症状，方中已有莪术、丹参药串活血化瘀，五指毛桃益气回血，遂加桂枝以温通经脉，使气得路而行。四诊时患者症状明显改善，舌质不暗，脉象不沉，提示肾虚，血瘀、肝郁症状已减轻，遂减上方肝郁之药串。“动”之证已不明显，患者病证变化发展相对稳“定”，遂可加补肾之药——女贞子、墨旱莲以补益肾阴。

在本案患者的治疗过程中，范教授运用“动-定序贯范氏八法”，既抓住了患者“肾阴亏虚”的“定”之方面，又从疾病的发展及动态变化中抓住了“动”变化，并以“八法”药串逐一击破。同步应用了“补肾”“滋阴”“健脾”“化瘀”之法，俾阴阳得调，湿热得除，气血和而不涩，则病可愈。“致知在格物”，“动-定序贯范氏八法”正是力求穷尽糖尿病肾病、慢性肾功能不全的发生发展及诊治规律，并在规律中寻求疾病的突破点，并最终取得了良好的疗效。

第十一节 丹 毒

丹毒是由溶血性链球菌感染引起的皮肤网状淋巴管及其周围组织的急性炎症，好发于下肢。起病前常有皮肤的破损，病原菌通过伤口入侵引起感染。临床表现为起病突然，局部皮肤红、肿、热、痛，边界清楚，或伴有恶寒发热、纳差等全身症状，病情严重者可出现脓毒血证。治疗多全身使用抗菌药物，然而致病菌可潜伏于淋巴管内，导致病情反复发作，长时间或多次应用抗菌药物会产生耐药。下肢丹毒反复发作，可造成淋巴管阻塞，导致“象皮肿”，给患者带来生活不便和心理压力。糖尿病患者本就抵抗力下降，加之血管、神经病变导致下肢血液循环变差，皮肤皲裂，抗感染治疗效果差，导致丹毒发病率高，容易复发。范冠杰教授秉承道家“动静观”哲学中医思想，运用“动-定序贯范氏八法”整体调治糖尿病合并丹毒，疗效卓著。

病案举隅

王某，女，68岁。

糖尿病15年余。反复右下肢红肿热痛6年余，每年发作2～4次，曾先后使用多种抗生素，近2年右下肢逐渐肿胀，皮肤增厚粗糙，按之无凹陷，不慎破皮后，则滋水渗液。患者半个月前再次出现右足至右大腿肿胀发硬，表面光亮，按之凹陷，皮肤鲜红，摸之灼手，疼痛难忍，伴恶寒发热，体温最高39.6℃，食欲不振，烦躁失眠，口干喜冷饮，大便黏滞不爽，舌紫红，苔黄厚腻，脉滑数。患者空腹血糖 10.3～15.2mmol/L，餐后 2 小时血糖 15.6～19.4mmol/L。糖化血红蛋白10.7%。

西医诊断：①急性淋巴管炎；②2型糖尿病。

中医诊断：①丹毒；②消渴。

中医辨证：湿热毒蕴，气血两燔。

治法：清热利湿，凉血解毒。

处方：金银花20g，连翘20g，紫花地丁20g，蒲公英15g，茵陈15g，苍术15g，黄柏15g，车前草30g，牛膝15g，牡丹皮20g，赤芍20g，玄参20g，紫草15g，薏苡仁30g，大黄10g。7剂，每日1剂。

四黄水蜜膏外敷右下肢，每日3次，每次30分钟。

患者血糖高，先予以德谷门冬胰岛素（早25U，晚18U）联合二甲双胍缓释片（每次0.5g，每日3次）控制血糖。

二诊：诉服药后热峰下降，2天后便无发热，刻下右下肢疼痛明显减轻，皮温稍热，皮肤松软，肤色略暗红，肿胀稍减轻。精神、食欲好转，夜可安眠，少许口干不欲饮，大便调。舌红，苔黄白微腻，脉弦滑。空腹血糖5.1～6mmol/L，餐后2小时血糖6.5～9.7mmol/L。前方去紫草、大黄、蒲公英、紫花地丁；加泽兰15g，泽泻15g，茯苓15g，防己10g，14剂。患者血糖下降，减少德谷门冬胰岛素剂量。

三诊：患者右下肢无热痛，肤色暗，右大腿肿胀消退，有皮纹，右小腿仍有肿胀，按之无凹陷，舌质暗红，苔白腻，脉弦。血糖控制良好。

处方：益母草30g，当归15g，赤芍15g，车前草15g，黄芪15g，苍术15g，白术15g，茯苓15g，络石藤30g，泽兰15g，桑枝30g，牛膝15g，薏苡仁20g。14剂，每日1剂，水煎服，药渣煎水外洗。

嘱患者停用胰岛素，单用二甲双胍缓释片（每次0.5g，每日3次）口服降糖。

四诊：右小腿轻度肿胀，晨轻暮重，舌淡红，苔白，脉弱。前方续服14剂，后随访2年，右小腿未再发作丹毒。近期查糖化血红蛋白6.5%。

按语

《道德经》曰：“道生一，一生二，二生三，三生万物。万物负阴而抱阳，冲气以为和。”“道”是天地之始，万物之母，变化之本，无所不包。阴阳交感，互为其根，推动宇宙万物保持永恒无尽的运动，其运动遵循着一定规律，最终达到相对的静止和稳定。“动-定序贯范氏八法”借鉴了道家的动静哲学观，证候是疾病某一阶段病位、病性等本质的高度概括，具有相对稳定性，同时随着疾病的进程转化，它也是动态变化的。

本例患者平素嗜食肥甘厚味，形体肥胖，加之久病，肝气郁结，损伤脾胃气机，运化失常，湿浊内盛，湿邪重浊趋下，易攻阴位，故见下肢肿胀；湿性黏滞，蕴久化热，相互胶结，伏于体内，使丹毒迁延难愈，易复发。肝郁湿阻，气滞化火，热入血分，水不归正化，津液耗伤，发为消渴。初诊时为丹毒急性活动期，外感湿邪火毒与内蕴湿热相合，毒热搏结，郁阻经络肌肤，使局部皮肉红、肿、热、痛；气血不畅，邪毒入血，故见高热、烦躁失眠等。此期以火毒为甚，而湿邪次之，因此应以清热解毒为主要治疗原则，祛邪外出，防邪深入，控制病情进展，故重用清热解毒药物，配合以活血、利湿药物。金银花、连翘、蒲公英、紫花地丁有清热解毒、消痈散结之功；黄柏、苍术、茵陈、车前草、薏苡仁有分解湿热，调畅三焦之功；牡丹皮、紫草、玄参、赤芍凉血养阴；牛膝可引诸药及火热下行。二诊时热毒大部分已解，以湿邪为主，故治疗上偏重健脾利湿，兼以清热、活血。去紫草、蒲公英、大黄、紫花地丁等苦寒之味，避免阻遏脾胃之健运，不利于经络气血疏通。三诊、四诊时为丹毒慢性迁延期，久病耗伤气血，血行不畅，正虚邪伏，湿聚生痰，阻滞经络，血不利则为水，泛溢肌肤，可见肢体水肿。治疗上应注重益气健脾，补血活血，温通经脉，辅以利湿、清热。本患者病机乃湿、毒、瘀互结，不同阶段核心病机的变化主导着疾病的发展，范冠杰教授“定”于靶点“证候”，精准动态施治，从而巧除顽疾。

第十二节 月经不调

月经不调是指月经周期、经期或经量异常的一类病症，期、量的异常可独立出现，也可同时发生，如不及时诊治，可进展至崩漏或闭经，严重影响到生活甚至生育，以及加快女性衰老等。当代大环境下，生活工作压力大、不规律及无节制的生活方式导致月经不调发病率日益升高。范冠杰教授在“悟哲学、研经典、师名医、重临床”的道路上创造性地提出“动-定序贯范氏八法”理论。在临床实践中，范冠杰教授以“动-定序贯范氏八法”为指导思想治疗月经不调，收效甚佳。

病案举隅一

李某，女，30岁，2022年3月29日初诊。

初诊：患者体形肥胖，上唇、下腹部多毛，月经稀发、周期不规律，外院行性激素检查提示高雄激素血症，妇科彩超表现为卵巢多囊改变，诊断为多囊卵巢综合征，予周期性使用地屈孕酮治疗，但停药后月经不能自然来潮，故求诊。

现症见神清，精神尚可，腰酸乏力，纳眠佳，小便正常，大便2日1次。末次月经：2022

年 2 月 27 日，本月尚未来潮。舌红，苔黄腻，脉弦滑，尺脉沉。体重 86kg，身高 164cm，BMI 31.98kg/m^2。

西医诊断：①多囊卵巢综合征；②肥胖症。

中医诊断：月经失调。

中医辨证：肾元亏虚，湿热蕴结证。

治法：清热利湿，培补肾气，温经通脉。

处方：苍术 10g，黄柏 5g，薏苡仁 30g，车前草 30g，茵陈 30g，女贞子 20g，墨旱莲 20g，狗脊 10g，续断 10g，猪苓 30g，甘草 5g，桂枝 10g。

范冠杰教授详细交代了患者饮食、运动及中药煎药方法：首先积极控制饮食，嘱患者少进辛辣刺激及高热量食物，以清淡素甜的茶水及果蔬代替肥甘厚味之品。同时每日应快走 80～100 分钟，保证足够的运动量。最后中药需多煎，一日内代茶饮而不拘时段。

二诊：2022 年 4 月 12 日。患者 4 月份月经虽仍未来潮，但成功减重 3kg，且已无明显腰酸乏力。舌红，苔薄黄腻，脉弦滑。舌红蔓延全舌，提示三焦之热，已内渗血分，脉滑为血热涌盛之象。此时尺脉充实，提示肾脏已实，正气旺盛，故当动态调节治法，去补肾药串，而以清热利湿、活血调经为法治之。

处方：苍术 10g，黄柏 5g，薏苡仁 30g，车前草 30g，茵陈 30g，连翘 15g，淡竹叶 10g，猪苓 30g，甘草 5g，白术 30g，丹参 30g，生地黄 30g，牡丹皮 30g，川芎 10g，桃仁 10g，红花 10g。运动饮食调护及煎药法同前。

三诊：2022 年 5 月 10 日。患者已顺利减至 78.5kg，5 月 1 日月经自然来潮，经期 5 日，稍许腰酸乏力，无痛经。舌红，苔薄黄，脉弦滑。腻苔已开，湿浊消退而胞络开放，月事故能以时下。患者月经来潮、体重下降即是辨证正确，处方用药合理的最好证明。月经来后，冲脉空虚，肾气不足，因此再次出现腰酸乏力，故辨证再次动态调整，祛邪联合扶正，攻补兼施，施补益肾精、清热利湿、凉血活血之法，以巩固疗效。

处方：苍术 10g，黄柏 15g，薏苡仁 30g，车前草 30g，茵陈 30g，女贞子 20g，墨旱莲 20g，狗脊 10g，续断 10g，玄参 15g，白术 30g，甘草 5g，生地黄 30g，牡丹皮 30g，赤芍 30g，桃仁 10g，红花 10g。

运动饮食调护及煎药法同前。

后续 7 个月随访患者，患者 6 月份及 7 月份月经均正常来潮，5 日净，目前体重已减至 69.5kg。

按语

《黄帝内经》记载：“女子……二七，而天癸至，任脉通，太冲脉盛，月事以时下，故有子。”肾虚导致女子胞无法充盈，因此经血无法按时来潮，故表现为经水后期或闭经。但是疾病的发生发展并非一成不变的静态过程，而是时时充满消长与动态的变化。肾虚是本病发生发展的核心病机，肾虚可致水湿内停，痰湿内生；肾虚不能推动气血也会导致胞宫无以温运而致瘀阻经脉，经血不能下注子宫。肾虚可以导致湿热内生与瘀血内阻，后两者同样也可以导致肾虚；疾病中，肾虚、血瘀与湿热的侧重也可以相互转化。以上三种病机互为因果，相互侧重，随着疾病进展而不断动态演变，出现一系列虚实夹杂的综合症状。所以，多囊卵巢综合征治疗中的治法也不是墨守成规，而应该动态调节。

患者初诊时，范冠杰教授辨证为肾虚+湿热证，以补肾药串+清湿热药串为基础，同时配合桂枝温经通脉，促进肾气升发。二诊时，患者尺脉充实，提示肾气已实，即撤去补肾药串，以免助湿化热碍胃。同时，舌红较前加重，提示三焦之热，已入血分。清代著名医家叶天士有论：“入血则恐耗血动血，直须凉血散血，如生地、丹皮等物是也。”所以增加生地黄与牡丹皮以凉血热，此外还加丹参、川芎、桃仁、红花以散血瘀，通畅子宫脉络，催动月经到来。三诊时，患者体重已下降 7.5kg，月经可如期而至，但再次出现少许腰酸乏力，考虑月经以后，身体亏虚，范冠杰教授再次抓住“肾虚+湿热证”这一核心病机，延续补肾祛湿、清热凉血之法，以巩固疗效。

纵观患者诊治的全过程，把握肾虚这一核心病机，施以相对固定而又动态变化的治法进行辨证治疗，这就是“动-定序贯范氏八法”的动态平衡观。动态平衡观首先体现在本病治则的确定，抓住肾虚这一核心病机，通过动态辨证，初诊及三诊时予以补肾药串，二诊时通过活血化瘀，调和气血，促使肾气充实，月事以时下。其次，体现在调节机体自身内外的动态平衡，嘱患者改变生活方式，积极减重，依赖机体自我调节，实现机体的阴阳、脏腑、气血的动态平衡和健康状态。

病案举隅二

周某，女，36 岁，因经间期出血 2 个月就诊。

初诊：患者平素月经规律，周期 28 天，经量正常，血块多，因 2022 年 12 月新型冠状病毒感染后出现经间期出血，量多，与平素月经量相当，血块多，无痛经，伴夜间汗出，无腰膝酸软，纳眠可，二便调。舌淡胖，苔薄白，脉弦细。就诊时为经后 7 天。

西医诊断：经间期出血。

中医诊断：月经过多。

中医辨证：肝郁脾虚。

治法：疏肝理气，健脾益气，调经止血。

处方：柴胡 5g，白芍 30g，牡丹皮 15g，薄荷（后下）5g，白术 20g，茯苓 15g，白及 10g，血余炭 10g，大枣 10g，炙甘草 10g，五指毛桃 15g，浮小麦 20g。6 剂，水煎服。

二诊：经间期无出血，大便偏溏，无夜间汗出，舌淡胖，苔薄白，脉弦细。上方去浮小麦及白术，改为土炒白术 30g，加党参 10g，再服 3 剂。停药后月经恢复 28 天周期规律。

按语

本案女性平素工作紧张，压力大。新冠感染恢复后工作量增大、节奏紧张，导致肝郁气滞，郁而化热，迫血妄行；肝郁横逆犯脾，肝郁脾虚，脾失固摄而月经量多。方中白芍、柴胡、薄荷、牡丹皮四药均入肝经，组成疏肝药串，四药组合，一收一散一行一透，共奏疏肝郁、清肝火、条达肝脏气机之功。白术以健脾燥湿、茯苓以利水渗湿为要，两药一健一渗，水湿则有出路，故脾之运化功能得以恢复；再加五指毛桃、大枣、炙甘草、浮小麦补气和中止汗；加白及、血余炭收敛止血。二诊加土炒白术、党参加强健脾渗湿力度。全方共奏肝气条达、脾气运化复常、精气健旺、调经止血之功。

中医认为女子以肝为用，月经病多数病在肝，兼及脾、肾。范冠杰教授常从“肝”论治月经不调，疏肝解郁，调畅气机，但强调需要把握阴阳平衡，因为阴阳气血失和，才会出现月经不调，治疗注重“调和”才能达到更好疗效。如《素问·至真要大论》所言：“谨察阴阳之所在而调之，以平为期。”每一个体都有不同的体质类型、生理特点。女性由于月经这一特殊的生理特征，机体产生周期性的生理变化。

故而“动-定序贯范氏八法”理论在治疗月经病时表现出自身的优越性，生理状态的动态变化是为某一时期内在表现的反应，动态的药串改变与药物调整能贴合其兼症的改变。在此兼症变化表现时期，范冠杰教授以“一证便是，不必悉具”的辨证思路进行提炼和发挥，抓住疾病核心症状，从而确定核心病机，进而遣方用药。如患者于经前期为阴长阳消，肝气郁结表现明显，宜诊断为肝郁证；如患者有“腰酸，经量少”，可诊断为“肾虚证”，即以肾虚肝郁为主证；如乏力、月经量多稀薄，纳少则以脾虚为主证。谨守核心病机，调和阴阳气血，则月经周期及月经量、质都有明显改善，酌情配伍对症药物治疗，不必对主症的判断疑惑动摇。这也是“动-定序贯范氏八法”理论完全融入传统中医整体观念的核心思想，使其不受时间、空间、病种的局限，适合于各种月经病的治疗。

病案举隅三

詹某，女，31岁，2022年8月9日初诊。

初诊：平素工作压力大，今年4月份月经干净后未再来潮，2022年6月10日查妇科彩超提示双侧卵巢呈多囊性改变，性激素结果提示雄激素偏高，外院诊断为多囊卵巢综合征，予性激素类药物调经治疗，效果不明显，至今月事未下，故求诊。

现症见患者神情焦虑，面部多发红色痤疮，身形丰腴，口干口苦，晨起明显，渴欲饮水，眠差乏力，舌暗红，苔薄黄腻，脉沉紧。身高158cm，体重71kg，BMI 28.44kg/m^2。

西医诊断：①多囊卵巢综合征；②肥胖症。

中医诊断：月经失调。

中医辨证：肝郁化火，湿瘀内阻证。

治法：疏肝解郁，凉血化瘀，清热利湿。

处方：柴胡5g，白芍15g，薄荷（后下）5g，牡丹皮30g，丹参15g，赤芍30g，生地黄30g，莪术10g，红花10g，绵茵陈30g，野菊花30g，土茯苓30g，地肤子30g，白鲜皮30g，甘草5g。14剂，每日1剂，水煎至2000ml，少量频服代茶饮。

范冠杰教授详细询问患者的需求并评估病情后，认为患者病情可纯中医治疗，嘱停用激素药物，并为患者制订了详细的饮食控制方案及运动减重方案。看着患者情绪依旧焦虑，范冠杰教授以其幽默的语言宽慰患者的紧张情绪，让患者重燃信心与希望。

二诊：2022年8月23日。患者月经虽未至，但两周时间内体重已下降4.3kg，面部痤疮明显好转。苔腻渐薄，舌暗红与脉沉紧同前。处方去野菊花、土茯苓、地肤子与白鲜皮；加益母草30g，三棱10g，桃仁10g与白术30g；并加倍白芍至30g。

三诊：2022年9月6日。体重减至65.4kg，面部仅剩少许痤疮，口干口苦消失。舌暗红，苔薄白微腻，脉沉细数。前方去柴胡、白芍与薄荷，加鸡血藤30g。

四诊：2022年9月23日。患者开心诉9月15日月经已来潮，体重减至64kg。

按语

传统看法认为多囊卵巢综合征以肾虚为因，夹杂痰、湿、瘀、虚。治疗上常以单一病机认识疾病，以一证一方贯穿始终。但多囊卵巢综合征发病人群以年轻女性为主，《黄帝内经》记载：“三七，肾气平均，故真牙生而长极。四七，筋骨坚，发长极，身体盛壮。”年轻女性 35 岁之前，肾气尚实，未至完全衰竭，且多囊卵巢综合征病因复杂，故单一病机无法全面涵盖与指导多囊卵巢综合征治疗的始终。范冠杰教授立足中医整体观念与辨证论治，整体辨证，全面认识疾病发生发展全过程，认为多囊卵巢综合征是先天肾元失常与后天生活习惯、社会因素与情志失宜等多维度病因共同作用下，五脏气血失调的产物。通过灵活选用药串组合加减以应对复杂多变的临床症状，从而跳出了传统“一因一证一方”的窠臼。该患者年轻起病，肾气尚实，何以见得？其脉双尺沉取有力，加之无腰酸腿软等肾虚表现，反观其脉沉紧有力，状如牵绳转索，提示体内气血流通瘀滞。患者平素工作压力大，此即为肝气郁结不舒之象。另外，患者身体丰腴，体重超标，观其脉象舌红苔腻，此即湿热内盛之象。综上所述，该患者因工作繁忙，肝气不畅，久而化火，内灼阴血，又因身体肥胖，湿热内生，多种因素共同作用下，气滞、血瘀、湿热堵塞子宫，血海无法充盈，月经不能如期而至。面部痤疮乃湿热四处流窜，蓄积在体表皮肤的表现，同时也侧面反映了本病病位病机复杂，不仅仅是肾脏一脏的症结。

初诊时，范冠杰教授稳操核心病机——肝郁化火，湿瘀内阻。主以疏肝理气药串（柴胡、白芍、薄荷、牡丹皮）使气血和调，经血能行；联用清热凉血药串（丹参、赤芍、生地黄）凉血泻火，并配合莪术、红花以活血祛瘀，一凉一祛则瘀热自散。针对湿热泛滥肌表之机，使用清湿泄热药串（绵茵陈、土茯苓、地肤子、白鲜皮）清利肌肤之湿浊蕴热，配合野菊花强化清热解毒，泻火燥湿。甘草调和诸药，诸药合用，共奏疏肝解郁，凉血化瘀，清热利湿之功。故二诊时，患者虽月经未至但体重已在两周之内下降 4.3kg，面部痤疮好转，可见其体内湿热之邪逐渐消化，证明范冠杰教授辨证全面，立法合理，处方妥当，用药准确。月经不来者是久病顽疾，不可卒除，故当继续乘胜追击，不可姑息养奸。因此二诊继续维持前法，增加三棱、桃仁与益母草，与前方中莪术、红花组合为破血逐瘀药串，目的是加大活血破瘀催经之力度；加倍白芍以柔肝解郁；见肝之病，知当传脾，当先实脾。湿热消散后，脾气尚虚，为防止肝木克脾土，再生湿浊，重用白术以益气健脾，利水渗湿。三诊时，脉象转细，肝脉不显，此时核心病机已变为瘀热互结，肝郁之核心病机已愈。灵活调整药串，去疏肝药串；子宫瘀热仍在，因此月经不来，维持清热凉血与破血逐瘀药串，继续增加鸡血藤以调经。终于四诊时，患者月经在纯中药治疗下自然来潮。

本病治疗上，范冠杰教授摒弃既往补肾培元为主的治疗思路，以疏利攻邪为谋，同时大胆使用三棱、莪术等破血药物。三棱与莪术，医家大多畏其耗血伤正，但张锡纯有论：“三棱气味俱淡，莪术味微苦，性皆微温，为化瘀血之要药。以治女子癥瘕，月闭不通，性非猛烈而建功甚速。”范教授临证多囊卵巢综合征患者，把握气滞、湿热、血瘀的核心病机，有是证用是药，则不必担忧伤正之弊，这正是中医辨证论治的有力体现。历时短短 2 个月纯中医治疗后，患者未服用激素而月经来潮，体重也下降 7kg，面部痤疮基本好转，疗效显著！

第十三节　纳　　呆

神经性厌食是以个体通过节食等手段有意造成并维持体重明显低于正常标准为特征的慢性进食障碍，常导致营养不良、机体代谢和内分泌紊乱等，严重者可出现恶病质状态，引起躯体衰竭甚至危及生命。其发病机制尚不清楚，可能与生物学因素、心理因素、社会环境因素、家庭因素等相关。当今社会人们的生活节奏加快，工作压力增大，饮食模式及精神心理状态随之改变，导致神经性厌食发病率日益升高。随着生物-心理-社会医学模式的提出，精神-心理因素在神经性厌食发生发展中的作用受到重视。临床上，神经性厌食是常见的心身疾病，很多患者存在不同程度的焦虑、抑郁情绪，且情绪与临床症状常互相联系、互为因果。范冠杰教授以仁爱为本，运用“动-定序贯”理论治疗神经性厌食，临床治疗屡获奇效，现介绍如下。

病案举隅

谢某，女，18 岁。因“厌食、体重下降 1 年余”就诊。

患者因学习压力大，情绪紧张，近 1 年多来出现厌食，体重逐渐下降 15kg，多次因考试前情绪波动致几日不进食，无呕吐、腹痛、腹泻，近半年月经后期，量少，曾至当地医院住院，完善胃肠镜等检查后诊断为慢性非萎缩性胃炎，予西医及中药治疗（具体不详），各症状未见明显改善。

症见神情淡漠，眉头紧蹙，郁郁寡欢，态度消极，食欲不振，情绪波动时加重，口干口苦，眠差，小便色黄，大便不爽。舌暗红，苔薄黄腻，脉弦紧。

西医诊断：神经性厌食。

中医诊断：①郁证；②纳呆。

中医辨证：肝气郁结，湿热中阻。

治法：疏肝解郁，清热祛湿运脾。

处方：柴胡 10g，白芍 30g，薄荷 5g，牡丹皮 30g，郁金 10g，合欢皮 15g，麦芽 15g，神曲 15g，茵陈 15g，薏苡仁 30g，苍术 15g，炒黄芩 10g。14 剂，每日 1 剂，水煎服。

二诊：诉情绪好转，纳食增多，无口干口苦，睡眠改善，大便偏烂。舌暗稍红，苔白微腻，脉弦缓。治以健脾疏肝理气。

处方：党参 15g，茯苓 15g，白术 15g，苍术 15g，甘草 5g，木香（后下）10g，厚朴 10g，麦芽 15g，柴胡 5g，白芍 15g，薄荷 5g，牡丹皮 15g，合欢皮 15g，当归 15g。

服药后患者病情逐渐缓解，后经巩固治疗，睡眠、进食、月经及学习正常，体重上升 10kg。

按语

“夫医者，非仁爱之士，不可托也”。医者肩负着“悬壶济世、治病救人”的神圣使命，应具备较高的职业道德素养，其中仁爱精神是最核心的部分。医学是人学，医术是仁术，医者是仁者。医学不单单是技术的产物，只治疗疾病还远远不够，最重要的是，医生应该怀有仁爱之心，以人为本，以患者为中心，真正理解、尊重、同情、关怀患者，一起共同面对疾病的打击。

神经性厌食患者心理负担大，多伴焦虑、抑郁等各种不良情绪。面对本案患者，范冠杰教授提出要由生物医学模式转变至人文医学模式，重点不是“治病”，而是“帮人”，帮助患者由依赖医生转向自己把握健康。

中药方面，范冠杰教授认为神经性厌食治疗尤应注重疏肝。胃素喜疏通而恶郁滞，脾胃纳运失调，湿、浊、热、瘀等病理产物积聚凝结，两者又互为病机，故虚实均可致“滞”。治疗本病“疏肝”“通滞”乃核心大法。

本案例患者首诊时，主要病机为肝郁、湿热、血瘀实邪阻滞，范冠杰教授用药以疏肝清热利湿为主，同时注重理气活血，既调畅脾胃之气，又疏肝解郁理气。肝气的升发调节脾胃的升降，肝疏泄正常，则脾胃升降协调，纳运正常。二诊时主要病机转变至脾胃气虚湿盛，此阶段当标本兼治，注重健脾和胃，辅以疏肝祛湿。经过灵活、整体、系统、规范的“动-定序贯”结合的诊治，医生和患者都得到了满意的临床疗效。

第十四节　不　孕　症

不孕症是指夫妇正常同居2年，未采取避孕措施而未妊娠者。不孕症给原生家庭带来的困扰非常大，很多人为此病的治疗花费巨大的精力和财力，但结果却不一定尽如人意。范冠杰教授运用“动-定序贯范氏八法”中医原创理论，主张治疗不孕症当抓住“肾虚”之本，立足调和肾之阴阳，结合不同阶段的致病特点及病机变化辨证施治，在临床上屡获良效。

病案举隅

刘某，女，26岁，婚后5年不孕。

初诊：详问病史，患者15岁月经初潮，后2～3个月一行，平素经量偏少，经行4～7天而净，经期、经后自觉小腹坠胀感明显，腰酸腿软，劳累或久坐后加重，大腿及腋毛粗壮偏多。曾于我院行妇科B超检查，结果提示子宫稍小，右侧多囊卵巢；输卵管通液检查提示双侧输卵管通畅。年初曾间断人工周期治疗4个疗程，效果欠佳。

症见面色萎黄，口干欲饮，晨起口苦，情绪易于激动，查其舌红，苔白，脉弦细。

西医诊断：不孕症。

中医诊断：不孕症。

中医辨证：肝肾阴虚，气血不足，阳亢于上。

治法：滋阴潜阳，补养气血，佐以疏肝。

处方：熟地黄20g，枸杞子15g，泽泻15g，山药30g，茯苓15g，山茱肉15g，牡丹皮10g，黄柏10g，知母10g，麦冬15g，当归15g，川芎15g，红花15g，阿胶（烊化）15g，赤芍15g，香附15g，三七（冲服）3g，鸡血藤20g，炙甘草5g。

经期服3剂，月经第12～17日连服6剂，按月用药，水煎服。

二诊：门诊随诊服用中药，月经每月可一行，但经量时多时少，经行约5日干净，仍有经行小腹坠胀感，腰膝酸软，不耐久坐久行，舌淡红，苔白，脉弦细。虑其肾虚特征明显，因此加强补肾力度。

处方：狗脊 15g，川续断 15g，女贞子 15g，墨旱莲 15g，熟地黄 20g，枸杞子 15g，山药 30g，茯苓 15g，山萸肉 15g，牡丹皮 10g，知母 10g，当归 15g，川芎 15g，红花 15g，阿胶（烊化）15g，赤芍 15g，香附 15g，三七（冲服）3g，鸡血藤 20g，炙甘草 5g。水煎，早晚翻煎。

三诊：其间坚持用药，月经目前已趋于规律，经行量可，无明显不适，舌红，苔白，脉弦稍滑。继服原方以巩固疗效。同时自测基础体温，符合月经周期节律表现。其后按此法调治 5 月余，2011 年 2 月发现怀孕，转诊妇产科，2011 年 10 月，足月顺产一男婴。

按语

立足核心病机治疗疾病是“动-定序贯范氏八法”主要思想之一，范冠杰教授宗《黄帝内经》“二七而天癸至，任脉通，太冲脉盛，月事以时下，故有子”之旨，认为女子不孕的核心病机是“肾精匮乏，阴阳失和”，肾精是生长发育之本，亦可化生元阴元阳。肾阴虚导致相火妄动，血海蕴热或精血不足，冲任胞脉失养，均不能摄精成孕。肾阳虚则致宫寒不孕。在阴阳理论中，凡物皆属阴阳二类，而一物之中又分阴阳，所以中医理论讲人以阴阳和合而后孕，一方面是指男女之精的和合，另一方面也涉及一身（肾脏）阴阳之气的调和。如《儒门事亲》有云：“夫妇人年及二三十者，虽无病而无子，经血如常，或经血不调，乃阴不升，阳不降之故也。”《傅青主女科》言身瘦不孕：“瘦人多火而又泄其精……此阴虚火旺，不能受孕。”用“动-定序贯范氏八法”理论来剖析阴阳，则阴阳的本身属性如阴静阳动、阴虚生内热、阳盛则外热等阴阳的基本属性，为“定”；而阴阳二者内在的此消彼长的变化，则为“动”；而阴阳的动态消长变化不是无迹可寻，可从临证中的四诊合参来分析及把握，从而了解其内在的规律，这是其有序的一面；把握疾病阴阳的变化规律及疾病特点，从一以贯之，从而将个体从阴阳的失序状态重新调整为有序，亦即阴阳和合。

本患者从月经初潮始，经量即较少，最主要的原因在于肾精不足，阴虚阳亢，虚火灼阴，胞宫枯燥而致数载不孕。而肾精之亏又源于气血的匮乏，所以治当滋补肝肾，益气养血，滋阴降火，方拟知柏地黄汤合四物汤加减。知柏地黄汤出自《医宗金鉴》，为治疗阴虚火旺、骨蒸盗汗等症的主方；四物汤伍阿胶、红花、三七、鸡血藤、炙甘草补血而又活血，益阴阳之源，合香附快气开郁，俾气血和调，又畅阴阳之道路。二诊时虑其火热渐消，仍表现为一派肾虚之象，加大补肾之功，在前药基础上配合八法中的补肾药串——女贞子、墨旱莲、川续断，诸药合用补肾填精，又能收涩虚火，使阴阳调和故能有子。本病例立足于核心病机，古方新用，异病同治，终获良效，深刻体现了中国传统的阴阳相济，天人合一的思想。

第十五节　风　瘙　痒

皮肤瘙痒症是一种仅有皮肤瘙痒而无原发损害的皮肤病，剧烈瘙痒严重影响患者身心健康，并可继发抓痕、血痂、湿疹样变等损害。中医称之为“风瘙痒”，现代医学认为其发病机制不明，西医治疗有一定效果，但病情反复，不能根除。范冠杰教授师承国医大师吕仁和教授，行医 30 余年，创立了“动-定序贯范氏八法”理论方法，拓宽了中医临证思维，整体动态地把握本病的病因病机，并随证立法，因法用药，灵活化裁，不拘泥于一因一机、一证一方。

病案举隅一

陈某，男，58 岁，反复全身皮肤瘙痒 3 个月。

患者 3 个月前无明显诱因出现全身皮肤瘙痒，游走不定，无皮疹，多因气候湿热、饮酒、嗜食肥甘诱发。

症见全身皮肤瘙痒，时发时止，无抓痕、渗液、血痂等，口苦，口中黏腻感，心情烦躁，夜不安寐，大便干结，小便黄。舌暗红，苔黄厚腻，脉弦滑。

西医诊断：皮肤瘙痒症。

中医诊断：风瘙痒。

中医辨证：湿热内蕴，肝郁脾虚。

治法：清热祛湿运脾，疏肝解郁。

处方：苍术 10g，黄柏 15g，薏苡仁 30g，车前草 30g，茵陈 30g，布渣叶 15g，柴胡 5g，白芍 15g，薄荷 5g，牡丹皮 15g，赤芍 15g，土茯苓 15g，白鲜皮 30g，地肤子 15g。14 剂，每日 1 剂，水煎服。

二诊：皮肤瘙痒、烦躁减轻，无口苦，夜可安寐，大便通畅，小便淡黄。舌稍暗红，苔薄黄微腻，脉弦滑。上方黄柏减至 5g，车前草、白鲜皮减至 15g。14 剂，每日 1 剂，水煎服。

三诊：偶有下肢皮肤少许瘙痒，心情愉快，少许乏力，脉滑。上方去柴胡、白芍、薄荷、牡丹皮、地肤子、土茯苓；加白术 15g，茯苓 15g。14 剂，每日 1 剂，水煎服。瘙痒未再发作。

按语

患者平素饮食不节，湿热郁阻中焦，又居岭南之地，时值暑夏，邪气内外相引而发病。一方面，脾胃壅塞，肝失疏泄；另一方面，瘙痒难忍，情绪焦躁，肝气郁结。《医学入门》谓：“先发病为本，后传流病为标。”首诊时湿热为主证，肝郁为兼证，组方以清热祛湿运脾药串为主，疏肝药串为辅。二诊时湿热仍为核心病机，但热势减轻，故将寒凉药物减量，以免损伤遏阻中阳，助长湿势。三诊时经过治疗，加之天气转凉，已无肝郁及湿热蕴表之象，故去相应药串。此时湿热兼夹脾虚证，故加用茯苓、白术健脾。

此例范教授始终把握湿热这一核心病机，根据疾病过程中兼证的不同动态组方施治，有序连贯治疗。

历代医家总结皮肤瘙痒症的病机多为阴虚血燥、湿热浸淫、风邪外袭等，多着眼于肝、脾、肾、心等单一脏腑，一法一方到底。范冠杰教授基于天人整体观指出外感客邪乃皮肤瘙痒症的诱因，而五脏内伤，气血阴阳失调才是皮肤瘙痒症患者的体质基础和核心病机。

其病因病机分为以下：①肺气不足，外感风邪。肺气不足，肌表经络之卫气无源，腠理不固，风邪外袭，营卫不和，肌肤瘙痒。②肝气郁滞，血瘀血热。肝属木，木性升发。七情不畅，木气抑郁，“当升者不得升”，肝为刚脏，升意不遂，郁怒而上，内风肆动，发为瘙痒。木气不升，陷而血瘀，温气抑郁，变而为热。血瘀血热，留着于皮肤经络，营气不足，肌肤不荣而痒。③脾虚不运，湿热浸淫。太阴运化不及，湿热内蕴，热蒸湿动，抑或内外相引，湿热蕴表，发为皮肤瘙痒。④心火亢盛。心属火，主血脉，心火亢盛，火热之邪壅遏经络，熏灼肌肤而痒。⑤肾气亏虚。元阳虚弱，外护不力，元阴不能内守，竭则精液不能布散，皮肤干燥枯朽，瘙痒无度。

范教授强调局部与整体相结合，全面分析把握病情，抓主症，执简就繁，从而准确辨证，并化裁古方，善用药对药串，使各药相辅相成，相制相用，以收脏腑平和、邪去正安之效。范教授诊治皮肤瘙痒症理法处方每一环节均体现“整体恒动观”，始终强调辨证论治，动定结合，有序相贯，师古而不泥古，灵活有效。

病案举隅二

李某，男，53岁，2018年1月2日初诊。

初诊：患者2型糖尿病病史10余年，现用胰岛素治疗，血糖控制尚可。3个月前无明显诱因出现全身皮肤瘙痒，呈游走性，无红斑、丘疹等皮疹，无破溃渗液。症见全身皮肤游走性瘙痒，无皮疹、抓痕、血痂等。口干口苦，疲倦，大便干结，夜不能寐，舌暗红，苔黄厚腻，脉弦滑。否认过敏史。

西医诊断：糖尿病皮肤瘙痒症。

中医诊断：①消渴；②风瘙痒。

中医辨证：脾虚湿瘀化热。

治法：健脾清热，祛湿活血。

处方：苍术10g，关黄柏10g，薏苡仁30g，车前草30g，茵陈30g，布渣叶15g，丹参30g，五指毛桃30g，川芎10g，莪术10g，益母草30g，土茯苓15g，白鲜皮15g，地肤子15g。14剂，每日1剂，水煎内服，翻煎外洗。

二诊：2018年2月13日。患者皮肤瘙痒减轻，大便通畅，口干、失眠等症状改善。上方去川芎，益母草减至15g，白鲜皮加至30g，加白术30g。

三诊：2018年3月18日。患者仅下肢皮肤时有瘙痒，夜能入寐，大便偏稀，少许口干，舌稍暗，苔白微腻。关黄柏减至5g，茵陈减至15g。嘱患者服药频率逐渐减少，即每日1剂服用半个月后，每2日1剂服用1个月，再改为每3日或1周服1剂。

后续随访，患者返回老家，诉瘙痒未有再发。

按语

“动-定序贯范氏八法”理论来源于临床实践活动，根植于中医哲学体系，实践促进了理论的完善，哲学指导着理论的发展。随着实践与哲学的不断发展，“动-定序贯范氏八法”也体现着生生不息的生命力，使其不仅具备普适性，同时具有包容性，可根据临床实践演变出个体化治疗方案。

本医案中，患者平素嗜食肥甘厚味，致脾胃受损，湿邪内生，郁久化热，阻遏气机，血行不畅而生瘀。脾为肺金之母，肺外合皮毛，母病及子，卫外不固，内外合邪，阻滞经络，而发皮肤瘙痒。首诊时湿热并重，且脾虚不运，易饮食停滞，范冠杰教授在基础药串上，加布渣叶消食化滞、清热利湿；加五指毛桃健脾补肺、行气利湿，使“气化则湿亦化”。二诊时血瘀渐消，故去川芎，益母草减量，加用白术增强健脾燥湿之功，攻补兼施。白鲜皮味苦，性寒，故首诊时量不宜大，以免寒凉凝涩，遏阻中阳。待脾气渐复，可增加用量。三诊时热势渐去，故减量性偏寒凉之关黄柏、茵陈。吴鞠通言：“湿为阴邪……其性氤氲黏腻，非若寒邪之一汗而解，温热之一凉则退，故难速已。”故继续巩固治疗，待邪去脾气健旺，疾病自愈。

纵观整个治疗过程，范冠杰教授紧扣核心病机，使用核心药串，再根据兼症轻重加减用药，做到证随病变，药随症变，构建精准有效的“症状-证素-核心病机-药串”诊疗模型，从而取得了良好的治疗效果。

第十六节　便　　秘

功能性便秘是糖尿病常见的一种慢性并发症，临床表现为大便秘结，排便艰难，或排便周期延长，或粪质正常，有便意，但排出不畅。其发病机制主要有长期高血糖损害神经功能、胃肠动力不足、胃肠激素分泌紊乱、肠道菌群失调、心理因素等，病情常反复。范冠杰教授基于哲学中医“形神合一”的理念，谨守病机，形神同调，治疗功能性便秘疗效显著。

病案举隅

吴某，女，53 岁。

糖尿病病史 10 年余，便秘病史 3 年余。血糖控制达标，大便数日一行，曾于当地医院住院，行肠镜、排便造影检查未见异常，诊断为功能性便秘，长期服用乳果糖、外用开塞露或灌肠等治疗。

症见患者情绪紧张焦虑，大便先硬后软，4～6 日一行，有便意，但难解出，排便不爽，时有腹胀、胸肋胀满，口干口苦，口中黏腻感，舌暗红，舌尖略红，苔黄厚腻，脉滑紧。

西医诊断：功能性便秘。

中医诊断：便秘。

中医辨证：肝郁脾虚，湿热内阻。

治法：疏肝健脾，清热祛湿。

处方：柴胡 10g，牡丹皮 15g，白芍 30g，薄荷 5g，茵陈 15g，薏苡仁 30g，车前草 15g，黄柏 10g，苍术 15g，郁金 15g，大腹皮 10g，大黄 10g，枳实 15g。3 剂，水煎服。

嘱多运动，多参加社交活动。

二诊：患者服药期间未再用通便药物，自行排便 2 次，排气增多，口干口苦、胸腹胀减轻，情绪明显好转，舌暗红，苔黄腻，脉弦滑，前方去大黄、枳实、大腹皮。7 剂，水煎服。

三诊：患者诉无口干口苦、胸腹胀，时有少许腹痛，大便 2 日一行，质软，便后腹痛缓解，舌稍暗红，苔白腻，脉弦，考虑湿热已消，肝郁克脾之象显现，前方基础上去黄柏、车前草、薏苡仁、郁金，白芍减至 15g，加茯苓、黄芪、厚朴各 15g。14 剂，水煎服。

四诊：患者无不适症状，可排成形软便，1～2 日一行，情绪乐观，舌淡红，苔薄白。继服 14 剂，后随访大便均正常。

按语

“形神合一”强调形体与心理的和谐统一，相互为用，反映了中医学整体观念。形体是神产生、依存的物质基础，形体健康，人才可神清，思维清晰，情绪平和。而神是人体生命活动的主宰，统领人体脏腑经络活动的协调有序。形是神的载体，神主宰着形，形神关系密切，病理情况下常相互影响，一损俱损，“形神合一”强调“以人为本”，重视患者的心理健康和形体康复。

本案患者平素思虑过度，情绪抑郁，会伤“神”，并导致“肝郁脾虚”之“形”伤，两者相互影响，形成恶性循环。因此形神俱损，肝郁脾虚为本患者糖尿病伴便秘的核心病机。临床上调神重在疏导患者不良情绪，达到心理健康，治形重在疏肝运脾，形健神旺，才是真正意义上的健康。

肝主疏泄，气机条达，促进大肠传导，则大便通畅；肝郁气滞，大肠传导失职，则大便难解。脾胃虚弱，中焦气机不畅亦是便秘发生的重要病机，脾胃乃气机升降之枢纽，脾胃虚弱，致清阳不升，肺不得脾之散精，无法下输津液于大肠，浊阴不降，腑气不通，大肠传导失司，发为便秘。水谷不归正化，水反为湿，谷反为滞，郁热内生，湿热中阻，进一步加重中焦气机壅滞。初诊时患者肝气郁滞，湿热内盛，范冠杰教授重在疏肝解郁，清热利湿，并用大黄、枳实、大腹皮行气通腑，帮助患者建立战胜疾病的信心。二诊时患者见服药立效，肝郁自然疏解。此时再充分调动其主观能动性，使患者积极配合，保持良好的生活方式和乐观积极的心态。处方去通腑行气药物，注重疏肝运脾，清热利湿以调畅气机，肠道下行之机自复。三诊时湿热已分消，肝郁克脾之象显现，故去清热祛湿药串，加强益气健脾，助脾运化，最终达到形神俱健。

综上，对于本病患者，范冠杰教授抓住“肝郁脾虚，气机失调”之核心病机，前期疏导湿热壅滞，调畅中焦以运脾，后期重在健脾，助脾运化，动定结合，形神兼顾，从而斡旋中焦气机，使清升浊自降。

第十七节　虚　　劳

生活节奏过快、压力过大，以及患病之后，容易让人们出现疲劳乏力。疲劳可表现为体力的、脑力的或心理状态上的不支，一般在适度休息后得到缓解。当疲劳持续时间过长、程度过重或正常休息后难以缓解，影响到生活与工作时，需给予重视，可能面临慢性疲劳综合征。慢性疲劳综合征病因尚不明确，目前认为可能与病毒感染、免疫系统问题、神经系统问题、精神疾病等相关。以 40～60 岁女性多发，具体表现为疲劳、休息后难以缓解，伴随失眠、头痛、低热、抑郁、记忆力下降等症状，反复发作 6 个月以上，且排除其他疾病因素。西医以对症治疗为主，以及补充营养制剂和给予认知行为疗法等。中医药治疗慢性疲劳综合征具有明显优势，范冠杰教授遵循“动-定序贯”思维，紧扣具体核心病机，突破疲倦乏力与纯虚证关系的常规思维，以气机为抓手治疗慢性疲劳综合征，收效甚佳。

病案举隅

赵某，女，57 岁，2023 年 5 月 9 日初诊。

主诉：疲劳乏力 6 月余。患者诉自 2022 年 12 月新冠感染后反复出现疲倦乏力，休息后难以缓解，伴有失眠，头晕，平素胃脘胀痛、纳稍差，反复口腔溃疡，时有心慌胸闷，少许咳嗽咳痰，二便调。舌暗红，苔黄微腻，脉弦紧。自行服用保健品，疲倦症状仍无改善。既往史：2 型糖尿病病史 5 年，目前口服二甲双胍缓释片、达格列净控制血糖，空腹血糖波动在 5.0～6.9mmol/L，餐后 2 小时血糖波动在 5.8～7.7mmol/L。否认高血压、脑梗死、心脏病等其他内科疾病。

西医诊断：①慢性疲劳综合征；②2 型糖尿病。

中医诊断：①虚劳；②消渴。

中医辨证：气郁血瘀，痰湿阻滞。

治法：疏肝活血，化痰祛湿。

处方：柴胡 5g，白芍 15g，薄荷（后下）5g，牡丹皮 15g，丹参 30g，红花 10g，薤白 20g，瓜蒌皮 10g，郁金 10g，延胡索 10g，当归 10g，浙贝母 15g，芦根 15g，甘草 5g。每日 1 剂，水煎分次服用。

调畅情志，规律运动；维持当前降糖药物。

二诊：2023 年 5 月 18 日。患者疲倦乏力及睡眠改善，少许头晕，胃脘胀痛频次减少，仍有口腔溃疡，心慌胸闷明显改善，已无咳嗽咳痰，纳稍差，二便调。舌暗红，苔微腻，脉弦紧。考虑患者多症改善或消退，仍有口腔溃疡，在前方基础上去丹参、当归、浙贝母、芦根，加连翘。

三诊：2023 年 6 月 1 日。少许疲倦，头晕，无胃脘胀痛，纳仍稍差，口腔溃疡改善，偶有心慌胸闷，二便调。舌淡红，苔白微腻，脉弦。前方去延胡索，加钩藤 15g、山楂 15g。

四诊：2023 年 6 月 15 日。精神状态佳，无疲倦乏力、头晕，纳眠可，余症均已消退。

按语

慢性疲劳综合征以疲劳为主要表现，似单纯的虚证，在中医多归于“虚劳”范畴，但临床实际并非全然。尤其在物质经济发达的现代，非久病大病、先天不足之人出现的疲劳综合征，少以纯虚证为病性。范冠杰教授在“动-定序贯”思维指导下，不局限于疲倦乏力与虚证关系，善从气机论治慢性疲劳综合征。《素问·调经论》言：“有者为实，无者为虚。”气或血聚于机体某处为实，气血离散则为虚。气血郁滞，则推动失常，营养精微物质难以发挥濡养全身作用，累及脏腑与肢节，而出现疲劳倦怠、乏力、头晕头痛症状；郁而化热则表现为低热；阴阳失其道，阴不入阳，则伴有失眠。气为物质之根本、为血之帅，气机的调节则为诊疗之枢机，故范冠杰教授多从通调气机论治慢性疲劳综合征。肝主疏泄，可调畅全身气机；脾胃居于中焦，为一身气血津液之枢纽；肺主一身之气、外合皮毛，心主血脉，共调周身营卫之气；肾为阴阳气之根本；因此，范冠杰教授认为通调气机以疏肝为先但不独于肝，当立足于具体核心病机。

本案患者以新冠感染恢复后，出现疲倦乏力、头晕、眠差等主要表现，舌暗红，苔微腻，脉弦紧，属外邪后引发内乱，以气机失常为核心，病性以标实为主。气机郁滞则血瘀，津液受阻，四肢、清窍、心神失去精微物质濡养故见本案主症；津聚生痰湿，阻于上焦心肺可见心悸胸闷、咳嗽咳痰，阻于中焦见胃脘胀痛、纳差；郁热于心脾则见口腔溃疡。故本案病机为气郁血瘀，痰湿阻滞，治以疏肝活血，化痰祛湿行滞。予柴胡、白芍、薄荷、牡丹皮、郁金、延胡索、丹参、红花、当归以疏肝行气解郁，活血化瘀补血，气血共调；予薤白、瓜蒌皮、浙贝母、芦根以宽胸化痰，寒温并用，通上焦心肺；并随病机变化调整治法用药，使气机复常，气血津精得以濡养脏腑清窍、四肢而神清气爽!

第十八节　湿　　疮

湿疹是由多种内外因素引起的具有明显渗出倾向的炎症性皮肤病，其皮损多表现为对称性、多形性，多伴有剧烈瘙痒、皮肤损伤，病程迁延难愈，严重影响患者生活质量。本病发病机制尚未明确，现代医学一般采用抗组胺药配合外用糖皮质激素乳膏以抗炎、止痒，缓解患者刻下症状，但常无法根治，极易反复，且长期使用会产生耐药性，远期疗效不佳。湿疹属中医"湿疮"范畴，其病理因素多为湿、热、瘀、风、虚、寒等，历代医家治疗上多以清热利湿、养血祛风为法。基于"动-定序贯范氏八法"理论，范冠杰教授认为湿疹虽病在体表，实为人体脏腑气血津液失调的外在表现。结合湿疹的临床表现和发病规律，范冠杰教授治疗湿疹多从肝脾入手，重新解读当代环境下湿疹的普遍病机，可快速缓解湿疹症状，部分患者可达到根治的效果。

病案举隅一

余某，男，因反复皮疹伴瘙痒2年余于2023年3月27日初诊。

反复皮疹伴瘙痒2年余，皮疹以右手多发，伴剧烈瘙痒感，夜间明显，严重时影响睡眠。曾于外院诊断为湿疹，使用多种糖皮质激素类软膏外搽治疗后效果不佳，皮疹仍反复发作，令患者十分苦恼。刻下症见满面愁容，右食指、中指掌侧及掌心可见丘疹，部分伴脱屑，时有腹胀，进食后明显，嗳气，无恶心欲呕，口干，无口苦，易急躁，出汗多，纳可，眠差，二便调。舌暗，舌下络脉迂曲，苔白，舌边有齿痕，脉弦滑。既往胃食管反流病史。

西医诊断：①湿疹；②胃食管反流病。

中医诊断：湿疮。

中医辨证：肝郁湿热瘀阻证。

治法：疏肝解郁，清热祛湿，活血化瘀。

处方：柴胡5g，白芍15g，薄荷（后下）5g，牡丹皮15g，川芎10g，丹参30g，莪术10g，土茯苓30g，地肤子15g，白鲜皮15g，茵陈15g，鸡骨草15g，甘草5g。共14剂，每日1剂，以水3L，煎至2L，分多次温服；煎药第2次取汁外洗患处。

二诊：2023年4月14日。患者面露喜色，皮疹明显消退，腹胀、嗳气改善，口干、脾气急躁减轻，汗出减少，睡眠好。舌暗红，苔白，舌边有齿痕，脉弦滑。于前方基础上加用布渣叶15g，共14剂，煎服法同前。后续随访，患者共服中药28剂，皮疹完全消退，至今皮疹未见复发。

按语

隋代巢元方在《诸病源候论》中提到："夫内热外虚，为风湿所乘，则生疮。"范冠杰教授认为本病病因责之外感内伤，其外腠理不固，风寒湿热外袭，其内脏腑功能失调，气血运行不畅，痰湿、瘀血等病理产物由生，内外合邪，泛溢肌表，致皮疹反复，迁延难愈。治疗上应从整体上抓住主要矛盾，分清主次、轻重，把握核心病机。

本案中，肝主疏泄，调畅气机，脾胃为一身气机升降的枢纽。肝气郁滞，故情绪易急躁、脉弦。肝木克脾土，肝气郁而不疏，则致脾虚运化失司，气机升降失常，故有进食后腹胀、嗳气。脾虚运化无力，湿邪内生，日久郁而化热，故口干而不欲饮。脾土为肺金之母，肺外合皮毛，母病及子，卫外不固，发为湿疹。湿阻气血运行，血行不畅，停而为瘀，故可见舌暗、舌下络脉迂曲。

结合湿疹的发病特点及当今自然、社会的环境特点，范冠杰教授认为其病主要责之肝、脾，核心病机为肝郁湿瘀，治疗应紧抓疏肝、祛湿，运用疏肝解郁、清热祛湿核心药串，解决主要矛盾。治疗上选用柴胡、白芍、薄荷、牡丹皮疏肝解郁，茵陈、鸡骨草清热利湿，土茯苓、地肤子、白鲜皮清热化湿、透表止痒，配合川芎、丹参、莪术活血化瘀。二诊时，患者皮疹虽已明显消退，舌脉象基本同前，核心病机仍为肝郁湿瘀，根据“动-定序贯范氏八法”中“定”的原则，核心病机未变，故守法同前，考虑患者有腹胀，于前方基础上加布渣叶清热祛湿、消食导滞。此外，范冠杰教授常建议患者在内服中药之余，煎药第2次取汁外洗湿疹处，内外同治。

人处于环境之中，环境的温凉寒热、四季转化、社会发展等都会影响机体状态，进而影响疾病的发生发展。由于病情动态变化具有复杂性和阶段性，临床诊治很难面面俱到，因此要抓住核心病机，使用核心药串，再根据兼症轻重加减用药，做到证随病变，药随症变，构建精准有效的“症状-证素-核心病机-药串”诊疗模型。范冠杰教授运用“动-定序贯范氏八法”理论，从整体观念和辨证论治出发，结合疾病发展特点及当代自然、社会环境，总结出湿疹的诊疗从肝脾入手，以疏肝运脾法为基准，配合清热利湿、活血化瘀、透表止痒精准治疗，临床疗效显著。

病案举隅二

詹某，男，22岁，2019年8月7日初诊。

主诉：反复全身至头面红斑、丘疹2年余，加重1月余。

现病史：患者2017年1月起无明显诱因出现全身至头面红斑，丘疹，伴严重瘙痒，使用大剂量激素冲击疗法，服用多种抗变态反应药物及外用止痒乳膏、洗剂，症状时轻时重，反复难愈。既往哮喘病史，近期未发作，对鱼腥草、双黄连过敏。刻诊：全身散在红斑，头面部尤甚，瘙痒剧烈，伴搔抓后抓痕、血痂，多处有淡黄色浆液渗出，部分表面附着白色鳞屑，易剥脱，平素易疲倦，情绪低落，不喜与人交流，纳眠差，小便色黄，大便2～3日一行。舌淡红，苔微腻，脉弦细。

西医诊断：湿疹样皮炎。

中医诊断：湿疮。

中医辨证：肝郁脾虚，湿热浸淫。

治法：疏肝健脾，清热利湿。

处方：连翘30g，柴胡5g，地肤子30g，白鲜皮30g，薄荷（后下）5g，牡丹皮30g，桂枝10g，金银花30g，土茯苓30g，甘草5g，生地黄30g，白术30g，赤芍30g，丹参30g，麻黄5g，白芍15g。14剂，每日1剂，水煎取汁2000ml频饮，煎药第2次取汁外洗湿疹处，避免进食辛辣、刺激性食物。

二诊：患者瘙痒减轻大半，红斑、鳞屑明显减少，新疹未见再生，部分红疹消退可见正常肤色，患者情绪明显改善，稍露喜色，问诊时描述较前详细。纳眠差，小便色黄，大便溏烂，每日2～3次。舌淡红，苔微腻，脉弦细。初诊方加野菊花15g，煎服法同前，14剂。

三诊：患者红疹、渗出消失，露出大片正常肌肤，鳞屑较前增加，脱落处可见正常皮肤，少许瘙痒，全身抓痕、血痂减退，纳眠好转，二便调。患者情绪改善，面露喜色，乐于交谈。继守二诊方，煎服法同前，每15天复诊。

四诊：患者红疹、鳞屑基本消失，唯劳累时少许瘙痒，后可自行消退。

按语

本例结合患者临床表现，“湿疹”诊断明确。由患者既往哮喘病史及对药物有过敏史可知，患者自幼体虚，复感外界风、湿、热邪，留恋肌肤化为湿疹，伴剧烈瘙痒。严重不适与皮肤外观改变使患者情绪低落，肝郁气滞，故患者沉默寡言。内湿生发于脾虚，故淡黄色浆液渗出，为脾土本色。长期使用激素攻伐外邪反致内虚加重，无力祛邪外出。久病耗血伤津，又后天气血生化乏源，故见皮肤干燥、鳞屑满布。虚、实、表、里合而为病，仅以清热利湿、健脾祛湿或活血化瘀单独为法，无法顾及全局，难以根治。范教授以疏肝健脾为基本治法，方中柴胡、白芍、薄荷疏解肝郁，宣发木气，木气得升，则气机得运。白术、甘草健脾益气祛湿。兼以清热利湿，以土茯苓、金银花、连翘清热、利湿、解毒，以大量药物增强攻伐之势得到覆杯而愈之效，增强患者信心，配合重剂赤芍、牡丹皮、丹参活血化瘀，清血分郁热，生地黄走血分以凉血养血，使内外湿热之邪大减。麻黄、桂枝宣发腠理，地肤子、白鲜皮祛风止痒，清热解毒。患者二诊时红斑、瘙痒等湿疹症状明显减轻，情绪好转，辨证论治得法，故守前法，加野菊花乘胜追击，清除残余热毒。

湿疹是临床常见的一种皮肤性疾病，其现代医学病理机制复杂，目前以抗炎、止痒等对症治疗为主，往往无法根治疾病，病程缠绵，症状反复。范教授认为，中医药治疗湿疹有一定优势，其运用“动-定序贯范氏八法”，从肝脾论治，以疏肝运脾法为基准，配合清热利湿、活血化瘀、透表止痒精准治疗，用药简洁有序，配伍得法，快速缓解患者红斑、丘疹、水疱、糜烂、渗出、结痂、脱屑等皮损症状，部分患者甚至达到根治效果。

第十九节　腰　痛

儒家“仁”的价值追求，源于对生命的敬畏和感恩。“动-定序贯范氏八法”作为全新的中医临床理论，它的孕育、产生、运用与完善，都是围绕疾病与健康而来的。因此，“仁”天然蕴含于“动-定序贯范氏八法”之中。在日常生活中是有具体途径来践行“仁”的。《论语·颜渊》曰：刚、毅、木、讷近仁。其含义是刚强、果敢、朴实、谨慎，这四种品德接近于仁。“刚毅木讷”这一系列品德，对于一名医者而言同样重要。只有保持刚强，才可能完成严苛的医学教育，有机会形成完善的医学思维，有能力应对纷纭繁芜的日常临床。只有保持果敢，才可能在面对复杂危急的病情时，敢于负责，敢于处置。只有保持朴实，才能时刻从临床实际出发，从患者实际情况出发，制订适宜的治疗方案。而以上过程中，谨慎需要时刻保持，这样才能避免陷入顽固、莽撞、吝惜等另一极端。

病案举隅

蔡某，女，64 岁，反复腰痛多年，活动受限，劳则加剧，腹胀，眠差，易焦虑，大便质硬，每日 1 行。舌淡暗，苔薄白，脉弦细。

西医诊断：腰椎退行性病变。

中医诊断：腰痛。

中医辨证：肝郁脾虚，湿瘀内阻。

治法：疏肝健脾，祛湿化瘀。

处方：柴胡 5g，白芍 30g，薄荷（后下）5g，牡丹皮 15g，苍术 10g，黄柏 10g，薏苡仁 30g，车前草 30g，茵陈 30g，白术 30g，丹参 30g，火麻仁 30g，生地黄 30g，连翘 15g，淡竹叶 10g，甘草 5g。

相关检查明确腰椎退行性病变。腰为肾之府，内伤腰痛一般都与肾相关。但是，范冠杰教授详细询问患者，认真采集舌脉，深入分析病情，认为“肝郁”是本患者病机之核心。腰痛日久，焦虑明显，数个症状与之相关。实际上，分析此患者病因，腰痛长久以来困扰，成为患者诸多不适的诱因。因此，本患者治疗需要疏肝健脾、祛湿活血。3 剂药后，病去大半。随后相应调整加减而渐痊愈。半年后随访偶有隐痛，日常活动无异常。

按语

在面对这位患者时，范冠杰教授时刻保持刚强、果敢、朴实、谨慎，从临床实际出发，从患者实际病情出发，而不是拘泥于常规思路，在面对疾病时洞悉毫厘，直面疾病本身，才有可能发现最接近实际的病因病机，进而合理立法处方，制订出最接近完美的治疗方案。

综上所述，只有具备了“刚毅木讷”这些“定”的品格，才有可能把握住临床实践当中种种变“动”不拘的核心问题，循“序”一“贯”的努力，才有可能逐渐成为一名合格的医者，学有所成，救人济世。

第二十节 胃 痞

慢性胃炎系指不同病因引起的各种慢性胃黏膜炎性病变，其发病率在各种胃病中占居首位。可因急性胃炎迁延不愈、长期服用刺激性食物和药物、胆汁反流、自身免疫反应、幽门螺杆菌感染引起。大多数慢性胃炎患者仅出现不同程度的消化不良症状，比如上腹隐痛、食欲减退、餐后饱胀、恶心呕吐、反酸等。慢性胃炎属中医“胃痞”范畴，其发病和加重常与饮食、情绪、气候等多种因素有关，治法实证多以泻热、消食、化痰、理气为主；虚证以补益脾胃为主。范冠杰教授总结多年的临床经验，创新性地提出“动-定序贯范氏八法”中医原创理论，动态把握疾病不同阶段的核心病机特点，施以相对恒定的药串进行序贯治疗，在临床中屡获奇效。以下为运用“动-定序贯范氏八法”诊治胃痞的验案一则。

病案举隅

张某，男，22岁，反复恶心欲呕4年余。2023年3月2日初诊。

患者反复恶心欲呕4年余，无呕出胃内容物，时有反酸、嗳气、腹胀，进食后上述症状加重。2021年于外院完善胃镜检查，提示：慢性胃炎。形体偏瘦，平素汗多，天冷时手足冰冷。现症见神清，精神一般，情绪抑郁，恶心欲呕，口干、口苦，胃纳尚可，入睡难，小便黄，大便不畅，质烂，1～2日一行。舌红，苔白腻，有齿痕，脉弦紧。

西医诊断：慢性胃炎。

中医诊断：胃痞。

中医辨证：肝郁脾虚证。

治法：疏肝泻火，健脾消食。

处方：柴胡5g，白芍15g，薄荷（后下）5g，牡丹皮15g，党参15g，山楂15g，茯苓15g，白术15g，陈皮10g，竹茹10g，麦芽15g，莱菔子10g，薏苡仁15g，甘草5g。

共14剂，每日1剂，水煎温服，早晚饭后少量服用。

二诊：2023年3月30日。患者恶心欲呕、反酸、嗳气症状较前减轻，汗出明显减少，仍有少许口干、口苦，小便黄，服用中药后大便通畅，已基本成形，质稍烂，每日1次。舌红，苔薄白，脉弦紧。上方加茵陈10g。共14剂，每日1剂。

三诊：2023年4月17日。患者精神状态可，恶心欲呕现已基本缓解，从最开始每次进食后都会出现，到现在仅偶尔会有轻微感觉，偶尔饱食后有反酸、嗳气症状，口微苦，小便微黄，大便成形，每日1次，舌红，苔薄白，脉弦紧。上方牡丹皮、白芍加量至30g，改用炒白术15g，炒薏苡仁30g。共14剂，每日1剂。

后续电话随访，患者诉现无恶心欲呕症状，反酸、嗳气症状亦已消失。困扰多年的问题终于解决，患者表示自己的生活质量、情绪也有了很大的改善。

按语

本医案中，患者久居岭南湿地，湿邪较甚，加之肝失条达，气机郁滞，水液运化失调，湿邪困脾，进而胃失和降而发病。《素问·灵兰秘典论》言：“肝者，将军之官，谋虑出焉。”肝主疏泄，具有调理气机、舒畅情志的生理功能，对全身各脏腑组织的气机升降出入之间的平衡协调起着重要的疏通调节作用。《景岳全书》言：“怒气暴伤，肝气未平而痞。”思虑过度和情志不遂都会导致肝气郁滞或太过，肝属木，脾属土，根据五行相乘理论，肝失条达亦会影响脾胃的运化功能，导致“木旺乘土”，引发胃痞。

“动-定序贯范氏八法”强调辨证应抓准核心病机，以核心病机为轴心进行辨证施治，据其主次、轻重、缓急的不同而灵活运用药串进行序贯治疗。疾病的发展有一定的演变规律，决定其证候变化的内部病机必有一定的因果、承接、转化等关系可循。“动-定序贯范氏八法”认为在辨证过程中，应把握这种变化的连贯有序性，注重前后的因果联系来防病治病。

初诊时患者恶心欲呕、反酸、嗳气、腹胀，进食后加重，苔白腻，乃素体脾胃虚弱，无力运化谷食，食滞胃肠所致。“胃不和则卧不安”，故见入睡难。脾为气血生化之源，脾失健运，后天失养，故有汗多、手足冰冷等症状。患者久病不愈，情绪抑郁，故见舌红、脉弦、口苦、小便黄等肝郁化火之象。范冠杰教授认为治疗上应重在健脾益气、消食除胀，兼以疏肝泻火。用疏肝药串柴胡、白芍、薄荷、牡丹皮以条达肝气、凉血清热，党参、茯苓、白术、甘草以健脾益气，山楂、莱菔子、麦芽以消食除胀，配合陈皮以理气，薏苡仁以止泻，竹茹以除烦止呕。二诊时患者恶心欲呕、反酸、嗳气症状减轻，苔薄白，大便稍成形，表明脾胃功能已渐趋恢复，仍有口苦、小便黄等表现，加用茵陈以清热泻火。三诊时患者恶心欲呕、反酸、嗳气症状已明显改善，口苦、小便黄等较前减轻，为肝郁未解，故增加牡丹皮、白芍用量以加强疏肝泻火之力，同时改用炒白术、炒薏苡仁以顾护脾胃。将疾病的整个转变过程看成一个整体，系统地治疗，从而取得更好的临床疗效，此乃“动-定序贯范氏八法”之序贯思想体现。

第二十一节 泄 泻

慢性腹泻是指大便粪质稀薄，或含未消化食物或脓血，且排便频率增至每日 3 次以上，持续至少 4 周。可由肠道感染性疾病、非感染性炎症、全身性疾病及药物因素等引起，西医治疗主要用解痉剂、止泻剂、益生菌、免疫抑制剂、生物制剂等治疗，暂无特异性治疗。中医中药治疗本病有自身优势，范冠杰教授运用“动-定序贯范氏八法”哲学中医思想指导整体调治，在临床上屡获良效。

病案举隅

患者，男，26 岁，因“腹泻 10 年余”来诊。

初诊：患者从中学开始即出现大便次数增多，每日 5 次以上，粪质稀薄不成形，粪便可见未消化食物残渣，伴有腹痛、肠鸣、嗳气，无黏液脓血便、里急后重等。体形瘦弱，自觉易疲倦，平素不思饮食，餐后胃脘胀满感。舌淡红，苔白，脉弦。患者既往辗转多家医院，做过诸多检查，排除消化道器质性病变、炎症性肠病和甲亢等全身性疾病，使用过多种药物仍未见效。

西医诊断：腹泻。

中医诊断：泄泻。

中医辨证：肝郁脾虚，湿浊内阻。

治法：疏肝解郁，健脾消食祛湿。

处方：柴胡 5g，白芍 30g，牡丹皮 30g，薄荷（后下）10g，党参 15g，炒白术 30g，山药 15g，陈皮 10g，莱菔子 10g，山楂 15g，车前草 15g，生姜 10g，大枣 10g，甘草 10g。7 剂，每日 1 剂，分次服。

二诊：患者服药后，大便腹泻次数减少，每日 1～3 次，多于早餐后腹泻，大便仍不成形，肠鸣、胃胀、腹痛、嗳气较前明显好转，胃纳仍欠佳，不欲饮食，早饱，中药去莱菔子；加茯苓 15g，神曲 15g，麦芽 20g 加强淡渗利湿、消食和胃之功。

三诊：患者服上方 7 剂后，胃胀、嗳气、肠鸣消失，大便每日 1～2 次，基本成形。舌淡，苔薄白，脉弦。中药白芍、牡丹皮减量，党参、山药加量加强健脾益气之功。服法同前，继服 14 剂。随访至今约一年，患者精神良好，大便成形，每日 1～2 行，纳眠可，餐后胃脘有胀满感，体重恢复正常，患者非常高兴。

按语

范冠杰教授认为慢性腹泻之主脏在脾、主因为湿，该病患者在脾虚湿盛的基础上，加之病程日久，久治不愈，情志不畅，肝生郁结。首诊以党参、炒白术、山药、陈皮共用，党参甘温益气，健脾养胃；炒白术健脾燥湿，加强益气助运之功；陈皮理气化滞；山药健脾止泻，生津固肾，山药和陈皮一敛一散，补而不滞，此四味药简力宏，起到健运脾胃、祛湿化浊的功效。肝脾相助，如肝木过盛可以客伤脾土，肝木过弱亦不能疏通脾土，肝脏喜升散而恶抑郁，再辅以柴胡、白芍、薄荷、牡丹皮四味疏肝药串同用，以柴胡之辛散、白芍之酸敛、薄荷之轻宣、牡丹皮之透郁，四药结合能起到疏散肝郁，祛湿通阳，升提脾气的作用，又能避免温燥伤阴。莱菔子、山楂主治食积证，山楂长于消积化滞，莱菔子尤善消食行气消胀，两者合用，可起到良好的消食化积之功。生姜与大枣配伍，生姜得大枣可缓和其辛散之性，大枣得生姜可防止补气过壅之偏。两药相须为用，取其一气一血、一补一散、一营一卫之功。尤其值得一提的是，范冠杰教授使用车前草的用意，与朱丹溪“利小便所以实大便也”的观点不谋而合，所谓“利小便以实大便”，即通过小肠的泌别清浊作用，吸收食物残渣中过度的水分，使水湿从小便中排出，从而达到大便成形的目的。二诊患者消化道症状明显好转，但仍有纳差、早饱情况，故原方基础上加茯苓淡渗利湿，茯苓味独甘淡，甘则能补，淡则能渗，能补能利，能动能静，再加神曲、麦芽消食和胃，与山楂同用，中医俗称“焦三仙”，能起到很好的消食导滞的作用。三诊时患者诸症好转，故以加强顾护脾胃之功。

“动-定序贯范氏八法”是长期临床实践、名医经验嫡传与中医经典理论，结合自然哲学思想形成遵循系统规律的现代中医思维范式。“定律观”是其核心理念之一，强调以归纳推理的方式探究疾病的变化规律，将对立互化的“动”与“定”有机统一，注重系统的整体性、关联性，探寻系统的特性和规律。“定律观”之定，强调把握疾病发生发展的核心病机和核心治法，对于该患者的诊治，范冠杰教授在临床诊治谨遵“肝郁脾虚，湿浊内阻”核心病机，临诊过程中以“疏肝健脾，祛湿化浊”为核心治法，此乃该病发展变化过程中的根本规律和治疗中所遵循的法则。而“动”即强调辨证论治之动，根据患者体内气血浮动的情况，在一诊处方基础上，二诊、三诊或加强淡渗利湿，或加强消食和胃，或加强顾护脾胃。范冠杰教授以药物为干预手段，以机体的变化规律为原则，使得患者气血津液通畅条达，最终阴阳平衡，形神统一，患者多年顽疾终得到治愈。

第二十二节 眩 晕

2022 年 11 月发布的《中国高血压临床实践指南》（2022 版）中提到，高血压不仅是我国患病人数最多的慢性非传染性疾病，也是导致居民心血管疾病发病和死亡风险增加的首要且可改变的危险因素。2012～2015 年，我国 18 岁及以上成人高血压患病率为 27.9%，成人高血压患者人数约为 2.45 亿。治疗上大部分需要长期使用降压药物，从而降低心脑血管事件的发生率。但长期服药难免出现副作用，且不易停药，给患者身心及经济带来负担。

高血压属于中医“眩晕”“头痛”等范畴。临证中，运用“动-定序贯范氏八法”纯中药治疗高血压，在纷繁复杂症状中能有效把握重点，切中病机，达到临床缓解，试看以下病案。

病案举隅

刘某，女，36岁。

既往高血压病史3个月余，血压最高达170/100mmHg，2022年3月外院查总胆固醇6.82mmol/L。身高162cm，体重78kg，BMI 29.7kg/m^2。外院诊断为“高血压2级（很高危）、高胆固醇血症、肥胖”。服用沙库巴曲缬沙坦片降压，阿利西尤单抗皮下注射降胆固醇，服用降压药情况下血压波动在110～120/75～85mmHg，但头晕等症状未能得到改善。患者自觉年纪轻轻患上高血压，且需终身用药，忧虑重重，故寻求中医治疗。症见神清，形体肥胖，精神疲倦，头晕，睡眠差，多梦，易怒，小便淡黄，大便正常，目前正值经期，月经量少，有血块。舌暗红，舌下脉络迂曲，苔薄黄，脉弦。

西医诊断：①高血压2级（很高危）；②高胆固醇血症；③肥胖。

中医诊断：眩晕。

中医辨证：肝郁血瘀，肝阳上扰。

治法：疏肝解郁，活血化瘀，平肝潜阳。

处方：柴胡5g，白芍30g，薄荷（后下）5g，牡丹皮30g，益母草15g，莪术10g，红花5g，桃仁10g，天麻10g，钩藤15g，酒川牛膝15g，茵陈15g，甘草5g。共14剂，中药于水滚后再煮50分钟，以3000ml煲至2000ml，每日代茶饮。

告知患者目前血压稳定，结合症状分析建议可停用降压及降脂药，采用纯中药治疗，并联合生活方式干预调畅情志、控制饮食、加强运动、减轻体重。

二诊：患者已停用降压及降脂西药，采用纯中药治疗。服用中药期间血压波动在110～120/70～80mmHg，体重76kg，BMI 28.9kg/m^2，精神好转，头晕减轻，多梦、易怒好转，月经正常，小便淡黄，大便烂，舌红，舌下脉络迂曲减轻，苔薄黄，脉弦。四诊合参，患者大便烂，故在上方基础上加白术15g健脾燥湿，眠差加淡竹叶10g清心除烦。共14剂，煎服法同前，继续停用西药，仅服用中药治疗。

三诊：患者纯中药治疗，近期血压波动在120/70mmHg左右，体重73kg，BMI 27.8kg/m^2。现精神可，头晕缓解，睡眠、多梦、易怒明显好转，下肢皮肤时有湿疹，少许瘙痒感，无渗液，小便淡黄，大便正常，舌红，舌下脉络迂曲改善，苔薄黄，脉弦。四诊合参，考虑患者瘀血之象得以改善，减莪术、红花、桃仁；皮肤湿疹考虑为湿热外溢肌肤，在上方基础上加土茯苓30g，白鲜皮30g以清热利湿止痒，并加石菖蒲10g以开窍豁痰，醒神化湿。共14剂，煎服法同前。

四诊：患者坚持纯中药治疗，近期血压控制平稳，体重73kg，BMI 27.8kg/m^2，现精神可，无头晕，稍口干，睡眠及情绪佳，月经正常，皮肤湿疹瘙痒好转，无渗液，二便调，舌红，苔薄黄，脉弦。患者头晕缓解，月经正常，减天麻、益母草；在上方基础上加地肤子30g，生地黄30g以清热利湿止痒，凉血生津。共28剂，煎服法同前。

随诊：后续多次门诊复诊随证调方，患者无头晕、湿疹等不适，心情舒畅，月经正常。从首诊开始共治疗3个月，体重降至68kg，BMI 25.9kg/m^2，未再服西药，血压控制在110～120/（70～75）mmHg。

按语

临床上不少患者的症状复杂多样，也会伴随其他疾病。范冠杰教授始终强调，医者要有一颗追求真理的心，认清疾病的本质，即可执简驭繁。范冠杰教授采用“动-定序贯范氏八法”理论中“证素-核心病机-药串一体化”辨证模式，以“证素”为辨证的要素，以“核心病机”为靶点，以“药串”动态组合为处方要点，指导临床诊疗实践疗效显著。

该病例抓住现阶段的主要矛盾即核心病机为肝郁血瘀。追求疾病本质的辨证过程恰恰充分体现了理学提倡的“格物致知”，法随证立，方随法出，根据核心病机确立治法为疏肝解郁、活血化瘀、平肝潜阳，处方采用医者相对固定的药串“柴胡、白芍、薄荷、牡丹皮”以疏肝解郁、调畅气机，体现了“动-定序贯范氏八法”之“定”，即规律性。疾病过程中，瘀象明显，配合益母草、莪术、红花、桃仁以活血化瘀；肝阳上扰，则酌情加用天麻、钩藤、石菖蒲、酒川牛膝以平肝潜阳、开窍豁痰、引火下行；皮肤湿疹时考虑合并湿热，则配合土茯苓、白鲜皮、地肤子等以清热祛湿止痒。诊治过程中证素发生变化，处方、用药随之改变，体现了“动-定序贯范氏八法”之“动”，即动态的、变化的。后续根据辨证调整处方，维持血压平稳，体现了“序贯”治法之思想。同时范冠杰教授从形体、生活习惯等方面对患者采用生活方式及中药干预，使其高血压得以缓解，月经规律，体重等代谢指标改善，生活质量大大提高。

范冠杰教授善望、审闻、慎问、谨切，运用其倡导的“动-定序贯范氏八法”理论根据患者不同时期之症状、情志、形体及舌脉的变化，灵活辨证、有效施治，收到满意疗效，实现高血压患者的临床缓解。

第二十三节　发　　热

“动-定序贯范氏八法”理论是范冠杰教授根植于中华传统文化和中医传统理论，综合现代医学对疾病的认识、传统医学先贤的经验，结合个人丰富的临床实践，从哲学的高度，创造性提出的新的中医思维理论。该理论强调透过复杂的临床表现，寻找疾病的核心病机和内在规律，进而运用相对固定而又动态变化的中药药串，开展系统、有序的治疗，以利于消除疾病、促进机体的康复。

骨质疏松症是骨量丢失与降低、骨组织微结构破坏，导致骨脆性增加，骨折风险增高的一种代谢性骨病。目前双膦酸盐制剂为各大指南推荐的一线抗骨质疏松治疗药物，能有效降低骨折风险，但其可引起发热、一过性“流感样”症状等，通常予以非甾体抗炎药对症治疗，该症状可完全缓解。我们现报道一例抗骨质疏松治疗后反复发热病案，应用“动-定序贯范氏八法”理论治疗后，患者发热终于消退。

病案举隅

霍某，男，60岁，2022年4月8日初诊。

主诉：反复发热伴头痛13天。患者既往糖尿病病史4年余，采用阿卡波糖联合瑞格列奈口服降糖。2022年3月18日因血糖控制欠佳于我科住院治疗，其间查骨密度提示骨质疏松，骨折危险性高，2022 年 3 月 24 日予双膦酸盐制剂静脉滴注抗骨质疏松治疗，用药后出现反复发热，服用非甾体抗炎药及抗生素治疗均效不佳，故来诊。症见患者神情，精神疲倦，反复发热，热峰 38.4℃，伴头痛，阵发性头顶抽动、闪痛，每日发作数次，前额沉重感，口干，纳可，眠差，易醒，梦多，二便调。舌红，苔白，脉滑。查体：血压 105/70mmHg，心肺腹查体无特殊。辅助检查：血常规未见异常。CRP 90mg/L。

西医诊断：发热。

中医诊断：发热。

中医辨证：邪伏膜原。

治法：辟秽化浊，开达膜原。

处方：柴胡 30g，白芍 30g，炙甘草 10g，知母 15g，槟榔 15g，厚朴 15g，黄芩 15g，草果 10g，生石膏（先煎）50g。共 4 剂，每日 1 剂，早晚分服。

二诊：2022 年 4 月 12 日。服上方后体温可降至 37.5℃，仍头痛，以巅顶为主，无恶心呕吐。舌暗红，苔白，脉弦。检验：自身免疫抗体 10 项、血管炎 3 项、补体 3 项、降钙素原均正常。辨证同前。

处方：柴胡 30g，白芍 30g，炙甘草 10g，知母 15g，槟榔 15g，厚朴 15g，黄芩 15g，草果 10g，生石膏（先煎）50g，川芎 15g，川楝子 15g，白芷 15g。共 4 剂，每日 1 剂，早晚分服。

服药后患者未再发热，头痛缓解。

按语

随着人口老龄化的增加，老年人占比逐渐增多，骨质疏松症成为内分泌科和骨科的常见病，抗骨质疏松一直是临床治疗的关键，发热作为静脉双膦酸盐最常见的不良反应，经非甾体抗炎药规律治疗后，效不佳，又该如何应对呢？传统中医教材没有相关资料，但“动-定序贯范氏八法”理论能为临床指明方向。“动”是指临床表现千变万化、杂乱无章，“定”强调把握主要症状，结合中医基础及经典理论，找出核心病机，那么，即使面对新发或者复杂的临床情况，均有章可依，有法可循，会有转机，而不至于束手无策，此是对中医精髓“同病异治、异病同治”的进一步升华。

该患者以反复发热为主诉，当以发热特点为切入点。其起病急，病程总体来说较短，而无明显气血阴阳失调征象，考虑属于中医外感发热范畴。至于病位，其发热已有 13 天，伴阵发性头顶疼痛，舌红，苔白，脉滑，而无恶寒、汗出、鼻塞流涕、脉浮等表证，亦无大渴、大便燥结、脉洪大等里证，考虑邪在膜原。邪入膜原半表半里，邪正相争，故见反复发热；邪气内侵入里，故见头顶疼痛、眠差；邪热伤阴，故口干。因此，以辟秽化浊，开达膜原为法，选用达原饮加减。达原饮乃吴又可于《温疫论》中用于治疗瘟疫初起，邪伏膜原的经典方剂。其有云：“温疫初起，先憎寒而后发热，日后但热而无憎寒也。初得之二三日，其脉不浮不沉而数，昼夜发热，日晡益甚，头疼身痛。其时邪在伏脊之前，肠胃之后，虽有头疼身痛，此邪热浮越于经，不可认为伤寒表证，辄用麻黄桂枝之类强发其汗。此邪不在经，汗之徒伤表气，热亦不减。又不可下，此邪不在里，下之徒伤胃气，其渴愈甚。宜达原饮。”他提出“温疫之为病，非风、非寒、非暑、非湿，乃天地间别有一种异气所感”。

本案患者虽未受疫气之害，明确为药物所引起的发热，但临床表现却与邪伏膜原类似。

病虽异，方同治，核心病机一致，因此拟方达原饮加减。方中大剂量生石膏，配大剂量柴胡清凉退热、解肌透表；草果芳香避秽、行气化浊，黄芩清解少阳郁热，二者合用，宣达在里之邪；白芍配炙甘草缓急止痛；知母独清阳明之热，以防热传；槟榔合厚朴下气除满，燥湿消痞，直达病所。4 剂后门诊复诊高热可退，头痛稍减，脉象由滑转弦，考虑浊邪半解，弦合春时，予前方基础上加川楝子顺应天时以疏肝，川芎活血行气，白芷缓阳明头痛，又 4 剂后症状完全缓解。

临床中发热极为复杂，表现多端，经常令人头痛不已，此为“动”。此处通过仔细分析发热的特点及舌脉，结合中医经典，找出核心病机，此为“定”的体现。在经典理论的基础上，结合患者的目前情况，在经方基础上进行发挥，确定相应的治法、处方，此为“动”“定”密切结合的表现。后续根据病情的变化，调整用药，祛邪外出，体现了“序贯”的意义。该病例充分展示了临床中掌握该思维方法的重要性。范冠杰教授认为经典不应止于书本，经方不应止于一病，临证时当学会从诸多临床表现中，把握主要症状，进行诊断及鉴别诊断，辨出核心病机，并结合中医经典及基础理论，建立个人辨证思路、用药特点，成为创新者，共同拓展中医内涵，提高临床疗效，而不拘泥于一方、一法。现代疾病谱不断变化，在“动-定序贯”理论的指导下，可“以不变应万变”，跟上时代的步伐，适应新时期的需求。

第二十四节　痫　　病

癫痫是一种具有破坏性的不可逆转的神经系统和全身性疾病，其特点是反复发作，长期癫痫发作会导致神经元损伤和细胞死亡。研究显示，中国约有 1000 万人因癫痫受累，患病率达 0.9‰～8.5‰，每年新增病例约 40 万，造成了沉重的健康、经济和社会负担。尽管癫痫临床研究进展迅速，但其发病机制仍不清楚，同时由于癫痫反复发作、严重的并发症及抗癫痫药物的副作用，给家庭及社会造成了巨大的负担。脑胶质瘤以头痛或癫痫为首发症状，并且癫痫时间不一、神志不清，常伴有精神疲惫乏力、面肌及肢体肌力减退等症状。中医药治疗癫痫有其自身优势，范冠杰教授运用“动-定序贯范氏八法”中医理论指导整体调治，在临床上获奇效。兹将其经验介绍如下。

病案举隅

康某，男，50 岁，2023 年 2 月 17 日初诊。

患者 2022 年 7 月中旬，午休时无明显诱因突然双目上视，牙关紧闭，口吐白沫，双上肢紧握，双下肢正常，呈癫痫发作状态，持续约 10 分钟。后摔至床下，同事陪同至云南省某医院门诊就诊，初诊为癫痫，以丙戊酸钠口服治疗。但病情反复并加重，发作频率由平均每月 1 次增加到每周 1～2 次，发作持续时间 10 余分钟。于 2023 年 2 月 14 日到河南省洛阳市某医院就诊，完善 MRI+增强检查提示双额叶、左颞叶、基底节区、岛叶、胼胝体膝部异常信号，考虑低级别弥漫性胶质瘤可能（图 8-1）。接诊医生考虑细胞瘤浸润面积大，手术治疗效果欠佳，建议先行放化疗及介入治疗，患者暂不考虑放化疗等治疗方式，遂寻求中医治疗。

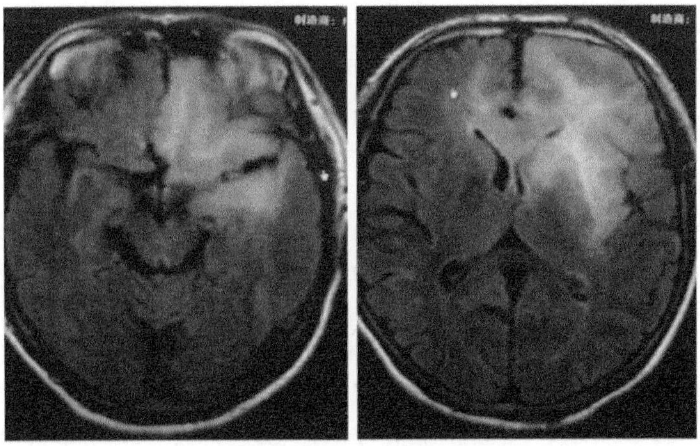

图 8-1 患者 MRI+增强检查

症见发作时仍如癫痫发作状态，频率 1～2 次/周，持续时间约 10 分钟，缓解时无异常表现，精神稍倦，意识正常。大小便正常，纳寐可，舌暗红，苔黄厚腻，脉弦滑。

个人史等：平素偶尔饮酒，现已经戒酒；有吸烟史，一天 2 包；喜食辛辣油腻；无家族遗传病史；无过敏史。

西医诊断：①癫痫；②胶质瘤（低级别弥漫性胶质瘤可能性大）。

中医诊断：痫病。

中医辨证：风痰蕴热，闭阻脑络。

治法：清热涤痰息风，活血开窍安神。

处方：水蛭 10g，僵蚕 10g，天麻 10g，钩藤（后下）15g，石决明（先煎）15g，生白芍 30g，金银花 15g，生薏苡仁 15g，布渣叶 15g，生山楂 15g，甘草 5g。15 剂，每日 1 剂，水煎早晚分服。

二诊：2023 年 3 月 14 日。患者服药后较前明显好转，精神佳，神志清。服药期间发作频次减少，持续时间降至 1 分钟左右，发作前稍有头晕，意识清楚。舌红，苔薄白。上方加醋莪术 10g，浙贝母 15g，竹茹 10g。予 15 剂，每日 1 剂，水煎早晚分服。

后续随访，患者 4 月 14 日停药后，因劳累过度、饮酒，仅发作 1 次，目前精神状态佳，可进行爬山、健身等运动。胶质细胞瘤属于恶性肿瘤，其预后欠佳，应系统规范化治疗。中医治疗目的为解决患者临床症状、减少癫痫的发作次数及提高生活质量。本团队继续密切随访观察患者症状，如有不适或加重建议患者至医院进行系统规范治疗。

按语

“动-定序贯范氏八法”是鉴于丰富的临床实践下，将名医经验与经典理论相互融合而成的一种中医原创思维方式。在本医案中，患者平素喜食辛辣油腻之品，兼有饮酒、吸烟不良史，致使脾胃受损，运化失常，精微不布，湿热内生，相互搏结，炼液成痰，阻碍气机，为疾病发病之本；机体气机不畅，导致肝失疏泄、肝气郁滞，郁久化火生风，触动积痰，痰随风动，上蒙脑窍，致使痫病而发；肝风内动，故见双目上视，甚或双上肢紧握；痰涎壅盛则口吐白沫。急当清热涤痰息风，活血开窍安神为治。范冠杰教授在此次诊疗中，运用“动-定序贯范氏八法”，抓住疾病的核心病机，辨治痫病，脱离了传统单一病机治疗一证一方的窠臼，证从病出，法随证立。

首诊时，用僵蚕、天麻、钩藤、石决明功专平肝息风而止痉；白芍敛阴柔肝，可防僵蚕、天麻、钩藤、石决明辛烈伤阴；患者痰瘀阻窍，脑络受损，结合暗红舌，非虫类走窜药不能搜剔，故用水蛭以破血逐瘀通窍；见肝之病，知肝传脾，当先实脾，佐以金银花、生薏苡仁、布渣叶、生山楂药串以清热祛湿健脾，化湿热瘀邪于无形；甘草调和诸药。二诊时，患者神志清，服药期间发作频次明显减少，发作前稍有头晕，舌红，苔薄白，根据症状及舌象，痰热瘀邪之象已消大半，故加用醋莪术以增强行气破血之功；浙贝母、竹茹以增强清热化痰，开郁散结之效，继续巩固治疗，使元气得壮、痰热瘀而解，病则自愈。

范冠杰教授运用“动-定序贯范氏八法”核心思想来指导临床实践，在诊治过程中，紧扣疾病关键病因病机及伴随症状的变化，合理使用核心药串，并根据伴随症状变化熟练加减用药，使患者机体逐渐恢复阴平阳秘、精神乃治、气机调畅、气血相合之态，充分体现出范冠杰教授的“动-定序贯范氏八法”理论的优势所在，用药谓之巧妙。同时，它以全新的中医理论体系指导临床实践，为中医药传承创新与发展的典范。

第二十五节 血 风 疮

原发性皮肤淀粉样变性是指淀粉样蛋白仅累及皮肤的一类慢性疾病。目前，该病病因与发病机制尚不明确。主要的临床表现为皮肤瘙痒、干燥粗糙及色素增加。组织病理改变为真皮或皮下组织，甚至血管壁可见嗜伊红的淀粉样物质沉积。目前，皮肤淀粉样变性的治疗方法包括口服维生素 A 酸类及抗组胺药，外用糖皮质激素、他克莫司及物理治疗。但总体疗效不佳，病情反复。范教授运用“动-定序贯范氏八法”理论，基于核心病机辨证思维模式治疗该病，取得了满意疗效。

病案举隅

姚某，男，48 岁，2022 年 3 月 8 日初诊。

患者 10 年前开始出现后背及双上肢伸侧皮肤对称性皮肤增厚、苔藓样变，局部色素沉着，躯干部多发皮疹，伴瘙痒，在皮肤科就诊，完善皮肤活检，诊断为皮肤淀粉样变性，湿疹，局限性神经性皮炎。就诊前 1 个月患者皮疹瘙痒反复，面部皮肤色素沉着发黑，纳眠可，二便调。舌红，舌下脉络粗，苔黄腻，脉弦滑。

西医诊断：①皮肤淀粉样变性；②湿疹。

中医诊断：血风疮。

中医辨证：湿热瘀阻。

治法：清热除湿，活血通络。

处方：苍术 10g，关黄柏 5g，薏苡仁 30g，车前草 30g，土茯苓 30g，茵陈 30g，连翘 30g，地肤子 30g，白鲜皮 30g，川芎 10g，丹参 30g，莪术 10g，桃仁 10g，甘草 5g。共 7 剂水煎服。

二诊：2022 年 6 月 7 日。因某些原因，患者未能到门诊就诊，在家持续服用上方 3 个月，复诊时患者瘙痒好转，面部色素沉着稍减退，背部苔藓样变好转，腹部仍有丘疹，舌暗红，舌底脉络减轻，苔薄腻，脉弦滑。患者湿热之象改善，前方基础上去苍术、关黄柏、薏苡仁、车前草，加牡丹皮、赤芍、野菊花清热凉血活血。

三诊：2022 年 8 月 16 日。患者面部色素沉着明显改善，背部皮肤稍改善，诉口干，夜梦多，舌暗红，苔薄黄，脉弦滑。前方基础上加金银花、蒲公英、淡竹叶清热、降心火。

3 个月后随访，患者面部皮肤明显改善，无口干、睡眠可，余同前。

按语

核心病机辨证是“动-定序贯范氏八法”的核心内容之一。该辨证模式提出要从疾病复杂繁多的症状中，把握疾病的核心症状及核心病机。然后根据核心病机的不同，给予对应的治疗药串。皮肤淀粉样变性以皮肤增厚、皮疹、瘙痒、色素沉着为主要症状，中医病机主要以湿热、瘀血为主，治疗以清热祛湿、活血散瘀为主要治法。

该患者初诊时有两大证候群，一是湿热证候：皮疹、瘙痒、舌红苔黄腻；二是血瘀证候：皮肤增厚，色素沉着，舌下脉络粗。针对湿热及血瘀两个核心病机，分别给予苍术、关黄柏、薏苡仁、车前草、土茯苓、茵陈清热利湿药串及川芎、丹参、莪术、桃仁活血药串；则湿热去，瘀血通。二诊湿热之象改善，遂减少清热利湿药串，加牡丹皮、赤芍、野菊花等加强活血凉血作用。三诊时，热扰心神，故予金银花、蒲公英、淡竹叶清热、降心火。整个治疗过程，范教授细察病原，抓主症，知变化，根据证候的演变，核心病机的不同，给予相对应的药串。从而达到机体阴阳平衡，疗效显著，体现出中医整体观念及辨证论治的独特优势。

第二十六节 无 汗 症

无汗症是指皮肤表面少汗或者完全无汗，可分为先天性无痛无汗症和后天获得性无汗症，属于中医“汗闭”范畴。临床上常见后天获得性无汗症，多由外感六淫、情志内伤、气血津液亏虚等引起，常伴有皮肤干燥瘙痒、烦热、浮肿、肢体酸楚疼痛等症状。

该病临床发生率不高，常被列为疑难杂症。范冠杰教授认为，中医治病精髓在于辨证论治，不管是常见病还是罕见病，贯彻“格物致知”的精神，透过纷繁复杂的外候表现，锲而不舍地深入追求疾病本质，抓住核心病机，临床即可收获疗效。

病案举隅

杨某，男，25 岁，2009 年 7 月 3 日初诊。

初诊时患者自诉近 1 年来很少出汗甚至无汗出。详细询问病史，患者于 1 年前的盛夏外出回家，贪图凉爽，未等待汗落便冷水冲凉消暑，后又吹空调。第 2 天即觉全身僵硬不适，至当地医院就诊对症处理后症状缓解。自此开始即使运动后也少见汗出。时觉胸闷、气促、头晕、头痛，伴恶风、咳嗽、颈项僵硬不适、便秘。舌淡暗，苔黄白相间，少津，脉弦紧。

西医诊断：无汗症。

中医诊断：无汗症。

中医辨证：风寒束表。

治法：发散风寒，解肌舒筋。

处方：麻黄 10g，葛根（先煎）30g，桂枝 10g，白芍 15g，羌活 10g，葱白 10g，生姜 6g，大枣 6g，甘草 15g，杏仁 10g。3 剂，每日 1 剂，水煎，分两次早晚服。

嘱少食辛辣煎炸刺激性食物。

二诊：2009 年 7 月 7 日。患者自诉药后心中烦躁，夜不能寐，余症状、舌脉同前。考虑患者病机未变，于原方加大药量。

处方：麻黄 15g，葛根（先煎）45g，桂枝 15g，白芍 15g，羌活 15g，葱白 15g，生姜 10g，大枣 10g，甘草 10g，杏仁 15g。每日 1 剂，5 剂，水煎，分两次早晚服。

三诊：2009 年 7 月 13 日。患者诉药后 30 分钟后全身汗出，顿觉全身舒适，颈项舒展，心烦、胸闷、咳嗽、便秘等症状均有改善。嘱其原方继续服用 3 剂。

四诊：2009 年 7 月 17 日。患者面带喜色告知药效显著，项僵、少汗、心烦、咳嗽等症状均消失，大便仍欠通畅。舌淡暗，苔白腻，脉细滑。辨证属脾肾阳虚，治以温阳兼润肠通腑。

处方：熟附子（先煎）20g，肉桂（后下）5g，甘草 10g，干姜 15g，砂仁（打碎后下）10g，杏仁 10g，葛根 30g。每日 1 剂，4 剂，水煎，分两次早晚服。

五诊：患者反馈药后大便畅顺，汗出与常人无异。

按语

临床上不少患者的症状复杂多样，甚则离奇古怪，容易令经验不充分的医者无所适从。范冠杰教授始终强调，医者要有一颗追求真理的心，认清疾病的本质，即可执简驭繁。该无汗症患者虽症状繁多，范冠杰教授采用“动-定序贯范氏八法”理论中“脉证-象思维-证素-核心病机”的诊断思维进行剖析。透过现象看本质，抓住现阶段的主要矛盾也即核心病机为风寒客于卫表太阳经。追求疾病本质的辨证过程恰恰充分体现了理学提倡的“格物致知”。

法随证立，方随法出，根据核心病机确立治法为发散风寒，解肌舒筋，处方采用葛根汤加减。患者二诊反馈原来症状仍在，新增了心中烦躁，夜不能寐。给药治疗后，原症状未解，又添新证，是辨证错误？麻黄、桂枝、羌活等药过于温燥乎？范冠杰教授认真分析后坚持核心病机未变，只是病重药轻，复予原处方药物加量。三诊反馈症状开始明显好转，守方续用。四诊患者原症状大部分消失，大便仍不畅，结合舌淡暗，脉细滑，考虑卫表风寒之邪大部分已去，目前核心病机为脾肾阳虚，故改方，予熟附子、肉桂、干姜温阳，砂仁行气，杏仁降气润肠，葛根升阳生津。

此病例切实体现了范冠杰教授的“动-定序贯范氏八法”中医临床诊疗思维。整个治疗过程中，患者症状在不断变化，范冠杰教授坚持以“恒动观”看待疾病的发生发展，当核心病机变化时及时对治法做出调整，进行有序连贯的治疗。但同时持有“定律观”，在量变与质变之中把握阶段性相对固定的主要矛盾，该“定”则“定”，始终以核心病机作为施治的抓手。范冠杰教授认为临床医生变方容易守方难，能在症状变化时正确守方，必定是能透过表浅现象看到本质的“穷理”者。

第二十七节　心　　悸

中医学是中国古代哲学和中国传统文化的“活化石”，范冠杰教授在其著作《哲学中医——“动-定序贯范氏八法”与中医临床思维》中充分体现了这颗“活化石”的经久不衰。范冠杰教授在精研中医经典、名医传承、临床实践和科学研究的基础上，开创性地提出了“动-定序贯范氏八法”中医原创理论。该理论以“核心病机”为靶点，以“证素”为辨证的基础和规范，以“药串”动态组合为组方思路，针对动态变化的“证”进行序贯治疗，形成了“脉证-象思维-证素-核心病机-治法-药串一体化”的“动-定序贯”辨治理论体系。在该理论的指导下谨守核心病机，灵活运用药串，可解决临床各类疾病。下述范冠杰教授的临证医案就是很好的展示。

病案举隅

刘某，男，62岁，2021年3月19日初诊。

阵发性心房颤动病史20余年，冠心病病史4年，严重时心悸频发，伴胸闷、乏力气短，行走困难，连自己喜爱的太极拳都无法坚持。间断于当地医院就诊治疗；查心脏彩超提示右心房大，三尖瓣中量反流，二尖瓣、主动脉瓣少量反流。多次查心电图提示心房颤动。长期服用阿司匹林肠溶片100mg，琥珀酸美托洛尔缓释片47.5mg，阿托伐他汀钙片20mg，每日1次；曾间断服用胺碘酮100～200mg，每日2～3次，控制心律，当地住院期间还会加中成药血栓通注射液活血化瘀治疗。但患者心悸症状仍反复发作，严重影响患者日常生活。适逢范冠杰教授返乡省亲，经人介绍，前来寻求中医诊治。

诊查：精神疲倦，乏力，近1周持续发作心悸、胸闷、气短，时有背部钝痛，伴恶心欲呕，自服速效救心丸缓解不明显。心率约82次/分，心房颤律动，无下肢水肿；纳眠一般，二便尚调；舌淡暗，苔薄黄稍腻，脉弦细结。

西医诊断：心房颤动。

中医诊断：心悸。

中医辨证：气虚血瘀夹湿证。

治法：益气健脾，活血化瘀，利水化湿。

处方：黄芪30g，葶苈子10g，牡丹皮30g，赤芍30g，红花10g，瓜蒌皮10g，薤白20g，竹叶10g，白术30g，茵陈30g，丹参30g，甘草5g。水煎内服，每日1剂，早晚温服。

另嘱：服用中药后，可暂停服西药；保持每日太极拳锻炼，时间循序渐进由短及长，运动强度以心率增加不超过基础心率的30%为宜。

上方服用近2个月，患者自觉心悸、乏力、胸闷气短等症状明显好转，仅在阴雨天气发作轻微心悸；每日太极拳锻炼的时间延长，且无明显乏力、气短等不适。

二诊：2021年6月18日。诊查：患者为再巩固疗效，再次就诊，刻下症见：神清，精神可，无乏力、心悸气短、胸闷胸痛等症状，纳眠改善，二便尚调；舌淡暗，舌下络脉迂曲，苔薄黄微腻，脉弦细。范冠杰教授辨证考虑其为瘀血阻滞之象明显，兼夹肝郁，故在原方基础上加柴胡、白芍、薄荷，以合牡丹皮共奏疏肝解郁宽胸之功；加莪术以加强活血破瘀通络之效。饮食、运动等生活调摄同前。此方服用1个半月，患者无心悸发作，无胸闷气短等，可每天轻松完成2～3次太极拳锻炼，还参加了太极拳公益表演，自觉身心舒畅。

三诊：2021年12月20日。诊查：患者停服中药近半年（未服西药），心悸未再发，复查血脂正常；近期因失眠就诊。刻下：神清，精神稍倦，无胸闷心悸，无乏力、头晕等，纳可，夜眠差，入睡难，易醒；二便尚可，舌淡暗，苔薄白，脉弦细。患者肝郁、水湿、瘀血阻络之象显著减轻，但存在心神失养之虞，故范冠杰教授在第一方基础上，易赤芍为郁金，加远志、白芍以柔肝疏肝、养神助眠。患者服用此方后失眠明显改善。

按语

心房颤动是临床常见的心律失常之一，临床表现为心悸、胸痛、呼吸困难、疲乏、头晕、黑矇等症状，心房颤动时易形成血栓，血栓脱落会引起脑、肾等脏器的动脉栓塞，具有极高的致死率、致残率。西医治疗主要包括导管消融和抗心律失常药物。长期西药治疗有一定的毒副作用且部分患者临床疗效不佳，射频消融术也具有一定的风险和并发症，较难被患者接受。而中医药治疗副作用较小且缓解其症状方面具有明显优势。

《神农本草经》将黄芪列为“上品”，认为可“逐五脏间恶血”。黄芪为补气之圣药，裨补后天之本，益生化之源，以长养五脏，并能活血逐瘀，是上中下内外三焦之药。且现代研究证实黄芪有抗心律失常的作用，可消除心肌细胞心电活动的不均一，起到心电稳定作用。范氏药串中薤白温中通阳、下气散结兼能化秽浊之气；瓜蒌皮宽胸利膈、化痰导滞。相配既行气通阳，又祛痰散结，为治痰浊壅滞的胸痹、心悸之主要配伍。联合丹参、赤芍、红花之活血化瘀通络之品，有宣痹通阳、活血散瘀之功。葶苈子强心利水，合白术、茵陈运脾利湿宁心；可减轻心房压力，抑制心室重构。牡丹皮为血中气药，清血热，散血瘀；柴胡、牡丹皮、白芍、薄荷之疏肝药串，有调达气机、疏肝解郁，畅胸开怀之效；佐以竹叶清心火、除心烦，远志养心神，使郁热得清，心神安定，气血顺畅。诸药共同起到促进血液循环、保护心肌细胞、缓解心悸症状的作用。

王宗岳在《太极拳论》中说：“太极者，无极而生，动静之机，阴阳之母也。动之则分，静之则合。”人类是具有高级思维的有机体，人体中的虚实是千变万化的，道家先哲创造的太极图说中的虚实变化和虚静守正也正是道家的精神境界。从心房颤动的发病特点来看，心悸动而不止为实，气虚乏力不足以动为虚。临证辨治时运用虚-实、动-定辨证，中药内服，太极拳循序渐进运动以外调，亦是“内外合一”的中国传统哲学理念体现，具有极高的哲理。

道家先哲老子有“道生一、一生二”之说。其中的“无极”就是“道”，“太极”则是“一”，是万物化生之伊始，归根之终“一”；“阴阳”就是“一”所化生的“二”了。“阴阳交感、生生不已”，体现在太极拳的功法理论上，就是虚实变幻，相应无穷。“动-定序贯范氏八法”根基于中国古代哲学基础，疾病临证表现变化多端，虚实纷繁错杂，但是万变不离其宗，亦即其“一”——核心病机，心气虚乃心房颤动发病之根本，所谓正气足则邪不可干，无虚则外邪无以入侵；心气亏虚之变化，带来寒、湿、热、瘀等邪气纷然而至，动-定无常；阴-阳、寒-热、虚-实、表-里等“二”油然而生，即“证素”。因此，从哲学层面的角度全面认识心房颤动，从内因和外因的角度分析心房颤动病因，对心房颤动进行预防、诊断、治疗应同样从辨证的角度进行全面考虑，在“动-定序贯”辨证理论体系下精准施治，常获良效。

第二十八节　多　汗　症

多汗症是由小汗腺分泌过多所致，表现为全身（泛发性多汗症）或局部（局限性多汗症）

出汗过多。多汗症可继发于某些精神神经疾病、代谢性疾病、内分泌紊乱、肿瘤、药物等，称为继发性多汗症；原发性多汗症病因未明，最常发生的部位是手掌、腋窝和足底，偶有发生于头颈部、躯干部和小腿。任何年龄均可发病，病情严重时不仅影响患者的工作、生活和学习，甚至会使患者产生心理障碍。中医认为汗为心之液，是由人体阳气蒸化津液而成的，正所谓“阳加于阴谓之汗”，另外，汗出多少与卫气的固密作用有密切关系。经临床实践表明，中医治疗多汗症，常可收到很好的疗效。

病案举隅

姚某，男，25岁，2010年9月9日初诊。

初诊：患者自诉夜间汗出2个月余，每天夜里睡前下肢汗出，熟睡后汗自出，严重时浸湿内衣，平日易疲劳。自述前日进食羊肉后咽痛，二便正常，舌淡红，苔薄黄，脉浮。详细询问后得知其汗出时伴发热，其他时间并不发热。考虑此患者发热汗出有定时，与《伤寒论》第54条“病人脏无他病，时发热，自汗出，而不愈者，此卫气不和也。先其时发汗则愈，属桂枝汤证”颇为相似。

西医诊断：多汗症。

中医诊断：多汗症。

中医辨证：营卫不合兼肺热。

治法：在外调和营卫，在内佐以清热润燥。

处方：以桂枝汤加减。桂枝10g，芍药10g，黄芪10g，炙甘草5g，生姜3片，大枣4枚，知母15g。3剂，每日1剂，水煎，分早晚服。

二诊：2010年9月12日。患者自诉服药后汗出明显减少。查舌淡红，苔薄白，脉浮细。证属营卫不合，治宜调和营卫。

处方：桂枝10g，芍药10g，黄芪10g，炙甘草5g，生姜3片，大枣4枚。每日1剂，水煎，分早晚服。

三诊：2010年9月15日。患者自诉服药后症状全部消失，予上方3剂巩固。

按语

该患者夜间汗出，辨证属于“营卫不和”，“调和”为治疗原则。不同于单纯阴虚，不得予治疗阴虚证之套方套药，前后有兼夹肺热证之不同，范老师以桂枝汤调和营卫，佐以知母清肺热润燥。此为“动-定序贯范氏八法”辨证思维之抓住核心病机。纵有“盗汗”乃阴虚之说，亦要纵观患者发病全过程，辨别主要症状，抓住疾病发生发展的证素规律，动态把握核心病机，施以相对固定而又动态变化的中药进行辨证治疗，这就是“动-定序贯范氏八法”的动态平衡观。该观点充分借鉴了道家“平和”哲理，形成了独具东方智慧的动态平衡观。中医的“动态平衡”理念主要体现在“中和思维”，采用执中适度、不偏不倚、执两用中的思维方式去防治疾病。即如，一诊明确“营卫不和夹肺燥热”之病机处方用药，二诊肺热证解除后，随着病机的动态演变，予桂枝加黄芪汤随证施治。中医的一切病症，不论虚实寒热、表里阴阳，都是失调；一切治法，不论清温攻补，都是促使机体恢复平衡，反映了道家和而不争的中和思维。

第二十九节 牛 皮 癣

银屑病俗称牛皮癣，是一种常见的慢性炎症性皮肤病，以皮肤出现散在的或片状的斑丘疹、表面覆盖白色的鳞屑为主要特点，临床复发率较高。现代医学对银屑病的病因尚未完全明了，一般认为与遗传、感染、代谢障碍、内分泌因素及免疫学说有关。西医对本病的治疗主要有光疗法、免疫抑制剂、激素制剂、维A酸、免疫调节及生物制剂等，局部用药及口服药物常常相结合，而临床效果常不尽如人意。银屑病虽未危及生命，但因其发病于皮肤，且常常以头皮、面部居多而影响外观，反复不愈，给患者带来极大的心理压力。因其表面有白色的鳞屑而称为“白疕”，传统中医对本病的认识在逐渐地深入，不断有新的治疗观点提出，取得良好的效果。

病案举隅

患者，女，25岁，未婚，广西南宁人。2015年3月13日初诊。

2年前夏天患者无明显诱因双下肢出现片状红色皮疹，伴鳞屑、瘙痒，面积约3cm×4cm，某医院皮肤科诊断为“湿疹”，给予外用药物涂擦患处后症状未见明显好转，遂转院就诊，诊断为“银屑病”，给予银屑散及相关中成药外用后无效；2013年5月患者双下肢病变范围扩大，面积6cm×8cm，并扩散至双上肢及背部，多次就诊于某医院，给予激素治疗，并配以自制中药汤剂，服用1个月左右病变处瘙痒迅速减轻，脱屑减少，体重较前增加10kg，体毛增多。3个月后患者因惧怕激素不良反应自行停用激素；停用激素2个月后皮损从双下肢开始复发，范围较前变大，并逐渐融合成片，并波及面部、头皮及双耳处，再次就诊于某中医院，给予激素治疗后皮损范围仍在扩大。

刻下症见双下肢及上肢、背部、头皮及双侧耳后可见数个片状红色斑丘疹，最大者6cm×8cm，边界清楚，表面有多层银白色鳞屑附着，鳞屑容易刮除，伴不同程度瘙痒。平素汗出较少，纳眠可，二便调。舌偏红，苔薄腻，脉弦滑。

西医诊断：寻常型银屑病。

中医诊断：牛皮癣。

中医辨证：肝气郁结，湿热内阻。

治法：疏肝解郁，清热利湿。

处方：柴胡5g，白芍15g，薄荷（后下）5g，牡丹皮15g，土茯苓30g，白鲜皮30g，地肤子30g，木槿皮30g，茵陈15g，当归10g，益母草15g，丹参15g，野菊花30g，虎杖15g，连翘15g，甘草5g。水煎煮，晨起空腹口服，后用毛巾蘸取药渣外敷患处，并嘱患者加强运动。

1个月后患者皮肤症状未加重，继续坚持服药。

二诊：头皮、面部前额、双耳耳内皮损消失，双下肢皮损范围缩小，面积约3cm×4cm，角质层变薄，鳞屑明显减少，已无瘙痒感，双下肢皮损仍呈片状，但颜色变淡，脱屑减少，瘙痒减轻。舌偏红，舌尖为主，苔黄腻，脉弦滑。患者对痊愈充满信心，情绪较前轻松。上方去当归防滋腻，加布渣叶15g、赤芍15g增强清热利湿之功。继续予药渣外敷，嘱其1个月后复诊。

患者居住在外地，每月坚持以电话形式告知疾病的变化，范教授指导用药，患者诉四肢及头面部、耳部皮损已基本愈合，鳞屑、瘙痒消失。

三诊：患者四肢、头面部及耳部皮损已痊愈，无鳞屑脱落，无瘙痒，皮肤光滑，仅遗留少许色素沉着。

按语

“动-定序贯范氏八法”是范教授在大量临床实践的基础上，反复思考总结，将中医传统理论与哲学思维相融合而创立的一种辨治新体系，该辨证论治体系在哲学思维的指导下秉承整体观念和辨证论治的核心思想，认为治疗疾病不应拘于一病一方一药一证，应以动态的、发展变化的思维和眼光看待事物和矛盾，也就是在疾病的不同阶段，根据症状及患者的生活方式不同，而对核心病机做出动态的把握，体现传统中医药治“人”非治“病”的理念。范教授认为，临证处方必须坚持用中医思维解决疾病，从整体观念和辨证论治出发，把握患者每一个阶段的核心病机，而不要仅仅局限于既往关于该病病因病机的研究。

患者平素压力过大，精神易郁怒，使肝失条达，气失疏泄，而致肝气郁结，影响全身功能活动；病程较长，病情缠绵难愈，易伤情志而致患者精神更郁怒，所以情志郁怒既是该患者患病的病因，又是患病后的临床表现，而脉弦是肝气郁结证的核心症状；患者体形偏胖，舌质偏红，舌苔黄腻，脉弦中带滑，属湿热之象。湿为阴邪，其性黏滞，易于阻滞气机，湿热相和，更热蒸湿动，可弥漫诸身上下内外，而气化则湿化。范教授结合患者目前的生活状态及病程，认为该患者气机调畅的关键是肝气的顺达。

肺为华盖，肺主气，司呼吸，合皮毛，主宣发肃降，与大肠相表里，以肺合皮毛功能特点为基础，范教授认为皮毛之病变，如湿疹、荨麻疹、银屑病等的辨治均应兼顾肺气的功能，通过运动促进汗液排出，调和营卫。

“动-定序贯范氏八法”总结出的疏肝理气的常用药串，即柴胡、白芍、薄荷、牡丹皮，并兼顾湿热之症，处以范教授治疗皮肤病常用药串，即土茯苓、白鲜皮、地肤子、野菊花，并加用丹参、益母草加强活血、清热解毒之功。范教授经过大量的临床实践认为此四味药物解毒、清热、利湿止痒功效较佳，临床收效较好，特别是土茯苓具有解毒除湿、凉血解毒、祛风止痛之功效，与既往银屑病“血分热毒”病机研究相符。范教授在处方中加用了平时少用的木槿皮，木槿之名最早见于《尔雅》，李时珍的《本草纲目》始见药用其“皮”的记载，多处古籍文献记载木槿皮具有润燥活血、祛痫逐积之功，是消癣疥之药。现代药理研究表明，木槿皮具有抗炎抑菌、抗氧化和抗肿瘤作用。故范教授于方中加用木槿皮。不管是从中医对于该病的病机研究，还是现代对于该病的发病机制认识，木槿皮都是一味不可或缺的药。

范教授提出的“动-定序贯范氏八法”是来源于传统的中医药理论知识，始终坚持整体观念和辨证论治的辨治精华，在诊疗疾病时能够抓住疾病的整体联系做到连贯性、系统性和有序性，体现了诊治疾病的预见性和逻辑性，并结合临床实践及现代生活方式的改变，不断对疾病病因、病机、治则及处方的认识进行大胆实践，反复思考总结，于实践中见证方证疗效。

第九章 “动-定序贯范氏八法”指导中医养生

第一节 中医养生理念

文化是一个国家、一个民族的灵魂。文化兴国运兴，文化强民族强。传统养生文化凝聚了古人的智慧结晶，挖掘传统养生文化有利于在当下更好地传承传统养生。现如今，在西方思想的冲击下，传统养生文化面临边缘化的危机，我们要深入挖掘并认识到中华优秀传统文化的价值与意义，将其上升为思想文化资源，坚定文化自信。中国传统养生历史悠久，其背后承载的是中华优秀传统文化，而养生文化观是文化价值观的重要表现形式之一。

中医“养生”二字，最早见于《庄子》一书，其内“养生组”一篇专论养生。中医养生学是中华民族灿烂古代文化的精华，指的是“采取措施保养生命，提高生命质量，延长寿命的行为，使未病之人不病或少病得以健康长寿，使有病之人防变防复以提高生存质量或带病长寿”。

传统中医养生主要包括养精神、畅情志、调饮食、练形体、慎房事、适寒温等手段，而广义的中医养生则涵括各种颐养生命、增强体质、预防疾病等方法，是一种旨在延年益寿的医事活动，囊括当今的预防医学、免疫医学等诸多学科。中医养生所采取的手段与方法丰富多彩，诸如调摄精神、食养食疗、药养药疗、气功导引、针灸按摩推拿、日常养护与个人卫生，具有简、便、廉、验的特色。养生方法随地理位置、指导思想、气候时机、学术流派等的不同而各有不同。具体表现在以下几方面。

一、中医养生指导思想

中医养生理论根植于中国传统文化，在形成与发展过程中，以中国古代哲学与中医基本理论为基石，广泛吸收儒、道、佛及诸子百家哲学观点，于历史的实践中形成了深厚的养生思想体系。例如，“道”是中国古代哲学的源头，首经老子提出，“道”是自然万物的本源、生命的本性，指引万物的走向，是万事万物发展的核心规律，也是人类认识自然、自身活动及与自然和谐共生的总的方法论原则。中医养生之道是以中国古代哲学为基础的医学理论体系，从博大包容的自然之道渗透到生理、心理、道德等各方面引导生命体的健康发展。

“人之始生，以母为基，以父为楯”，道家认为道为万物之母，中医养生之生命物质观认为：胚胎是由男女两性生殖之精结合而成，进一步将此理论推理为雌雄两性之精结合而生成万物，从而引申为天地阴阳精气相合而化生。把具体的生殖之精抽象为无形的天地之气，也是从有形窥探无形的过程。此外，宋明理学对中医养生学的发展也具有深远的影响。在理学文化渗透下，对诸如太极、阴阳、理欲、体用、动静、心性等哲学问题的全新阐述与辨析，有助于中医学进一步诠释脏腑生理功能、丰富养生方法、深化医学理论，在治未病、道德修养、运动养生观、节欲观等方面都有着明显的理学痕迹，也进一步丰富了中医养生学内容。

在中医理论中，提到养生理念，不可避免就要说起《黄帝内经》。《黄帝内经》是中国古代的一部伟大医学著作，书中收集了 182 篇论文，讨论了中国古代关于养生、针灸和疾病起源等诸方面的医学成果。《灵枢・顺气一日分为四时》云：“夫百病者，多以旦慧、昼安、夕加、夜甚。”提出了疾病在一天中随着身体阳气的变化所显示出的不同表现。《素问・四气调神大论》指出：“圣人不治已病治未病，不治已乱治未乱。”强调有病早治、无病早防、防微杜渐。其中，“治未病”与“以人为本”和“天人相应”的理念被现代广为应用。

二、不同地域的中医养生

我国地域辽阔，南方与北方在气候特点、生活习惯等方面均有所不同，因此在养生理念和养生方法上也存在着一定的差异。一般而言，南方以养脾为主，北方以养肺为重。

南方的气候多以潮湿为主，而脾喜燥而恶湿，湿邪易困阻脾气，故当养脾，以岭南为例，岭南位于中国的最南端，相当于当今广东、海南两省及广西大部分地区，岭南人民以中医养生理论为指导，以中草药为原料，注重药食同源，开创出两大特色：汤、凉茶。一方面是因为岭南气候炎热，此地区的人民出汗较其他地域更多，喝汤能补充水分，凉茶可清解热邪，提供丰富的营养，且有助于开胃，促进消化吸收；另一方面，汤与凉茶里面都会添加岭南生药材，如芡实、何首乌、五爪龙、蚝、陈皮等，同其他食材一起熬制，可发挥补益祛邪之功，以养生防病。岭南药食同源的养生思想，在清代何克谏的《增补食物本草备考》一书中体现得最为系统详备，书中记载了各式各样的汤粥茶醴，如“鸡头实，和米作粥，空心食之，可以益精强志，聪明耳目，用粳米一合，入芡实三合，或莲肉、山药俱可，煮粥……利膈养胃，生津液，令人一日清爽”“薏苡仁粥，和米煮粥食之，去湿极效”等，不一而足。

而北方的气候特点则偏干，除了长夏（农历六月），其他季节大多缺乏雨露的滋润，特别是秋天，更是一年中最为干燥的季节。中医学认为，肺主气，司呼吸，直接与自然界大气相通；同时，肺为娇脏，喜润而恶燥。干燥的空气从口鼻进入，最易损伤肺的津液，甚至脉络，出现干咳少痰，或痰黏难咯，痰中带血，甚至喘息胸痛等症状。另外，肺外主皮毛，内与大肠相表里，故肺津耗伤，常见皮肤干涩、大便不畅等症。养肺之要，在于润肺除燥。在北方除了要特别注重补水外，还应尽量少吃刺激性食物，以避免对肺津的损害。饮食应以滋阴润肺之品为宜，蜂蜜、莲藕等为首选。蜂蜜性味甘、平，能补中润燥、滋阴美容、降压通便，莲藕有清热凉血、润燥止渴、清心安神的功效。其他如梨、枇杷、橙子、橘子、杏仁、银耳、甘蔗、百合、芝麻、豆浆等都是润肺通便的佳品。

三、中医养生时机

养生的现代含义即根据生命发展的规律，采取能够保养身体、减少疾病、增进健康、延年益寿的手段所进行的实践活动，其理论核心在于未病先防，养护为先。现代中医养生多集中于“未病先防”，强调病前防治，即“治未病”。药王孙思邈言：“上医医未病之病，中医医欲病之病，下医医已病之病。”中医“治未病”思想包括未病先防、既病防变、瘥后防复三部分。其中，“未病先防”以“正气存内，邪不可干；邪之所凑，其气必虚”为要，强调培护正气、强身健体、调神养性，提高抗病能力，防止病邪侵袭，做到防患于未然。

除外“未病先防”“既病防变”，“瘥后防复”亦是“治未病”的重要组成部分，此阶段机体已经历过正邪相争，所处状态可能是正虚邪恋抑或是邪去而正气未复，此时更应注重从饮食、起居、情志、运动等各方面的养生调摄，使机体恢复“阴平阳秘”的平衡状态。

那么，“瘥后防复”应当注意什么呢？

首先，应注意病后食养，使食有所宜、食有所节，中医学理论认为食物与中药材都具有阴阳、寒热温凉等属性。因此在病后阶段，利用食物的性味特征有针对性地对机体进行调养，便是食有所宜。晋代葛洪在《肘后备急方》中记载用猪胰治消渴病、用海藻酒治瘿病等食养方。食养的剂型丰富多样，可因食施用，包括粥、羹、茶、饼、面等。应当注意的是，人在患病之后，机体的基础代谢、食欲消化都会受到影响，此时若盲目进补或肆意膳食，则容易出现“饮食自倍”伤及脾胃、“膏粱之变”而内热中满的现象，导致疾病迁延难愈。元代贾铭认为：“饮食借以养生，而不知物性有相宜相忌，从然杂进，轻则五内不和，重则立兴祸患，是养生者亦未尝不害生也。”在病后或服药期间，还应避免或控制黏腻、炙煿、辛辣刺激类食物的摄入，提倡清淡、少食。饮食有节既是顾护脾胃之气的先决条件，也是疾病康复的重要环节。

其次，病后形养。患病之人气血受损，多处于久坐、久卧的休养状态，因而容易出现筋骨酸痛、肌肉松弛等组织器官功能失调的现象。由此，古代医家倡导在病后阶段可进行适度的形体锻炼，以畅达经络，和调脏腑，有助于提高病后生活质量，促进机体逐渐康复。

四、不同年龄段的中医养生

提起养生似乎是属于老年人的“专利”，《素问·上古天真论》载：“法于阴阳，和于术数，饮食有节，起居有常，不妄劳作。”阐述了上古之人保养先天真气以延年益寿的重要方法。《寿亲养老书》是世界上现存最早的老年养生学专著，结合老年体质特点和老年奉养实践提出老年养生四大观念：饮食调治，医药扶持，精神调摄，起居调护。其中，医药扶持针对老年“气血已衰”，提倡“先食后药”，谨防用药之弊。认为老年养生之精要当以养静、调脾胃为主，提倡老年人在生活中做到“静以养神”，并注意脾胃为后天之本，老年应以调脾胃为切要：食养最以淡粥佳，适量饮茶巧饮酒。概括言之，老年养生以饮食为要，宜顺应四时，起居有常，修心养性，防疾慎药，同时注意医药相持。

然而对于青少年来说，中医养生也并不遥远。随着现代科学技术的发展，青少年过早地使用手机、电脑，加上长期伏案、学习压力大等，近视率逐年升高，颈椎病等劳损性疾病也呈现低龄化发展趋势。有关研究显示，利用中医推拿能够调和气血、疏通经络、放松肌肉，不仅治疗假性近视有良好的疗效，对真性近视也可防止其加深和恶化发展，并可有效缓解青少年“学习疲劳综合征”，改善体质。青少年养生不仅可以培养青少年尽早形成自我养生意识，还能够引导青少年主动学习运用科学的养生方法进行合理的生活、学习与工作，从而提高青少年群体的健康水平，为青少年健康打下坚实基础。

第二节 “动-定序贯范氏八法”中医养生模式

“动-定序贯范氏八法”理论是范冠杰教授经过多年临床探索总结出的指导中医临床思维的创造性理论，其中医养生模式对于我们日常养生具有重要的指导意义。范冠杰教授在学术渊源上一脉相承秦伯未、施今墨、祝谌予、吕仁和等诸位教授的经验思想与学术真谛，在多年的临床实践与科研工作中形成了一套新的个人学术观点，即“动-定序贯”临床思维。

“动-定序贯”中“动”意在改变、变化，是指无论是对中药药性的认识，还是对疾病病机的认识，都应打破固定思维，灵活动态地看待。

“定”，安也，与动相对，意即固定、不变，即把握事物的规律性；在疾病的发生发展演变过程中，“动”即强调治则当随着核心病机、气候、地域、年龄的变化而改变。而核心病机的变化是有一定的规律可循，抓住核心病机，应用相对固定的经验性药串进行治疗，则为“定”的核心内涵。

“序贯”强调认识疾病和辨证论治是一个连贯有序的过程，“随证治之”才是中医药辨证治疗的精髓。

“八法”在最初指在临床中针对消渴病最常见的证候类型而制订的八种基本治法，广义取“八卦”变化无穷之意。

“动-定序贯”强调动态把握核心病机内部规律，而遣方用药上又以相对固定而动态变化的中药药串为施治特色。

一、“动-定序贯范氏八法”理论指导下的常见的八种证候

1. 肾虚证

耳鸣，腰酸，头晕健忘，小便频数而清，余溺不尽，遗尿，小便失禁，或大便失禁，性欲衰减，男子遗精，早泄，女子月经淋漓，或胎动易滑，舌淡红、淡，苔薄白、白腻、白，脉沉、迟、弱。

2. 气阴两虚证

神疲乏力，气短懒言，头晕目眩，自汗，潮热盗汗，午后颧红，低热颧红，五心烦热，眼眶凹陷，口燥咽干，口渴引饮，皮肤干涩，小便短黄，大便干结，形瘦盗汗，面色萎黄，肢体麻木，舌淡、淡红、偏红、红，舌体瘦薄，少苔、苔干、剥苔，脉细、数、虚。

3. 肝气郁结证

情志抑郁，喜叹息，胸胁或少腹胀闷窜痛，两胁胀痛、灼热，烦躁易怒，口苦口干，妇女乳房胀痛，月经不调，舌偏红、红，苔薄黄、薄白、白，脉弦、紧。

4. 血分郁热证

壮热，低热，神昏谵语，斑疹紫黑，吐血衄血，咽干口燥，口渴，形瘦神疲，身热夜甚，

渴不多饮，心烦不寐，大便干结，尿黄，手足抽搐或蠕动，斑疹隐隐，或出血，吐血，或鼻衄、齿衄、便血，尿血，舌红、偏红，少苔，脉细、数。

5. 肺胃燥热证

发热，潮热，颧红，盗汗，喉痒鼻燥，气粗而喘，口臭，牙龈肿痛，咳嗽，干咳少痰，或痰黏不易咯出，痰夹血丝，口燥咽干，或音哑，口渴欲饮，咽痛，胸痛或胸部灼热感，气喘，干呕呃逆，腹胀，饥不欲食，胃脘嘈杂、痞胀，胃脘隐痛，喜冷，消谷善饥，五心烦热，大便干结，尿黄，舌偏红、红，苔薄黄、干、少津，脉细、数。

6. 心神失养证

心悸心烦，躁扰不宁，或有谵语，身热夜甚，渴不多饮，斑疹显露，发热口渴，面赤气粗，吐痰色黄，或喉间痰鸣，胸闷，烦躁不寐，甚或发狂，或神昏谵语，便秘尿黄，舌偏红、红、深绛、舌尖红，苔白、薄白、薄黄，苔干，少苔，脉细、数。

7. 湿热内蕴证

身热不扬，汗出热不退，但头汗出，头身沉重胀痛，身体重困，关节、肌肉酸痛、屈伸不利，口渴不欲多饮，或身热口渴，面红目赤，呕恶，胸闷腹胀，食欲不振，胸闷腹胀，脘腹胸胁等处胀闷或窜痛，腹胀腹泻，大便黏腻不爽，小便短少色黄，舌淡、淡红、偏红、红、边有齿痕，苔白腻、黄腻，脉弦、滑、濡。

8. 血脉瘀阻证

局部出现青紫肿块、疼痛拒按，腹内癥块、刺痛不移、拒按，出血紫暗成块，女性月经紫暗，有瘀斑、瘀点，血块较多，胸痛，胁痛，腰背痛，部位固定，或为刺痛，肢体麻木，疼痛夜甚，或局部青紫肿胀、疼痛，舌淡暗、偏暗、偏暗红、暗红，脉弦、紧、涩，舌下脉络迂曲。

二、“动-定序贯”理论指导下的养生方法

“动-定序贯范氏八法”理论指导临床具体应用时，对于同时存在几种证型表现者也可以准确进行辨证，进而确定相应治则，当证型发生变化时，重新辨证，重新进行主次组合，临床实践应用屡收奇效。“动-定序贯”创造性地提出了中医临床辨治的新思路及新方法，强调对疾病发生、发展、变化的规律及核心病机的动态把握，从实践中不断发掘、丰富中医病机、证候、药物的辨证规律，从而有目的、有计划地指导中医临床、科研和疾病管理。以“动-定序贯范氏八法”理论与养生理论结合，构建一套新的养生体系，更能体现动态辨证，更能满足临床的需要。“动-定序贯”理论指导下的养生方法是在“治未病”“天人相应”思想指导下的包括精神、心理、运动、饮食、药浴等各方面的系统而完备的理论，强调辨证论治，注重各种养生活动序而贯之，且应做到无太过、不及，具体的施养方案主要包括中药养生、食疗养生、运动养生、经络穴位养生，集中体现了中医治疗的整体观、辨证观，符合当前国际认可的综合及个体化干预理念。

中医养生尤其强调辨证施养，“动-定序贯范氏八法”理论体现了辨证施治的精髓，故而以“动-定序贯范氏八法”理论为指导，构建养生方案对我们的身体健康将大有益处。以糖尿病为例，在2型糖尿病的治疗中，药物在血糖控制方面确实有优势，胰岛素及其类似物与口服降糖药占主导地位，具有使用灵活、降糖迅速、控糖效果好等优势。在新诊断的糖尿

病患者中，短期胰岛素强化治疗还可以解除高糖对胰岛功能的抑制，复苏一部分胰岛功能。然而对于糖尿病而言，单纯药物治疗并非理想途径，综合干预才是防治 2 型糖尿病的重要途径。

2 型糖尿病的发生与不良的生活方式息息相关，营养过剩、运动不足、饮食不节制导致肥胖超重的人越来越多，均是糖尿病发生的重要因素。中医药替代治疗因确切的疗效也逐步被人们认同。中草药与传统特色疗法如针灸、按摩、耳穴贴压等均证实有一定的疗效。综合治疗是目前治疗糖尿病的重要理念，治疗中把药物治疗、生活方式干预及替代治疗综合起来更显出治疗优势，生活方式干预作用于发病的根本，西医药物治疗治标控糖，中医药替代疗法整体调节，标本并治。而个人差异不同，所选用的养生方法也各有不同，具体养生方法如下。

（一）运动养生

“天人合一”是中国传统哲学的一个重要观念，它强调人与自然、宇宙的和谐、统一。人与自然本身就是辨证统一的关系，两者相互联系、相互依存。巫舞是运动养生方法的萌芽，起初是通过舞动身体、呼声呐喊的形式来通达神明，祈求神明驱逐“阴”“郁”之气，获得生命时长的延续；健身气功则是在大的社会背景下，为一般群众设置的强身健体、养生康复的健身操，主要是通过肢体配合呼吸促进身心健康和社会和谐。运动养生通过采取某种身体运动和方法对当下生活施加一定措施，追求当下和未来生命活动时间的长久。该理论注重天人相应，强调阴阳平衡、形神统一、动静结合，树立了保健和预防相结合的养生理念。

自然界有春、夏、秋、冬四季的变化，其所带来寒、暑、燥、湿等气候变化会对人体的生长发育及健康、疾病产生很大的影响。人体也会按照生、长、壮、老、已的自然规律不断演变，某一局部或脏器的失常变化可能引起适应性的整体功能改变，某些局部的病变也会产生全身性影响。因此，运动养生主张养生方法需顺应自然与人体功能改变，通过主动的锻炼方式，顺应自然与生命的正常规律，并与之和谐共生，从而减少机体失衡的不良影响。鉴于个人体质不同，所适宜的运动方式也不尽相同。

“动-定序贯范氏八法”理论指导下的运动养生强调“因人制宜”，考虑气候、地理位置等的不同，把握整体功能状态、把握运动强度调整，适量运动，动静结合，循序渐进，持之以恒，达到调畅经络气血，活动关节筋骨，调和脏腑功能，强健体魄、祛病延年的功效。以“动-定序贯范氏八法”理论为指导的运动养生根据常见的主要证候类别，拟定如下八法，根据病情和病机动态演变相应组合化裁，实施序贯式治疗，通过团队前期理论文献的整理、分析与总结，对于“动-定序贯范氏八法”所提出的常见的八种证候，归纳出相应的有效的运动养生方法，根据体质的不同，拟定相应的方案，具体如表 9-1 所示。

表 9-1　“动-定序贯范氏八法”相应的运动养生方法

运动养生法功效	可选用运动
补肾固本	太极拳、踏步走、走猫步
益气养阴	慢跑、散步、太极拳
疏肝理气	慢跑、爬山、游泳

续表

运动养生法功效	可选用运动
清热润燥	太极拳、太极剑、八段锦
调养心神	太极拳、散步、放松功
清热凉血	散步、瑜伽、太极剑
清热利湿	爬山、球类、游泳
活血化瘀	太极拳、八段锦、舞蹈

中医运动养生的锻炼方法丰富多彩、千姿百态，下面我们以太极拳、八段锦、踏步走及慢跑来简单介绍一下运动方法。

1. 太极拳

在古代哲学概念中，“气”是宇宙自然和一切生命之源。太极拳养生文化涵盖了“养气”的养生思想，人由天地之精气凝聚而成，气聚而生，气散而亡，这与宇宙自然构成一致，阐述了“天人相应”的观点，体现了传统运动养生文化对于人与自然的取向是高度和谐的状态，太极拳也是中医运动养生的传统健身拳术之一。太极为名，取易理以太极圆柔连贯、阴阳合抱之势为法，招式神韵为阴阳互根、消长、转化之理，经常练习可以达到调整脏腑、疏通经络、补益气血等效果。太极拳练习中要加强呼吸、眼手、腰腿的协调练习，其训练要求体式标准，柔缓身心与筋骨，具体操作时应根据整体节奏来练习。二十四式太极拳谱见表 9-2。

表 9-2　二十四式太极拳谱

1. 起势	13. 右蹬脚
2. 左右野马分鬃	14. 双峰贯耳
3. 白鹤亮翅	15. 转身左蹬脚
4. 左右搂膝拗步	16. 左下势独立
5. 手挥琵琶	17. 右下势独立
6. 左右倒卷肱	18. 左右穿梭
7. 左揽雀尾	19. 海底针
8. 右揽雀尾	20. 闪通臂
9. 单鞭	21. 转身搬拦锤
10. 云手	22. 如封似闭
11. 单鞭	23. 十字手
12. 高探马	24. 收势

2. 八段锦

八段锦是由八组不同动作组成的健身术，每个动作简单易学，特别适合时间较为紧张的人群，其功法动作在颈、肩、腰、膝部都能活动到，具有疏通经络、消积化瘀、增力益聪、保津益气、畅通气血、疏筋柔体、强体增智的作用。练习者可根据自己的时间酌情调整每个动作的重复次数，整套功法练习短则 5 分钟，长则 20 分钟，可灵活调整。其动作要领如下。

（1）双手托天理三焦：两臂缓缓上举，至面部前方时翻掌朝上，同时抬起足跟，挺胸吸气。然后按与刚才相反的顺序将两臂缓缓放下。

（2）左右开弓似射雕：右手右侧伸出去，同时左手左侧猛拉，左手肘要和肩部齐平，眼睛注视右手食指，就好像是在拉弓射雕，同时吸气。然后换个方向重复刚才的动作。

（3）调理脾胃须单举：右手翻掌向上举，注意五指并拢伸直，掌心并拢指尖向左，同时左手向下按，掌心向下，指尖向前，大拇指与其余四指分开，头向后仰，用眼睛看左手指尖，同时吸气。

（4）五劳七伤往后瞧：双臂向后伸，两手掌向外放于臀部，头缓慢向右转动，视线随着头转动，同时吸气，注意身体尽量不转动。然后缓慢将头转回正面，眼平视前方，然后将头向左转。

（5）攥拳怒目增气力：右拳向前用力打出，拳与肩齐平，同时尽量睁大双眼，向前瞪，左拳动作和右拳动作一样。

（6）双手攀脚固肾腰：两臂高举，掌心相对，身体向后仰，将面对着上方，然后两臂下垂，尽量向下够，注意腿不要弯曲。

（7）摇头摆尾去心火：上身前俯，然后在左前方做弧形的环转，头尽量向左后方旋转，同时臀部向右摆，左腿伸直，右膝微屈，复原后向右方重复刚刚的动作。

（8）背后七颠百病消：足跟尽量抬起来，头向上顶，同时吸气，足跟落地时要有弹弹的感觉，同时吸气。

以上每个动作重复 6 次。具体体势可参考图 9-1。

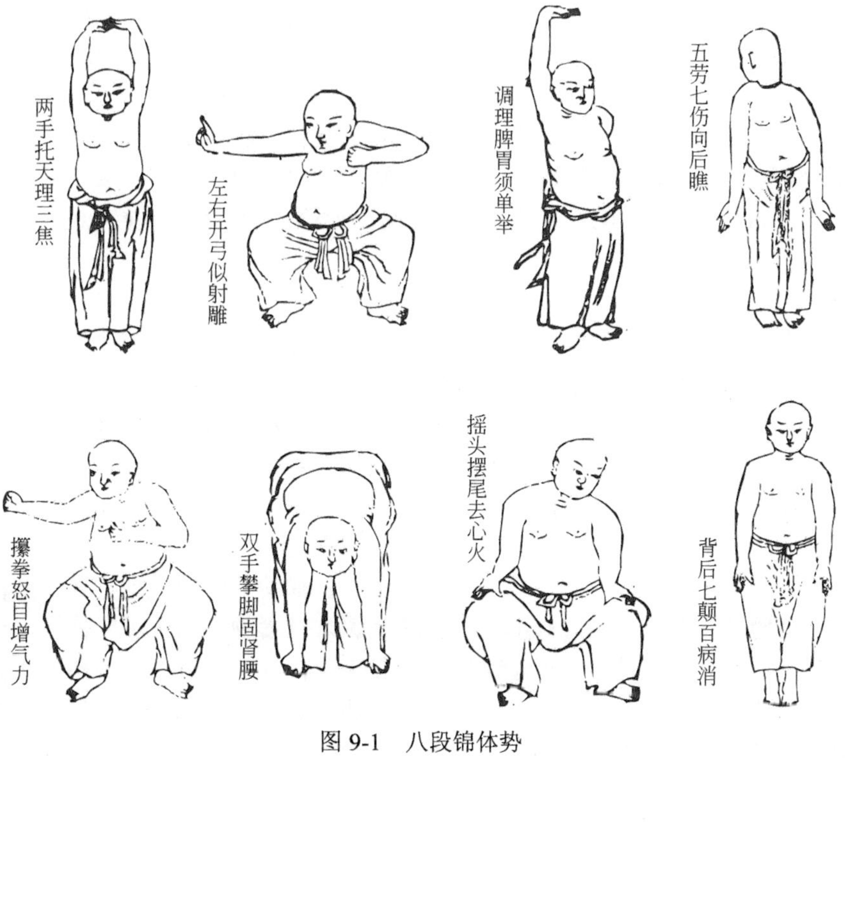

图 9-1　八段锦体势

3. 踏步走

动作要领：要求全身放松，两臂前后摆动，大腿带动小腿踏步，提足跟，足尖不离开地面，练习 1 分钟，然后再高抬大腿，足掌稍离地面，练习 2 分钟。

原地踏步虽然站在原地，但是它的运动量却很大，不仅可以增加人的肺活量，更能够在运动的同时，让全身得到锻炼。比方说手臂，由于跟着上下摆动，可以缓解患者的肩周炎。手臂得到了锻炼，腿也跟着得到了锻炼。

4. 慢跑

动作要领如下。

（1）头和肩：跑步时要注意保持头与肩的稳定。头尽量正对前方，两眼注视前方。肩部适当放松下垂，不可含胸。跑步时摆臂要以肩为轴进行前后动作，左右动作幅度不可以太大，要注意不可以超过身体正中线。同时要注意让手指、腕及臂部放松，肘关节角度约为 90°。

（2）躯干与髋：在跑步的时候，要注意从颈至腹要呈直立的状态，不可前倾或后仰，从而有利于保持呼吸、保持平衡和步幅。再就是，要注意躯干不可以左右摇晃，也不可以上下起伏太大。腿前摆的时候要注意积极送髋，跑步时要注意髋部的转动和放松。

（3）腰部：腰部尽量保持自然直立，不可以过于挺直。同时要注意此部位的肌肉稍微紧张，以有效地维持躯干姿势，再就是，还要注意缓冲足着地的冲击。

（4）大腿与膝：在跑步的时候，让自己的大腿与膝部尽力前摆，避免上抬。腿不可以进行任何侧向动作，否则可引起膝关节受伤，大腿的前摆要正。

（5）小腿与跟腱：在跑步的时候，锻炼者的足要注意落于身体前约一尺的位置，靠近正中线。小腿不可以跨得太远，不可使肌腱因受力过大而劳损。小腿肌肉和跟腱在着地时应用缓冲，落地的时候小腿要注意积极向后扒地，使身体积极向前。

以“动-定序贯范氏八法”为指导的中医养生强调具体的运动方法为：每周运动 5～7 次，从吃第一口饭算起，餐后 1 小时开始做运动，每次运动 30～60 分钟，患者运动时心率应达到（220-年龄）×（60%～70%）的计算要求，同时达到此强度后应至少坚持 20～30 分钟。

（二）食疗养生

中医食疗养生是我国传统中医药文化的重要组成部分，不少医家著作中对“食疗”“食养”都有所提及，留下了大量的食疗养生经验，具有较高的应用价值。自古以来，人们就很重视饮食对人体的作用，《黄帝内经》一书中强调“人以水谷为本”，食疗最早萌芽于远古时期，《淮南子·修务训》提到：“神农……尝百草之滋味，水泉之甘苦，令民知所辟就。”孙思邈在其所著的《备急千金要方》中列出“食治”专篇，指出：“食能排邪而安脏腑，悦神爽志以资血气，若能用食平疴，释情遣疾者，可谓良工。”

食疗并不等同于药物治疗，而是多用于维护健康、辅助治疗的一种方式，是在中医理论指导下，利用食物所含性味功效，作用于一定的脏腑，以食物平衡人体的偏性，达到调和气血、扶正固本、延年益寿的目的。食疗养生是以食物或在其中配伍一定的药物作为补益身体或治疗疾病的一种健康管理方式，可根据食物本身四气五味的不同酌情选用相应食材。

1. 常见食物“四气”偏性

（1）寒性

水果：西瓜、香蕉、无花果、猕猴桃、哈密瓜、甜瓜、柑、柿子。

谷蔬：木耳、黄豆、莲藕（生）、番茄、苦瓜、冬瓜、黄瓜、莴苣、荸荠、蕨菜、苦菜、芦笋、慈姑、绿豆芽、苦菜、菠菜、黄豆芽。

肉蛋类及制品：鸭蛋、蛤蜊、蟹、黑鱼、蚬、奶酪、田螺、蚌、泥螺、螺蛳、田鸡。

（2）凉性

水果：梨、甘蔗、草莓、火龙果。

谷蔬：绿豆、粟米、茄子、丝瓜、豆腐、苋菜、芹菜、甜瓠、紫菜、海带、蘑菇、茼蒿、大白菜、银耳、黄芽菜。

肉类：鸭、猪皮、猪小肚、蟾蜍。

（3）平性

水果：桑椹、葡萄、菠萝蜜、椰子肉、苹果。

谷蔬：山药、土豆、芡实、芝麻、豌豆、燕麦、百合、黑豆、菜心。

肉类：牛奶、鸡蛋、泥鳅、猪蹄、猪肉、鸽、燕窝、猪血、猪肺、猪心、猪脾、海蜇、银鱼。

（4）温性

水果：荔枝、芒果、杨梅、桃、大枣、核桃、龙眼、山楂、红毛丹、木瓜、番石榴、石榴、梅、金橘、樱桃、榧子、松子。

谷蔬：糯米、紫苏、南瓜、韭菜、洋葱、地瓜、佛手柑、醪糟、茉莉花、椿芽、辣椒、姜。

肉类：羊睾丸、狗肉、羊蝎子、鲍鱼、鸡肉、海参、鹅、鲤鱼、羊肉、羊肚、鳝鱼、鲈鱼、昂刺鱼、鹧鸪、带鱼、山羊肉、鳝鱼、牛肉、干贝、蚶。

2. 常见食物“五味”偏性

（1）酸味食物，如乌梅、柠檬、苹果、葡萄等，富含有机酸，具有收敛固涩、生津止渴、涩精止遗之功，多用于肝气升发太过、虚汗、久泻久痢、遗精遗尿等病证，但过食易致痉挛。

（2）苦味食物，如苦瓜、杏仁、莲子心等，多含生物碱、苷类、苦味质等，具有清热燥湿、泻下降逆之力，多用于热性体质或热性病证、肿瘤、便秘等，但过食则可能伤阳。

（3）甘味食物，如白糖、大枣、甘蔗等，富含糖类，具有补虚和中、健脾养胃、滋阴润燥、缓急止痛之效，多用于防治脾胃虚弱、气血不足、阴液亏耗等病证，过食则壅塞气机。

（4）辛味食物，如生姜、辣椒、花椒、桂皮、大蒜、洋葱、韭菜、芫荽等，大多含有挥发油，具有散寒、行气、活血之功，多用于感冒、气滞、血瘀、湿滞、痰阻等病证，过食则有气散和上火之弊。

（5）咸味食物，如食盐、紫菜、海带、虾等，含钠盐较多，具有软坚、散结、润下之效，多用于治疗肿瘤、便秘等，但多食可致血凝。

3. “动-定序贯”理论指导下的食疗养生

根据中医学理论，食物与中药材都具有阴阳、寒热温凉等属性，在日常生活中，常利用食物的性味特征有针对性地对机体进行调养。“医食同源”“药食同源”“药补不如食补”等理念不仅成为国人信奉的养生信条，而且发展成为自成体系的食疗养生文化。我国传统食疗养生理论经过几千年的文化积淀，不仅具有深厚的理论基础，而且具有独特的应用价值，形成了较为完善的理论体系。深入挖掘以“动-定序贯范氏八法”理论为指导的食疗养生及其理论内涵，对于提高我国健康管理水平具有重要意义。

以“动-定序贯”理论为指导的食疗养生根据主要证候类别，拟定相应的治疗方法，根据病情和病机动态演变相应组合化裁，实施序贯式治疗，此种中医食疗养生方法对各种代谢性疾病尤为适用，以糖尿病为例，多种药物的现代药理研究显示其具有显著的降血糖、抑制炎症反应的作用，仔细研读适应证候的相关食疗养生方法，根据各时辨证的不同，酌情选用一种或多种食材、药材，在我们日常生活中或代茶饮，或煲汤，或煮粥，均可达到养生延年的目的。

运用“动-定序贯范氏八法”辨证施膳具有显著的优势。现今消渴辨证仍以上、中、下“三消”为主，但随着生活、社会环境等的变化，此已不能概括现代人们多样的证型。既往有关运用中医消渴辨证食疗的研究中，试验初辨证所对应的食疗处方，试验结束时仍使用该处方，而患者的证型在整个疗程其实是有变化的。药、食都有“四性”和“五味”之说，长时间进食某一性味食物或致患者体质形成反向偏态，运用“动-定序贯范氏八法”作为理论指导，不仅弥补了既往辨证单一的缺陷，且避免了因固定患者证型而长时间饮食某类性味食物引起的不良效果。有研究运用“动-定序贯范氏八法”辨证施膳与普通的糖尿病饮食指导相对比，两组均明显降低 FPG、2hPG、HbA1c，但“动-定序贯范氏八法”辨证施膳组降低 FPG、HbA1c 的疗效优于对照组。运用“动-定序贯范氏八法”辨证施膳，可从疾病维度明显提高患者生活质量，在减轻因饮食体重的控制及对疾病的担心、忧虑而对患者生活质量造成的影响方面疗效显著。具体实施方案如下。

（1）补肾固本法

1）具有补肾固本功效的药材：枸杞子、黄芪、菟丝子、莲子、芡实、茯苓、杜仲、黄精、熟地黄、何首乌、牛膝、肉苁蓉。

2）具有补肾固本功效的蔬菜、水果：淮山药、黑芝麻、核桃、桑椹、韭菜、栗子。

3）具有补肾固本功效的主食、淀粉：黑豆、黑米。

4）具有补肾固本功效的肉类：猪胰、兔肉、鳝鱼、猪肾、甲鱼、羊肉、白鸽、乌骨鸡、蚕蛹、海参、乌龟、虾、鹌鹑、淡菜、海马。

（2）益气养阴法

1）具有益气养阴功效的药材：枸杞子、黄芪、麦冬、玉竹、生地黄、天冬、百合、薏苡仁、北沙参、莲子、茯苓、黄精、西洋参、石斛、熟地黄、党参、太子参、灵芝。

2）具有益气养阴功效的蔬菜、水果：淮山药、葛根、冬瓜、苦瓜、梨、韭菜、银耳、丝瓜、菠菜、黄瓜、猕猴桃、番茄、蘑菇、南瓜、白菜、番石榴、空心菜、苹果、莴笋、大枣、茭白、茄子、西葫芦、樱桃、白萝卜。

3）具有益气养阴功效的主食、淀粉：大麦、小麦、荞麦、高粱、红薯、麦麸、糯米、粟米、黄豆、粳米、玉米。

4）具有益气养阴功效的肉类：猪胰、兔肉、鳝鱼、甲鱼、羊肉、白鸽、乌骨鸡、海参、鲫鱼、牛肉、乌龟、鸭肉、海蜇皮、鸡肉、鲤鱼、鲈鱼、泥鳅、牛乳、生鱼、章鱼、猪肉、鹌鹑蛋、干贝、鲢鱼、猪肚。

（3）疏肝理气法

1）具有疏肝理气功效的药材：佛手、玫瑰花、槟榔。

2）具有疏肝理气功效的蔬菜、水果：苦瓜、丝瓜、海带、柑橘、蘑菇、洋葱、刀豆、白萝卜。

3）具有疏肝理气功效的主食、淀粉：荞麦、高粱。

（4）清热润燥法

1）具有清热润燥功效的药材：麦冬、玉竹、生地黄、天冬、百合、北沙参、石斛、罗汉果、茅根、地骨皮。

2）具有清热润燥功效的蔬菜、水果：淮山药、葛根、冬瓜、苦瓜、马蹄、梨、桑椹、生藕、银耳、丝瓜、菠菜、海带、黄瓜、猕猴桃、番茄、柑橘、南瓜、洋葱、白菜、番石榴、空心菜、莴笋、柚子、紫菜、番薯叶、枸杞叶、金针菇、绿豆芽、裙带菜、土瓜、西瓜、芦笋。

3）具有清热润燥功效的主食、淀粉：荞麦、小米。

4）具有清热润燥功效的肉类：鳝鱼、甲鱼、蚌肉、乌龟、海蜇皮。

（5）调养心神法

1）具有调养心神功效的药材：百合、莲子、茯苓、龙眼肉、酸枣仁、茯神。

2）具有调养心神功效的主食、淀粉：小麦、麦麸。

3）具有调养心神功效的肉类：猪心、蚝。

（6）清热凉血法

1）具有清热凉血功效的蔬菜、水果：生藕、丝瓜、黑木耳、空心菜、芹菜、甜菜根。

2）具有清热凉血功效的肉类：蟹肉。

（7）清热利湿法

1）具有清热利湿功效的药材：薏苡仁、扁豆、玉米须、荷叶、土茯苓、茵陈。

2）具有清热利湿功效的蔬菜、水果：冬瓜、苦瓜、马齿苋、空心菜、芹菜、葫芦、荠菜。

3）具有清热利湿功效的主食、淀粉：赤小豆、绿豆、荞麦、粟米、豇豆。

4）具有清热利湿功效的肉类：鲫鱼、鸭肉、鲤鱼、田螺、鲮鱼。

（8）活血化瘀法

1）具有活血化瘀功效的药材：葛根、三七、桃仁、当归、丹参、益母草。

2）具有活血化瘀功效的蔬菜、水果：韭菜、山楂、海带、黑木耳、藕节、油菜、慈姑、花生衣、白萝卜。

3）具有活血化瘀功效的主食、淀粉：黑豆。

4）具有活血化瘀功效的肉类：鳕鱼。

食疗养生除了相关中药以外，新鲜的水果、蔬菜之中也含有对人体有益的维生素、微量元素、膳食纤维等，适当摄入对我们的健康有益。一般情况下，对于糖尿病患者，我们推荐食用柚子、橙子、青瓜、桃子、李子、杏、枇杷、樱桃、柠檬等含糖量较低的水果。

食物中的糖，消化和吸收的速度不一样，我们用血糖生成指数（GI）来描述。粗粮、粗加工的食物比如全麦食品、荞麦、黑米等都是 GI 值低的食物，可适当多吃，而精细加工的食物多半是高 GI 的食物。作为蛋白质来源的乳制品和豆制品，基本都是低 GI 食品，平时可多选择这些食物。水果中的樱桃、李子、柚、桃、杏、苹果、梨等 GI 值较低，而葡萄、西瓜、菠萝、熟香蕉等 GI 值较高，要适当控制。

第二种比较常见的代谢性疾病——痛风则是嘌呤代谢紊乱引起的疾病，一旦得了痛风，大家都知道要坚持低嘌呤饮食。豆制品既往是痛风患者禁食食物之一，因为黄豆、黑豆等豆类是含嘌呤较高的食物。但近几年研究发现豆制品不但不会引起血尿酸水平增高，反而可降低血尿酸。因此豆制品是痛风患者植物优质蛋白很好的来源，可适量摄入而非禁止。此外向大家推荐几种痛风患者适合吃的水果。

（1）橙子，性平，入肺、胃经。橙子中维生素C、胡萝卜素及钾的含量丰富，能促进尿酸的溶解和排泄、降低胆固醇，对防治痛风并发高血压、高脂血症有一定辅助作用。橙子还具有开胃理气、润肺止咳的功效。

（2）哈密瓜，性寒，入心、胃经。哈密瓜含有蛋白质、膳食纤维及钾等多种营养成分，嘌呤含量极低，能促进尿酸排泄。哈密瓜对人体造血功能有显著的促进作用，可作为贫血的食疗之品。此外，哈密瓜还有清暑除烦、生津止渴之功。

（3）荸荠，性寒，入肺、胃经。荸荠含有蛋白质、维生素C、胡萝卜素、钙、磷、铁、钾等，能促进尿酸代谢，非常适合痛风患者食用。荸荠还具有清热生津、凉血解毒、化痰消积等作用。

现今得高脂血症的人越来越多，我们知道血脂的升高是引起心脑血管疾病最危险的因素之一，因此控制和预防血脂的升高，对减少心脑血管疾病的发生是十分必要的。很多食物都具有食疗养生的作用，在此给大家分享一些降脂的蔬菜。

（1）芹菜，性凉，归肝、胆、心包经。芹菜中含有丰富的挥发油、甘露醇等，能促进肠道胆固醇的排泄，减少人体对脂肪的吸收，从而降低血脂。芹菜还具有清热除烦、凉血补血、平肝降压的作用。

（2）西蓝花，性凉，归肺、胃经。西蓝花中含有植物固醇，在肠道里和胆固醇竞争进入血液的途径，从而有效降低血液中的胆固醇水平。西蓝花含有大量膳食纤维，有利于脂肪代谢，是很好的降脂蔬菜。

（3）胡萝卜，性平，归心、肺、脾、胃经。胡萝卜含有槲皮素，能增加冠状动脉血流量，从而降压、降脂。此外，胡萝卜还具有健脾和胃、养肝明目、壮阳补肾的功效。

食疗养生是利用食物特性及其与自然之和谐来调节机体，使其获得健康或愈疾防病的一种方法，它与健康管理不仅异曲同工，而且也是健康管理的重要组成部分。对于患有各类代谢性疾病者食疗养生配合生活习惯的改变是极其必要的，现代医学研究表明，不少疾病的病因并不是生物因素，而是由不良的生活方式、心理与环境因素导致的。过重的生活与工作压力会造成人的精神紧张，形成不良的生活习惯，如应酬过多、吸烟、酗酒、饱食、缺乏运动、过度劳累等，这些都是危害人体健康的不良因素。

（三）穴位养生

人体有十二正经、奇经八脉及任督二脉，每条经络既是一个个体，但又通过经络循行在特定部位结合成一个整体，从而发挥各自及整体功效。人体总共有361个穴位，1/3是临床常用穴位，其中又有一部分是有特定功效的。经络穴位养生作为中医养生的重要组成部分之一，具有使用器具简单、操作容易、便于掌握、成本低廉、适应证广泛、疗效明显、无副作用等优点。常见的养生穴位有很多，比如涌泉穴、三阴交、足三里、大椎、合谷等，这些穴位通过合理搭配，坚持每天适当地对某些穴位进行刺激，可以调节经络，使经络通畅，达到养生的目的。例如，足三里穴，位于犊鼻穴下3寸，该穴位具有良好的强身健体功效，可以防治很多疾病，还可以抗衰老。经常按摩足三里穴，可以调治胃肠道的相关疾病，对于胃炎导致的肚子发胀、食物不消化，都可以通过足三里穴进行合理的治疗。

有研究显示，中医经络穴位养生可以降低发病率、并发症发生率和死亡率，提高患者生活质量，满足患者日益增长的养生保健需求，在中医养生中有着独特的优势，深受广大群众的喜爱。还有研究显示，太极养生功锻炼在穴位按揉辅助刺激治疗下的效果更显著，能够改善受试者的体脂率及部分血液流变学指标，联合疗法明显优于单一锻炼的效果。

1. 常见的取穴方法

（1）人体体表标志取穴法，就是依据人体表面特征部位作为标志，用来选取穴位的方法，如五官、毛发、脐窝、骨骼突起及孔隙、肌肉隆起等。

（2）骨度分寸法，是最精确的取穴方法，就是以骨节为主要标志测量周身各部的大小、长短，并依其比例折算尺寸作为定穴标准的方法，比如腕横纹至肘横纹作 12 寸，也就是把这段距离分成十二个等分，取穴就以此为标准。

（3）手指同身寸法，是以患者本人手指为尺寸标准来取穴的定位方法。

1）中指同身寸，即以中指中节屈曲时内侧两端纹头之间作为 1 寸，可用于四肢部取穴的直寸和背部取穴的横寸。

2）拇指同身寸，即以拇指指关节的横度作为 1 寸，适用于四肢部的直寸取穴。

3）横指同身寸，即将食指、中指、无名指和小指并拢，以中指中节横纹处为 3 寸。

手指同身寸法一般应用于较短距离的测量，较长距离的取穴还是用尺子量比较准确（图 9-2）。

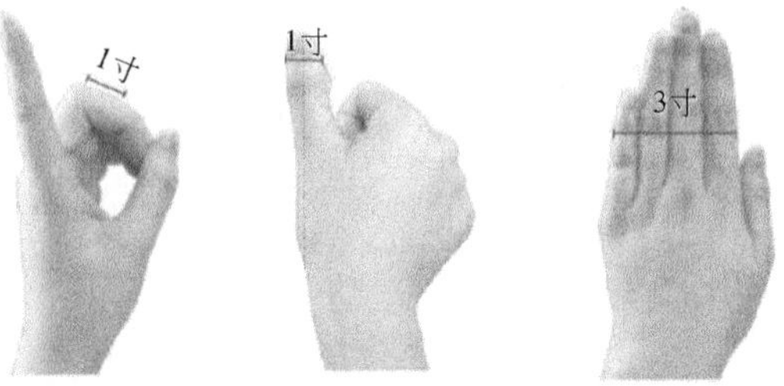

图 9-2　手指同身寸

2. 具体操作方法

穴位按摩多采用指揉法或指按法。

（1）指揉法操作要点：用指端着力于治疗部位，做轻柔缓和的环旋运动，以肢体近端带动远端做小幅度的环旋揉动，着力部位要吸定于治疗部位，并带动深部组织，压力要均匀，动作要协调有节律，揉动的幅度要适中，不宜过大或过小。

（2）指按法操作要点：以指着力于治疗部位，垂直向下按压，操作时应逐渐用力，垂直向下用力。按摩前先搓热两掌，每个穴位先以指揉法，再继以指按法，频率每分钟 30 次左右，每个穴位按摩 5 分钟，每周按摩 5 次以上，按摩力量深透、轻重适宜，以患者有酸麻胀的“得气”感觉为度。

3. 以“动-定序贯范氏八法”理论为指导的穴位养生

以“动-定序贯范氏八法”理论为指导的穴位养生，选穴穴位根据主要证候类别，拟定如下八法，根据病情和病机动态演变相应组合化裁，实施序贯治疗，具体方案如下。

（1）补肾固本法　可选用关元、肾俞、命门、太溪。

定位：

关元：下腹部，脐中下 3 寸，前正中线上（脐正中直下四横指）。

肾俞：腰背部，第 2 腰椎棘突下，后正中线旁开 1.5 寸。

命门：腰部，后正中线上，第二腰椎棘突下凹陷中（与肚脐对应）。

太溪：踝内侧，内踝尖与跟腱之间凹陷中。

（2）益气养阴法　可选用三阴交、中脘、足三里、气海。

定位：

三阴交：小腿内侧，内踝尖上 3 寸，胫骨内侧缘后方。

中脘：上腹部前正中线上，脐上 4 寸。

足三里：小腿前外侧、犊鼻穴下 3 寸，距胫骨前缘外开一横指。

气海：脐下二横指（1.5 寸）。

（3）疏肝理气法　可选用肝俞、行间、期门、太冲。

定位：

肝俞：后背部，第 9 胸椎棘突下，旁开 1.5 寸。

行间：足背侧，第 1、2 趾间，趾蹼缘后方赤白肉际处。

期门：乳头直下，第 6 肋骨间隙，前正中线旁开 4 寸。

太冲：足背部，第 1、2 趾间，趾骨底结合部前方凹陷中。

（4）清热润燥法　可选用曲池、太溪、阳池、膈俞。

定位：

曲池：肘部，肱骨外上髁与尺泽穴连线中点处。

太溪：踝内侧，内踝尖与跟腱之间凹陷中。

阳池：位于腕背横纹处，指总伸肌腱尺侧边凹陷处（取穴：俯掌，第 3、4 掌骨间直上与腕横纹交点凹陷处）。

膈俞：背部，第 7 胸椎棘突下，后正中线旁开 1.5 寸。

（5）调养心神法　可选用神门、安眠、三阴交、心俞。

定位：

神门：手腕处，腕掌侧横纹上，尺侧屈肌腱的桡侧凹陷处。

安眠：耳后，翳风穴与风池穴连线中点（胸锁乳突肌肌腱中部，约耳垂后乳突下端前方凹陷处和后发际中点连线 1/4 处）。

三阴交：小腿内侧，内踝尖上 3 寸，胫骨内侧缘后方。

心俞：背部，第 5 胸椎棘突下，后正中线旁开 1.5 寸。

（6）清热凉血法　可选用曲池、血海、三阴交、膈俞。

定位：

曲池：肘部，肱骨外上髁与尺泽穴连线中点处。

血海：屈膝，髌骨内上缘上 2 寸。

三阴交：小腿内侧，内踝尖上 3 寸，胫骨内侧缘后方。

膈俞：背部，第 7 胸椎棘突下，后正中线旁开 1.5 寸。

（7）清热利湿法　可选用中脘、阴陵泉、公孙、内庭。

定位：

中脘：上腹部前正中线上，脐上 4 寸。

阴陵泉：小腿内侧，胫骨内侧踝下缘与胫骨内侧缘之间的凹陷中。

公孙：脚上趾区，内脚背处，第一跖趾关节近端赤白肉际处。

内庭：足背部，第 2、3 足趾间趾蹼缘后方赤白肉际处。

（8）活血化瘀法　可选用合谷、血海、三阴交、膈俞。

定位：

合谷：手背部，第 1、2 掌骨间，第 2 掌骨桡侧中点（取穴：对侧手的拇指掐到虎口，即为合谷）。

血海：屈膝，髌骨内上缘上 2 寸。

三阴交：小腿内侧，内踝尖上 3 寸，胫骨内侧缘后方。

膈俞：背部，第 7 胸椎棘突下，后正中线旁开 1.5 寸。

（四）药浴养生

药浴在中国已有几千年的历史。据记载，自周朝开始，就流行香汤浴。所谓香汤，就是用中药佩兰煎的药水，其气味芬芳馥郁，有解暑祛湿、醒神爽脑的功效。伟大爱国诗人屈原在《九歌·云中君》中记述：“浴兰汤兮沐芳。”其弟子宋玉在《神女赋》中亦说：“沐兰泽，含若芳。”

从医学来看，洗澡本身就能促进血液循环。从清代开始，药浴作为一种防病治病的有效方法受到中医的推崇。药浴法是外治法之一，即用药液或含有药液的水洗浴全身或局部的一种方法。具有作用温和、见效迅速、效果确切等优势，且可避免药物口服导致的毒副作用，患者依从性较高。药浴避免了口服药物的胃黏膜损伤及肝肾损害。通过洗浴，促进全身血液循环的加速，从而达到治疗的目的。其形式多种多样：全身洗浴称“药水澡”；局部洗浴有“烫洗”“熏洗”“坐浴”“足浴”等之称，以熏洗最为常用。药浴时，汗毛孔开放，呼吸加快，加入浴水中的中草药的成分，通过开放的皮肤毛孔被吸收；一些挥发性药物的分子，则通过呼吸道吸入，可以达到健身和治病的目的。

1. 药浴养生中的煎药和洗浴的具体方法

煎药和洗浴的具体方法也有讲究：将药物粉碎后用纱布包好（或直接把药物放在锅内加水煎取亦可）。制作时，加清水适量，浸泡 20 分钟，然后再煮 30 分钟，将药液倒进盆内，待温度适当时即可洗浴。洗法有先熏后浴之熏洗法，也有边擦边浴之擦浴法。药浴作用机制概言之，系药物作用于全身肌表、局部、患处，并经吸收，循行经络血脉，内达脏腑，由表及里，因而产生效应。

药浴洗浴，可起到疏通经络、活血化瘀、祛风散寒、清热解毒、消肿止痛、调整阴阳、协调脏腑、通行气血、濡养全身等养生功效。现代药理研究也证实，药浴后能提高血液中某些免疫球蛋白的含量，增强肌肤的弹性和活力。

2. 以“动-定序贯范氏八法”理论为指导的药浴养生

药浴用药与内服药一样，亦需遵循处方原则，辨病辨证选药，故而“动-定序贯范氏八法”对于药浴养生具有重要的指导意义。具体应用时，需根据各自的体质、时间、地点、病情等因素，选用不同的方剂。以“动-定序贯范氏八法”理论为指导的药浴养生根据主要证候类别，拟定如下八法，根据病情和病机动态演变相应组合化裁，实施序贯治疗，具体方案如下。

（1）补肾固本法：方用狗脊 10g，川断 10g，女贞子 30g，墨旱莲 30g。

（2）益气养阴法：方用黄芪15g，生地黄15g，地骨皮15g。

（3）疏肝理气法：方用柴胡10g，白芍15g，薄荷10g，郁金10g。

（4）清热润燥法：方用石膏30g，知母10g，葛根30g，连翘14g。

（5）调养心神法：方用夜交藤30g，远志10g，酸枣仁15g。

（6）清热凉血法：方用牡丹皮15g，麦冬15g，玄参10g，赤芍15g。

（7）清热利湿法：方用苍术10g，黄柏10g，薏苡仁30g，车前草30g，绵茵陈15g；如兼有湿盛困脾，方用茯苓12g、炒白术10g、法半夏10g、神曲15g；腹胀加莱菔子10g、枳壳10g、川朴10g；胸闷加瓜蒌皮15g、薤白10g。

（8）活血化瘀法：方用丹参15g，三棱10g，莪术10g，泽兰15g。

除以上四种常见养生方式以外，中医养生方法还包括心理养生等，因人有喜、怒、忧、思、悲、恐、惊的不同情绪，任何一种情绪过度都会导致疾病发生。保持情绪平和，五脏六腑气血就能调和流畅，正气充足，外邪无处可入，身体就能够保持健康，所谓“正气存内，邪不可干”，调适情绪即是心理养生的一个方面。在长期负面情绪的影响下，如果没有正确的疏导，就会养成一系列不良习惯，影响心理健康。《素问·上古天真论》曰：“精神内守，病安从来？”中医养生对于治疗由心理因素引起的各种疾病亦具有显著意义。

从“动-定序贯范氏八法”理论出发指导中医心理养生亦可根据具体的辨证分型，酌情选用运动、饮食、穴位以及药浴等方法。由此可见，中医养生研究的是各种促进健康的行为方法，包括食疗、运动、经络穴位等多方面的养生途径，较为注重治本及个体化辨证治疗，副作用小。“动-定序贯范氏八法”体现了中医辨证论治的精髓，为现代中医养生方法提供了新的思路。

（林玉平）

第十章　从“动-定序贯范氏八法”到哲学中医

一、《哲学中医——“动-定序贯范氏八法”与中医临床思维》著作出版

中医学理论根植于中国古代哲学，其思维方法、价值取向和人文精神等无不渗透着中国传统文化气质、品格和特征，在发展过程中，汲取和融合了儒、道、法、墨等各家的思想精华，并在大量临床实践中应用、验证、提炼和升华，形成了人文与生命科学相融的系统整体医学知识体系。范冠杰教授认为，中医学作为中国传统文化的重要组成部分，始终贯穿着朴素的唯物论、辩证法思想，中医与哲学是有机统一的整体。中国传统文化博大精深，不断渗透到中医学中，深入影响中医学发展；中医学植根于传统文化沃土，在发展中又不断丰富中国传统文化宝库。二者相互融合、相互促进。如何让哲学更好地指导中医学发展，是中医人必须要进一步深入研究的问题。

四十余载的临床实践，范冠杰将哲学与中医融会贯通，开创性提出“动-定序贯范氏八法”理论，并带领团队多年研究及实践，历时 11 年，成书《哲学中医——“动-定序贯范氏八法”与中医临床思维》，全书共约 60 万字。全书主旨是运用哲学解读中医，通过中医验证哲学。该书出版后广受读者喜爱。

《哲学中医——“动-定序贯范氏八法”与中医临床思维》一书的完成，解决了中医在哲学层面的认识论问题，创新了中医对生命健康、疾病及诊疗的认识。该书分为上、中、下三篇。上篇阐述“哲学中医”理论体系的发展历程，将儒、道、理、心等中国古代哲学思想，以及西方认知哲学、实证主义、人文主义等哲学思想，与中医进行碰撞，从认识论层面创新中医对生命健康、疾病及诊疗的认识。中篇围绕基于科学发展观的“动-定序贯范氏八法”理论与中医临床及科研创新，提出创新的中医科研思路。下篇以临床各科的真实有效案例作为范例，尝试从哲学层面，创新中医临床思维模式，以提高临床疗效为出发点，展示“动-定序贯范氏八法”理论体系在临床实践中的灵活应用。

首届国医大师路志正（中国中医科学院教授，1939 年 2 月起从事中医临床工作，为全国老中医药专家学术经验继承工作指导老师、“首都国医名师”，国家级非物质文化遗产传统医药项目代表性传承人）指出，“动-定序贯范氏八法”中医辨治理论深入浅出地探讨了中医学根植于博大精深之中华文化的原创性特点，紧紧围绕中医整体观念和辨证论治的主体核

心学术思想，深刻把握了中医思维发展的哲学脉络，清晰梳理了中医思维自身发展的内在规律。该理论的推广推动了行业的进步。

国医大师吕仁和（北京中医药大学教授，北京中医药大学东直门医院肾病糖尿病研究室主任，国家确定的老中医专家，享受国务院政府特殊津贴）指出，“动-定序贯范氏八法”是中医原创思维的典型代表，是基于临床实践、传承名医和融合经典的产物，代表作以“动-定序贯范氏八法”原创思维为纲目，以古今中外哲学思想为线索，展现了中医与哲学的融会贯通，从哲学层面阐释“动-定序贯范氏八法”基本内涵、形成背景、理论渊薮等，从哲学的高度把握了中医辨证论治的方向，是文化自信在中医药领域的鲜活体现。

国医大师禤国维（广东省中医院教授，广东省名中医，享受国务院政府特殊津贴，先后获得南粤楷模、和谐中国十佳健康卫士、全国优秀教师等荣誉）指出，“动-定序贯范氏八法”临床诊疗思维立足于人与自然、社会三位一体和谐平衡的宇宙观，动态地观察错综复杂的生命现象，运用“象思维”的方法“捕捉”机体的各种象素，分析、判别、归纳为“证”。以整体观念和辨证论治为主导思想，以动态把握核心病机内部规律为思维方式，以相对固定而又动态变化的中药药串为施治特点，从而指导中医临床、科研、实践，该理论体系为本行业高水平人才的培养提供了沃土。

《公关世界》（中国公关核心期刊）以题为“让古老的中医焕发新光彩——评范冠杰领衔主编的《哲学中医》”报道了“动-定序贯范氏八法”中医原创理论的来源、形成、临床实践典型病案，以及在研究中融合中国古代哲学和西方哲学智慧，构建了“哲学中医”的临床思维体系，肯定了本书作为哲学和中医相结合的开拓性成果，必将在学界占据重要地位，同时还能为千千万万众生造福。

二、广州中医药大学哲学中医研究中心成立

现代人们生活方式、体质特点及疾病谱发生巨大变化，社会对卫生保健和医疗技术水平的需求也日益提高，各种挑战都不断催促着中医药为自身注入创新的“源头活水”。本就秉承着原创思维的中医药学，亟待在新的领域取得新的突破。哲学是终极真理的科学，中医学理论根植于中国哲学，为中医提供可借鉴的思维方式与方法。

经广州中医药大学领导班子反复论证，认为基于哲学的中医药理论研究将成为中医药继承发展和创新的重要推动力，因此，开展基于“哲学中医”新观点的中医药基础理论体系研究，是中医理论研究及理论创新的关键，有较强的必要性。为进一步延伸和发展“哲学中医”的理论内涵，2021 年 4 月，广州中医药大学哲学中医研究中心成立。

该中心为国内高校唯一一家哲学中医研究机构。以广州中医药大学第二附属医院为主体，联合中山大学哲学系、广州中医药大学基础医学院团队、马克思主义学院团队、公共卫生与管理学院团队，通过多学科、多角度、多元化的开放式研究方式，开展哲学与中医相结合的理论研究。主要开展以下方面的研究。

1）哲学中医的基本理论研究。开展中国古代哲学、西方哲学与中医理论相结合的进一步文献与理论研究。

2）“动-定序贯范氏八法”中医诊疗模式的临床研究。在哲学中医的思想指导下开展临床研究；“动-定序贯范氏八法”中医诊疗模式对中医诊断学（法）体系建设的作用。

3）哲学中医的中医药文献研究。梳理中医理论与哲学紧密结合的相关文献，并进行文献研究。

4）基础与临床一体化，开展中医药基础理论人才培训工作。

中山大学哲学系冯达文教授对哲学中医研究中心的成立给予高度肯定，并捐献文集作为首批收藏图书。

三、哲学中医——“动-定序贯范氏八法”继续教育项目在多地开展

在多年的临床与教学实践中，范冠杰教授深感当下严重西化的院校教育并未能让中医学子建立起完整的辨证思维，“辨证论治”在临床上陷入教条式化、程序化和简单化的诊疗模式，背离了中医个体化精准治疗的本质，临床疗效欠佳，难以满足广大人民日益增长的中医治疗需求。

院校毕业生到了临床，面对纷繁复杂的症状体征，无从下手，不知道如何进行辨证，只能在“中医内科学”里有限的几个证型中挑选一个来开方。大部分中医院西化严重，西医治疗为主，中医治疗为辅，临床医生习惯首先使用西医思维去思考如何治病。中医传承重点不在一方一药，是如何真正运用中医的思维方法统领“辨证论治”的全过程。

《哲学中医——“动-定序贯范氏八法”与中医临床思维》一书的完成，解决了中医在哲学层面的认识论问题。“动-定序贯范氏八法”理论，解决了中医临床思维的方法论问题，从理论至临床实践搭建有效的桥梁，为中医临床与科研提供了新的策略和方法。

范冠杰教授呼吁中医必须回归哲学本原去思考。在广东、湖南、河南等省 6 家中医院建立了“范冠杰教授名医工作室”，通过师带徒、名中医门诊、重点查房指导方式进行有效的传承和推广，积极响应国家发展基层医药政策，促进基层医药发展。

除了中医师承项目，范冠杰教授奔走各地，在各级继续教育项目对哲学中医进行推广。目前已参加全国讲座 50 余次，参与培训人员超过 10 000 人次，促进了学术交流与国内外推广。

“动-定序贯范氏八法”理论在湖北、广东、广西、河南、云南等省的 30 余家各级医院应用，“脉证-象思维-证素-核心病机-治法-药串一体化”辨证模式为提升临床疗效提供了新的策略和方法。“动-定序贯范氏八法”糖尿病诊疗方案、糖尿病合并抑郁诊疗方案、糖尿病中医养生方案、痛风诊疗方案等在各医院广泛应用。服务患者逾 20 万例/年，有效解决了群众在基层“难看好病”的问题，提高了生存质量，减少了医疗费用支出。

参考文献

边天羽，1996. 中西医结合皮肤病学. 2版. 天津：天津科学技术出版社：374-375.

曹灿，冯静，李玲玲，等，2021. 基于“以效识性”观点的中药药性再认识. 中华中医药杂志，36（2）：648-653.

陈丽云，严世芸，2011. “和”的追求：传统哲学视域中的中医学理. 华东师范大学学报（哲学社会科学版），43（2）：29-36.

陈孝邦，刘文海，2022. 传统保健体育对职业女性焦虑状态的干预研究. 武术研究，4：147-149.

陈远宁，黄洪基，1981. 船山动静观略论. 求索，（3）：43-51.

陈悦，陈超美，刘则渊，等，2015. CiteSpace知识图谱的方法论功能. 科学学研究，33（2）：242-253.

陈震霖，张硕，张景明，等，2021. 论中医整体观的基本特性. 中国中医基础医学杂志，27（9）：1348-1351.

成争光，2019. 基于知识图谱的地域中医流派研究状况的分析. 科技资讯，17（5）：249-251.

崔利锐，马传江，2021. 青少年中医养生研究的现状与分析. 中国中医药现代远程教育，4：198-200.

代琪，叶臻，叶俏波，等，2020. 续断来源考证、化学成分及药理作用综述. 中国药物评价，37（6）：432-436.

戴天娇，戴跃侬，2018. 传统食疗养生文化与当代健康管理. 美食研究，4：11-14.

邓庆平，2018. 基于本体的刘伟胜教授辨治肺癌临床决策支持系统的研究. 广州：广州中医药大学.

符宇，范冠杰，黄皓月，2018. 中医原创思维之“动态思维”——动-定序贯八法核心理念之一. 中医杂志，59（3）：181-184.

符宇，范冠杰，王宇，等，2017. “动-定序贯八法”临床诊疗思维的体会与思考. 中华中医药杂志，32（12）：5389-5391.

高风，郭丽君，张宏伟，等，2022. 基于VOSviewer和CiteSpace中医药领域细胞焦亡的知识图谱分析. 中国中药杂志：1-12.

郭文斌，2016. 知识图谱：教育文献内容可视化研究新技术. 华东师范大学学报（教育科学版），（1）：45-50.

郭云峰，韩龙，皮立华，等，2015. 知识图谱在大数据中的应用. 电信技术，（6）：25-29.

韩一益，袁艳红，2020. 秦伯未处方用药模式临证应用体会. 中医药导报，26（15）：184-186.

何裕民，1987. 略论恒动观念. 中医药学报，4（3）：3-6.

贺安妮，熊振芳，胡慧，等，2019. 中医养生理论在医养结合老年健康管理中的应用. 湖北中医药大学学报，3：54-57.

贺利芳，2014. 运用降糖对药方加减治疗糖尿病临床体会. 内蒙古中医药，33（25）：28.

侯梦薇，卫荣，陆亮，等，2018. 知识图谱研究综述及其在医疗领域的应用. 计算机研究与发展，55（12）：

2585-2599.

胡云慧，2019. 中医经络穴位养生对老年病的护理作用. 中外医学研究，17（29）：186-188.

胡泽文，孙建军，武夷山，2013. 国内知识图谱应用研究综述. 图书情报工作，57（3）：131-137，84.

霍珊，2018. 知识图谱的实现与技术流程. 电子技术与软件工程，（23）：165.

金景芳，1998. 谈谈《周易》辩证法问题. 社会科学战线，（3）：107-111.

金连顺，张曈，何伟炎，等，2021. 基于知识图谱构建和定性访谈法探析张忠德教授辨治间质性肺病临床特征与方药规律. 世界科学技术-中医药现代化，23（8）：2838-2848.

邝浩丹，2021.《伤寒论》知识图谱构建及其在阳明病的应用. 杭州：浙江中医药大学.

雷黄伟，庄恒恺，李灿东，2019. 从《易经》刚柔思想探寻八纲辨证的思维源头. 福建中医药，50（6）：53-55.

李灿东，陈家旭，2019. 中医诊断学. 北京：中国中医药出版社.

李敬华，易小烈，杨德利，等，2014. 面向临床决策支持的中医脾胃病本体知识库构建研究. 中国医学创新，11（27）：121-125.

李荣耀，徐倩，吴雨璐，等，2022. 基于《本草纲目》的多模态知识图谱的构建研究. 现代计算机，28（13）：10-17，24.

李智颖，范红艳，2020. 葛根素药理作用的研究进展. 吉林医药学院学报，41（5）：375-377.

李宗友，1992. 圆叶薄荷和欧薄荷的精油对小鼠和大鼠中枢神经系统的作用. 国外医学·中医中药分册，14（1）：54.

梁晓婷，奉国和，2013. 当代知识图谱的构建方法研究. 图书馆杂志，32（5）：10-16.

梁旭东，宋渊，张团庄，等，2022. 中药复方内、外治法治疗糖尿病周围神经病变研究进展. 天津中医药，39（11）：1490-1496.

林玉平，2015. "动-定序贯八法"2型糖尿病养生方案的构建及临床研究. 广州：广州中医药大学.

林子宜，陈晗婷，刘增荣，等，2022. 基于广义力学模型的《伤寒论》太阳病辨证要点挖掘研究. 中国中医药信息杂志，29（7）：12-16.

林梓彬，韦伟南，谢泽斌，2022. 价值取向理论视角下传统运动养生文化及其发展趋势研究. 武术研究，4：114-116，123.

刘凡，2020. 基于知识图谱技术的名老中医慢性胃炎辨证论治方案研究. 北京：中国中医科学院.

刘峤，李杨，段宏，等，2016. 知识图谱构建技术综述. 计算机研究与发展，53（3）：582-600.

刘堃靖，张红，马兆辉，等，2021. 中医院临床决策支持系统建设实践. 中国卫生信息管理杂志，18（2）：253-257，277.

刘旎，范佳佳，刘阳，等，2019.《吴鞠通医案》桂枝运用规律的研究. 环球中医药，12（5）：713-717.

龙艳，邹冬吟，沈歆，等，2013. 范冠杰教授以"动-定序贯八法" 辨治消渴病经验. 广州中医药大学学报，30（2）：255-257.

龙艳，邹冬吟，沈歆，等，2013. 基于"动-定序贯八法"理论浅谈核心病机辨证. 江苏中医药，45（1）：9-10.

卢晨霞，张浩，迟宗良，等，2018. 赤芍-牡丹皮药对配伍药效物质基础研究. 中国中医药科技，25（3）：344-345.

卢克治，2020. 基于中医古籍的知识图谱构建与应用. 北京：北京交通大学.

卢绮韵，李秀铭，陈本坚，等，2016. 范冠杰擅用"动-定序贯"中药药串配伍浅析. 辽宁中医杂志，43（9）：1833-1834.

吕孝龙，1990. 阴阳变易 生生不息：论《易经》中朴素辩证法思想的美学价值. 云南师范大学学报（哲学社会科学版），（3）：58-65.
马孝志，2018. 太极养生功并穴位按揉对肥胖老年人体重指数、体脂率及血液流变学指标的影响. 中国老年学杂志，16：3928-3930.
牟梓君，2021. 小儿脑瘫中医诊疗知识图谱构建及其隐性知识显性化研究. 北京：中国中医科学院.
潘彩彬，吴广文，付长龙，2014. 狗脊的药理作用及其在原发性骨质疏松症治疗中的应用. 中医正骨，26（11）：70-71.
潘海鸥，李嘉鑫，杨宇峰，2022. 基于知识图谱的《黄帝内经》中医术语翻译研究现状分析. 中华中医药学刊，40（8）：147-150，后插 19-后插 21.
齐元玲，张庆祥，2019. 恒动观下气一元论对中医整体观念的解读. 北京中医药大学学报，42（5）：357-361.
秦伯未，2006. 中医入门. 北京：人民卫生出版社：15.
秦长江，侯汉清，2009. 知识图谱：信息管理与知识管理的新领域. 大学图书馆学报，27（1）：30-37，96.
邱立新，张赫，2014. 科学知识图谱在文献分析中的实用性探究. 青岛科技大学学报（社会科学版），30（4）：87-91.
沈歆，孙璐，2012. 应用“动-定序贯八法”理论对知母药性再认识. 上海中医药杂志，46（8）：69-70.
石文林，陈凯佳，2022. 岭南养生学术源流及当代社会价值探析. 亚太传统医药，10：180-185.
时圣明，袁永兵，兰新新，等，2016. 狗脊的化学成分及药理作用研究进展. 药物评价研究，39（3）：489-492.
宋海贝，温川飙，程小恩，2020. 基于知识图谱的我国中医四诊研究热点与前沿分析. 世界科学技术-中医药现代化，22（5）：1587-1594.
宋雅梦，侯江红，李欢，2020. 浅议中医养生之“道”的哲学内涵. 中华中医药杂志，9：4689-4691.
苏菁，2018. 基于领域知识图谱的网络信息可信度测度. 镇江：江苏科技大学.
孙华君，李海燕，聂莹，等，2020. 知识图谱及其在中医药领域应用研究进展. 世界科学技术-中医药现代化，22（6）：1969-1974.
孙瑞茜，肖永华，傅强，等，2021. 吕仁和分期治疗 2 型糖尿病药对应用经验. 中医杂志，62（18）：1573-1577.
孙晓宁，闫励，张强，2014. 科学知识图谱在学科可视化研究中的应用. 图书馆，（5）：87-91.
唐咸玉，2006. 范冠杰教授治疗糖尿病的经验. 中医药学刊，24（2）：215-216.
田赛男，2022. 《傅青主女科》证治规律及知识图谱构建研究. 长沙：湖南中医药大学.
田永衍，殷月霞，张锐年，2018. 先秦哲学观念对《黄帝内经》理论建构的影响. 中华中医药杂志，33（8）：3345-3347.
仝小林，2010. 论症、证、病结合辨治模式在临床中的应用. 中医杂志，51（4）：300-303.
汪栋材，朱章志，蔡文就，2000. 熊曼琪运用经方治疗糖尿病经验. 中国医药学报，5：42-44.
王赫楠，孙艳秋，张柯欣，2022. 知识图谱在中医药领域应用研究. 辽宁中医药大学学报，24（8）：182-185.
王晖，吴铁，1998. 薄荷及其有效成分药理作用的研究概况. 中草药，29（6）：422-424.
王慧如，刘哲，王维广，等，2018. 现代中医诊断理论辨证体系的变迁. 中国中医基础医学杂志，24（9）：1185-1187，1203.
王菁薇，肖莉，晏峻峰，2021. 基于 Neo4j 的《伤寒论》知识图谱构建研究. 计算机与数字工程，49（2）：264-267，396.
王鹏，张永清，商庆新，等，2012. 对中药药性科学内涵的再认识. 陕西中医，33（11）：1545-1547.
王倩，张欢，张效科，2020. 知母主治消渴热中及降糖研究进展. 陕西中医药大学学报，43（6）：94-97，

107.
王维平，朱岚，1992. 阴阳：《周易》美学思想之总纲. 周易研究，（2）：45-51.
王鑫，黄敏，尹浩，等，2022. 近20年中医流派研究知识图谱分析. 中国中医药信息杂志，29（4）：34-40.
王怡菲，2022. 融合数据挖掘与知识图谱技术的1105例糖尿病肾脏病中医诊疗知识发现研究. 北京：中国中医科学院.
王永刚，2002. 浅析三位一体的中医诊断思维模式. 现代中医，（3）：6-9.
王永炎，于智敏，2011. 象思维的路径. 天津中医药，28（1）：1-4.
王玉，于文霞，李继安，2019. 施今墨对药化裁方治疗2型糖尿病的临床观察. 光明中医，34（10）：1495-1497.
魏华，卢绮韵，黄皓月，等，2011. "动-定序贯范氏八法" 辨治糖尿病学术思想研究. 新中医，43（7）：6-7.
温建炫，范冠杰，宋薇，等，2015. 基于"动-定序贯八法" 临床思维的核心病机内涵探讨. 中华中医药杂志，30（6）：1928-1930.
温建炫，沈歆，孙晓泽，等，2012. 应用"动-定序贯八法"理论对茵陈药性再认识. 时珍国医国药，23（1）：224-225.
吴惠雯，李丹阳，李琛峰，等，2019. 运用恒动观分析中医误诊的原因. 中医药导报，25（21）：26-28，39.
吴建华，孙净云，2009. 山楂有机酸部位对胃肠运动的影响. 陕西中医，30（10）：1402-1403.
吴明慧，范冠杰，符宇，等，2020. "动-定序贯八法" 之"定律观". 中华中医药杂志，35（7）：3406-3408.
吴施国，2010. 石膏与知母的配伍意义及机理. 山西中医，26（2）：42.
徐开来，1993. 论赫拉克利特哲学的二元论性质及其在希腊哲学中的地位. 哲学研究，（3）：64-70.
徐玮璐，2019. 基于明清尿血医案的证素分布及用药规律研究. 北京：中国中医科学院.
徐小港，徐义峰，王钰，等，2022. 古代中医病后养生思想刍议. 中医药通报，1：29-32.
薛飞飞，2005. 八纲辨证源流之探究. 大同医学专科学校学报，25（2）：13-14.
阳晶晶，蔡昱哲，刘艺璇，等，2022. 近二十年中医药领域肠道菌群研究的 CiteSpace 知识图谱分析. 中国中药杂志：1-12.
杨秦，曾莉，李文林，2012. 中医外科关于疮疡研究的知识图谱分析. 南京中医药大学学报，28（6）：535-537.
杨思洛，韩瑞珍，2012. 国外知识图谱绘制的方法与工具分析. 图书情报知识，（6）：101-109.
杨威，冯茗渲，王国为，等，2019. 大数据时代中医五运六气研究的医学伦理学思考. 中国中医基础医学杂志，25（2）：179-181.
杨寻，2015. "动-定序贯八法"辨证施膳治疗2型糖尿病的疗效观察. 广州：广州中医药大学.
姚美玉，邢慧，左冬冬，等，2022. "治未病"思想与中医体质辨识在崩漏防治中的应用. 现代中西医结合杂志，31（2）：203-206.
姚萍，李坤伟，张一帆，2020. 知识图谱构建技术综述. 信息系统工程，（5）：121，123.
叶秀山，1978. 论古希腊米利都学派的主要哲学范畴. 哲学研究，（11）：49-58.
佚名，2015. 南北养生有不同：南方湿要养脾 北方干重养肺. 中国产经，2：54.
尹倩，曾剑锋，蒋力生，2021. 中医食疗养生应用特点分析. 中华中医药杂志，4：2378-2380.
袁颖超，2021. 基于中医生命与疾病认知方法的诊疗模式研究. 哈尔滨：黑龙江中医药大学.
张欢，何丽丽，2019. 牡丹皮、赤芍配伍对活血化瘀疗效及有效成分的影响.中国现代医学杂志，29（7）：13-17.
张吉祥，张祥森，武长旭，等，2022. 知识图谱构建技术综述. 计算机工程，48（3）：23-37.

张冀东，何清湖，孙贵香，2014. 从中医文化角度谈中医亚健康学的学科优势. 中国中医基础医学杂志，20（8）：1079-1081.

张泠杉，王凤兰，邢琛林，等，2021. 基于知识元标引的《王旭高医案》逻辑数据及知识图谱探析. 南京中医药大学学报，37（4）：592-596.

张洋，谢卓力，2014. 基于多源网络学术信息聚合的知识图谱构建研究. 图书情报工作，58（22）：84-94.

张雨琪，2021. 寻常痤疮中医药知识图谱构建的关键技术研究. 北京：中国中医科学院.

张雨琪，李宗友，王映辉，等，2021. 赵炳南、朱仁康皮肤科流派用方经验知识图谱构建. 中国中医药图书情报杂志，45（2）：1-5.

张玉辉，张敏，刘理想，等，2022. 宋明理学对中医养生学的影响探析. 中国中医基础医学杂志，28(12): 1-10.

张跃双，李磊，2008. 老年消渴病的病机特点及相关治则. 长春中医药大学学报，24（2）：174-175.

赵进喜，2004. 糖尿病及其并发症与辨体质、辨病、辨证 “三位一体” 辨证模式. 河北中医，26（10）：785-786.

赵进喜，肖永华，傅强，2009. 吕仁和用药经验举隅. 中医杂志，50（4）：300-301.

赵军，2018. 人工智能丛书：知识图谱. 北京：高等教育出版社：7.

赵蓉英，王菊，2011. 图书馆学知识图谱分析. 中国图书馆学报，37（2）：40-50.

郑晓红，2019. 《黄帝内经》五运六气气化理论与天人合一. 中医杂志，60（12）：1008-1014.

郑晓红，王雷，李开颜，等，2014. 中医文化核心价值观初探. 中医杂志，55（15）：1265-1270.

周焕焕，张灵建，2023. 内外同用活血化瘀法治疗糖尿病周围神经病变的临床疗效. 中国中西医结合肾病杂志，24（3）：262-263.

周荣易，马丙祥，韩新民，等，2019. 论中西医的整体观念. 中华中医药杂志，34（7）：2854-2858.

周惟强，2006. 内外兼治改善 2 型糖尿病性周围神经病变 NCV 临床研究. 福州：福建中医药大学.

DW 格雷厄姆，常旭旻，2010. 赫拉克利特：流变、秩序与知识. 世界哲学，（2）：19-36.

Xutian S，Zhang J，Louise W，2009. New exploration and understanding of traditional Chinese medicine. The American Journal of Chinese Medicine，37（3）：411-426.